AF474873

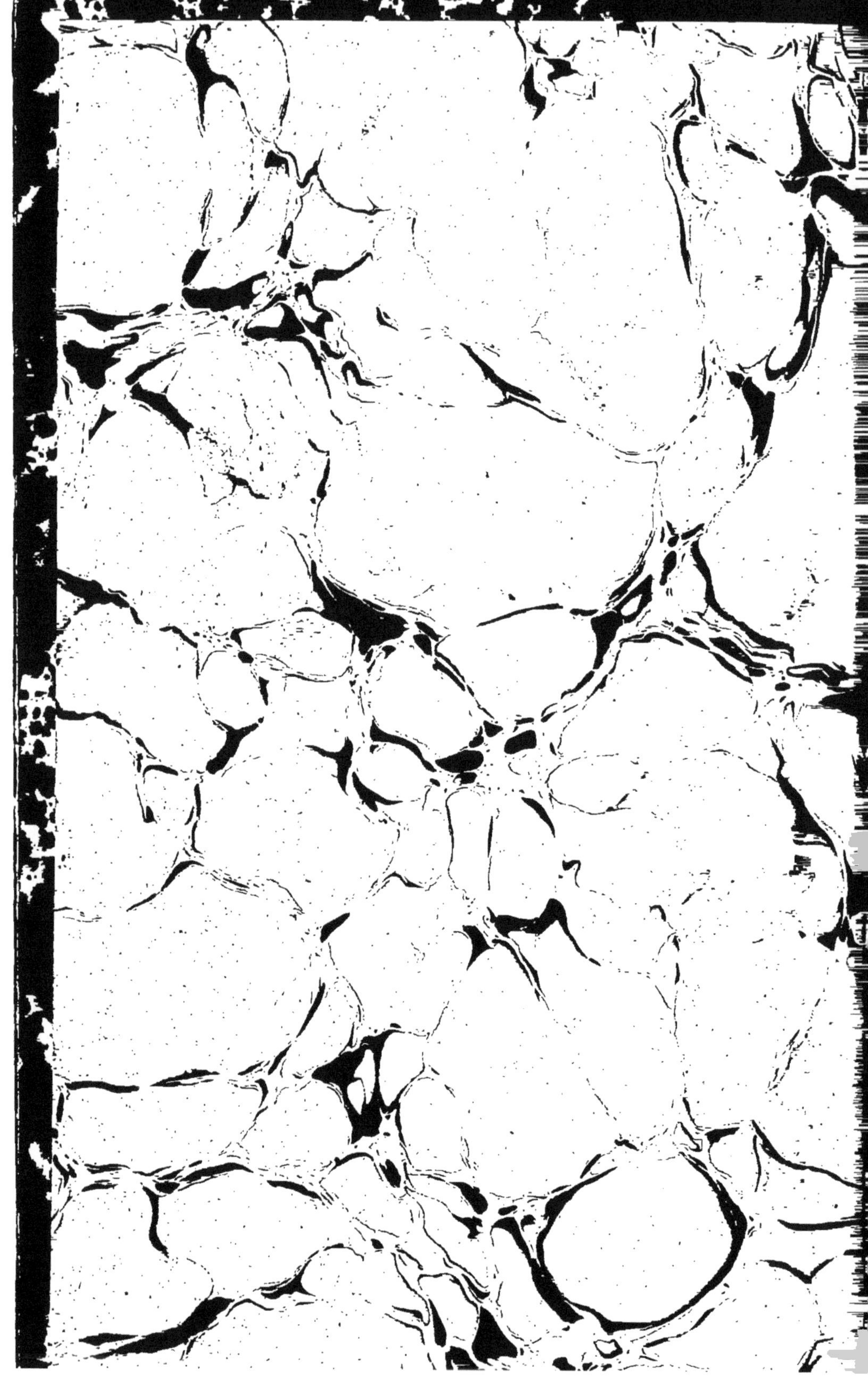

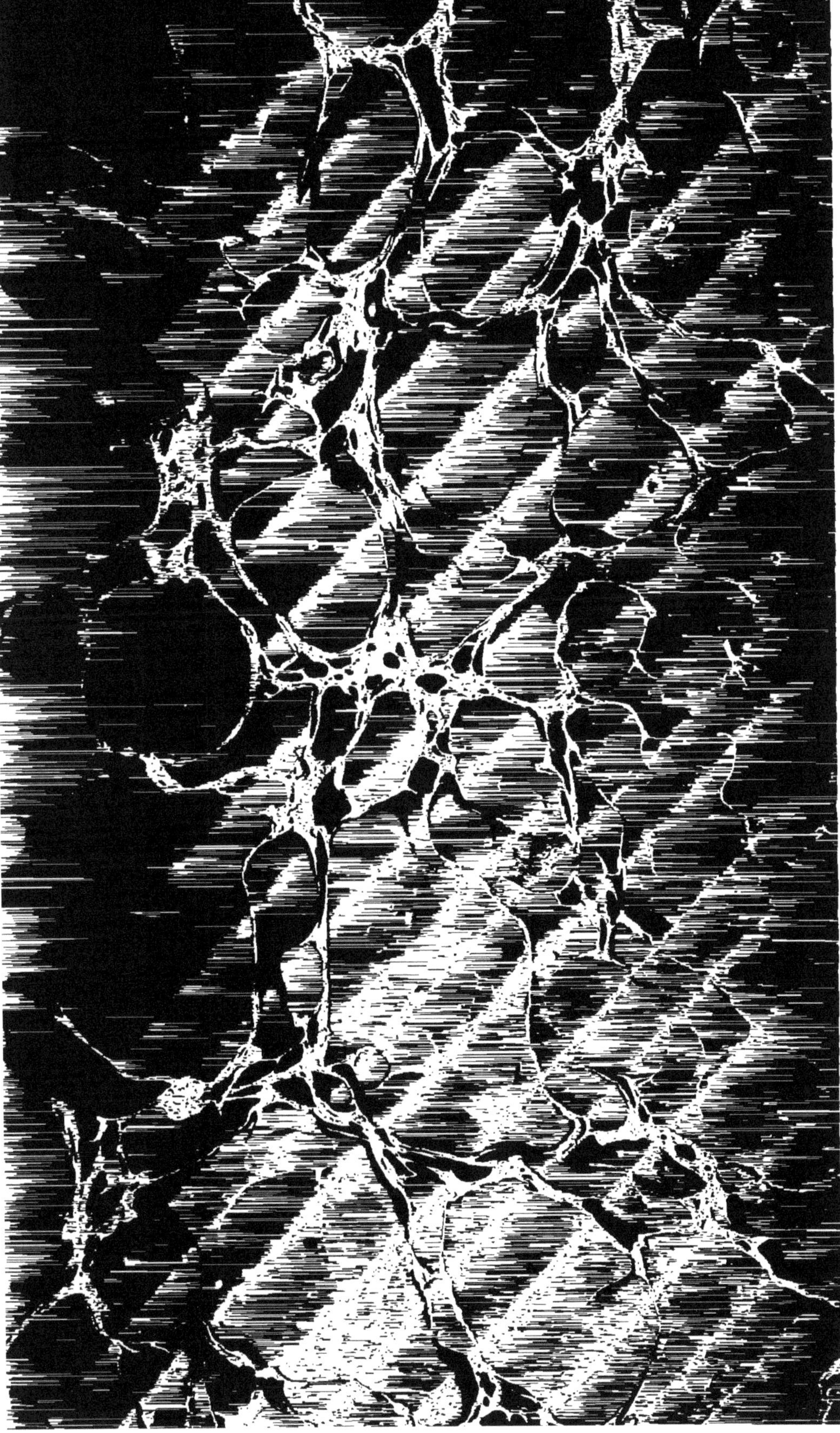

ATLAS-MANUEL D'ANATOMIE DESCRIPTIVE DU CORPS HUMAIN

LIBRAIRIE J.-B. BAILLIÈRE ET FILS

LE CORPS HUMAIN

STRUCTURE ET FONCTIONS

FORMES EXTÉRIEURES, RÉGIONS ANATOMIQUES, SITUATION, RAPPORTS ET USAGES DES APPAREILS ET ORGANES QUI CONCOURENT AU MÉCANISME DE LA VIE

démontrés à l'aide de planches coloriées, découpées et superposées

DESSINS D'APRÈS NATURE, par **Ed. CUYER**,
lauréat de l'École des Beaux-Arts.

TEXTE par **G.-A. KUHFF**, docteur en médecine
Préparateur au Laboratoire d'Anthropologie de l'École des Hautes-Études

Préface par M. Mathias DUVAL, professeur à la Faculté de médecine et à l'École des Beaux-Arts.

1 vol. gr. in-8 de 500 pages de texte, avec Atlas de 25 *planches coloriées*.
Ouvrage complet cartonné, en 2 volumes. — **70 fr.**

PLANCHES

I. Du corps humain en général.
II. Tronc et cavité thoracique (face antérieure).
III. Tronc (face postérieure).
IV. Tronc (face latérale).
V. Cavité abdominale.
VI. Tête. Face antérieure, Face postérieure.
VII. Tête. Face latérale, Base du crâne.
VIII. Cou (face antéro-externe).
IX. Membre thoracique. Bras, Avant-bras.
X. Membre thoracique (face postérieure). Bras, Avant-bras.
XI. Membre thoracique (face interne). Bras, Avant-bras.
XII. Membre thoracique (face externe). Bras, Avant-bras.
XIII. Main. Os du carpe (face antérieure), Os du carpe (face postérieure), Main (face palmaire), Main (face dorsale).

PLANCHES

XIV. Membre abdominal (face antérieure). Cuisse, Jambe.
XV. Membre abdominal (face postérieure). Cuisse, Jambe.
XVI. Membre abdominal (face interne). Cuisse, Jambe.
XVII. Membre abdominal (face externe). Cuisse, Jambe.
XVIII. Pied. Os du tarse (face supérieure), Os du tarse (face inférieure), Pied (face dorsale), Pied (face plantaire).
XIX. Ensemble des vaisseaux et des nerfs.
XX. Encéphale (face supérieure).
XXI. Encéphale. Face latérale, Cervelet.
XXII. Appareil visuel (face latérale).
XXIII. Appareil visuel; paupières et voies lacrymales.
XXIV. Appareil auditif.
XXV. Appareils de l'olfaction, du goût et de la voix.

Les organes génitaux de l'homme et de la femme, in-8, 56 pages, avec 56 figures et 2 planches coloriées.................. 7 fr. 50

Le corps humain (avec les *Organes génitaux de l'homme et de la femme*). 1 vol. gr. in-8 de 370 pages de texte, avec atlas de 27 pl. coloriées. Ensemble 2 vol. gr. in-8, cartonnés............. 75 fr.

10105-87. — CORBEIL. Imprimerie CRÉTÉ.

ATLAS-MANUEL
D'ANATOMIE
DESCRIPTIVE
DU CORPS HUMAIN

PAR

LE Dr A. PRODHOMME

CENT TRENTE-CINQ PLANCHES
DESSINÉES ET GRAVÉES PAR L'AUTEUR
avec texte explicatif en regard.

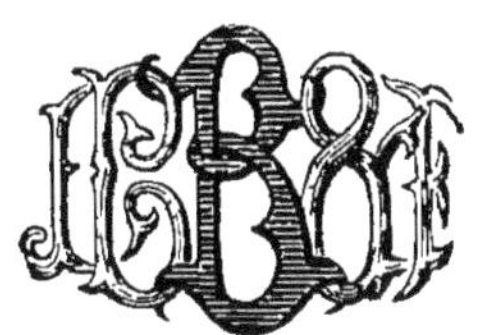

PARIS
LIBRAIRIE J.-B. BAILLIÈRE ET FILS
19, rue Hautefeuille, près du boulevard Saint-Germain

1890

Fig. 1.

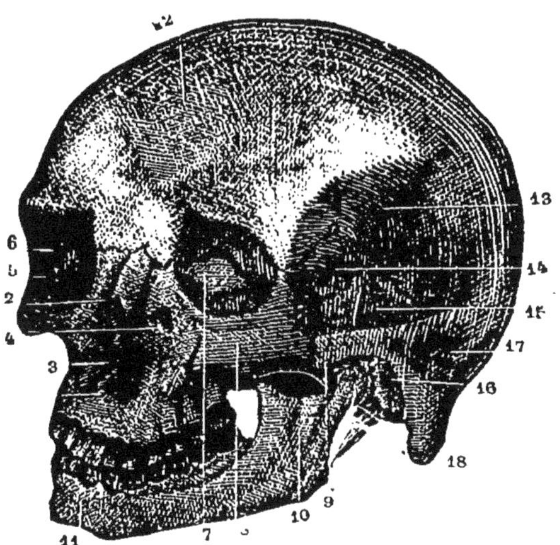

Fig. 2.

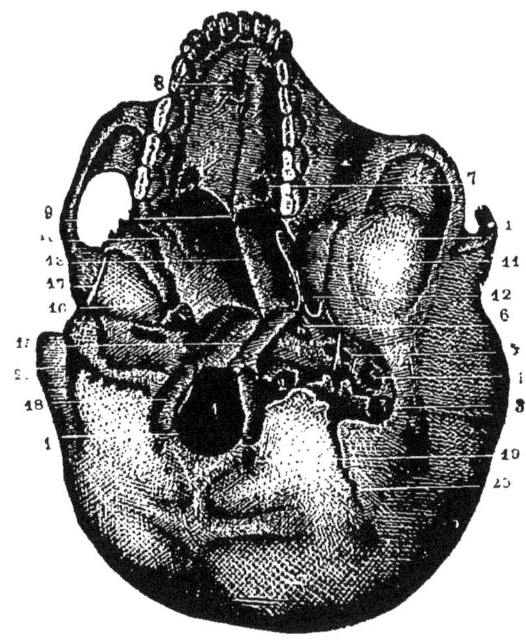

Tête.

J.-B. Baillière et fils.

PLANCHE VII

Cavité du crâne.

Fig. 1. Base du crane. — *Face supérieure.* — 1. Crête coronale. — 2. Trou borgne. — 3. Lame criblée de l'ethmoïde. — 4. Apophyse crista-galli. — 5. Fosse latérale antérieure. — 6. Petite aile du sphénoïde. — Bord qui sépare la fosse latérale antérieure de la fosse latérale moyenne. — 7. Apophyse clinoïde antérieure. — 8. Fente sphénoïdale. — 9. Fosse pituitaire. — 9 bis. Gouttière optique et trou optique. — 10. Gouttière caverneuse. — 11. Fosse latérale moyenne. — 12. Trou déchiré antérieur. — 13. Bord supérieur du rocher. — 14. Conduit auditif interne. — 15. Orifice externe de l'aqueduc du vestibule. — 16. Trou déchiré postérieur. — 17. Trou maxillaire supérieur. — 18. Trou maxillaire inférieur. — 19. Face antérieure du rocher. — 20. Gouttière latérale. — 21. Gouttière basilaire limitée en avant par la lame perpendiculaire du sphénoïde. — 22. Apophyse clinoïde postérieure. — 23. Trou condylien antérieur. — 24. Trou condylien postérieur. — 25. Fosses latérales postérieures. — 26. Trou occipital.

Fig. 2. — Voute du crane. *Face inférieure.* — 1. Suture unissant les deux pariétaux ou sagittale. — 2. Suture unissant ces derniers à l'occipital ou lambdoïde. — 4-5. Gouttière longitudinale. — 6. Empreinte correspondant aux vaisseaux de la dure-mère.

Fig. 1.

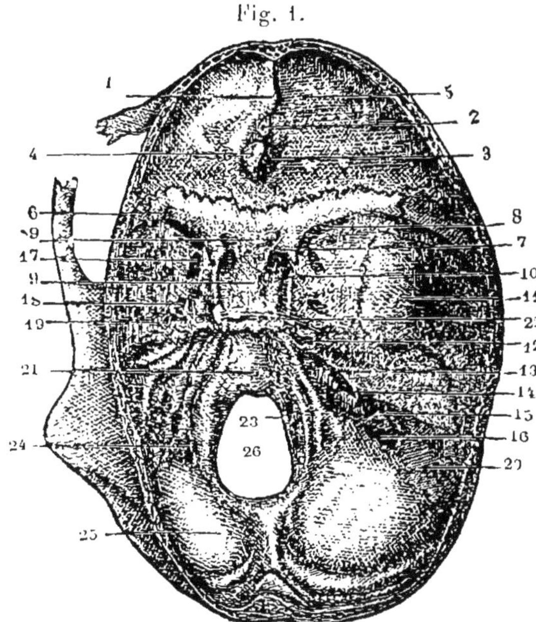

Fig. 2.

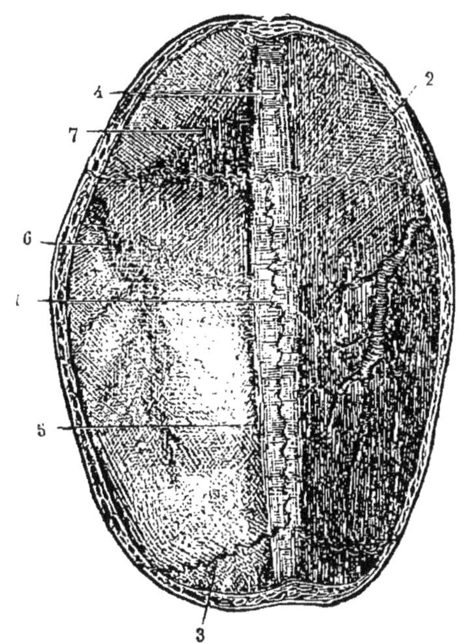

Cavités du crâne.

J.-B. Baillière et fils.

PLANCHE VIII

Fosses nasales. — Cavités orbitaires.

Fig. 1. — FOSSES NASALES. *Paroi externe.* — 1-1. La cloison des fosses nasales dont une partie a été enlevée pour laisser voir la paroi interne. Le fragment supérieur est une portion de la lame perpendiculaire de l'ethmoïde : le fragment inférieur est composé d'une portion du vomer, d'une du maxillaire supérieur et d'une troisième du palatin. — 2. Cornet supérieur. — 3. Méat supérieur et trou sphéno-palatin. — 4. Cornet moyen. — 5. Cornet inférieur. — 6. Méat moyen. — 7. Sinus maxillaire. — 8. Surface correspondant au sinus sphénoïdal. — 9. Sinus frontal. — 10. Apophyse crista-galli. — 11. Conduit palatin antérieur. — 12. Suture unissant le vomer au maxillaire supérieur et au palatin. — 13. Apophyse palatine. — 14. Suture unissant le palatin au maxillaire supérieur. — 15. Sinus sphénoïdal.

Fig. 2. — CLOISON DES FOSSES NASALES. *Partie enlevée de la figure précédente.* — 1. Lame perpendiculaire de l'ethmoïde. — 2. Vomer. — 3. Suture unissant ces deux os. — 4. Section de la lame perpendiculaire. — 5. Section du vomer. — 6. Bord postérieur de la lame perpendiculaire. — 7. Bord postérieur du vomer.

Fig. 3. — CAVITÉ ORBITAIRE. *Paroi interne.* — 1. Ethmoïde. — 2. Suture fronto-ethmoïdale sur laquelle on remarque les trous orbiaires internes. — 3. Suture unissant l'ethmoïde au maxillaire supérieur et au palatin. — 4. Suture sphéno-ethmoïdale. — 5. Suture de tl'ethmoïde avec l'os unguis. — 6. Voûte de l'orbite. — 7. Plancher de l'orbite. — 8. Sinus maxillaire. — 9. Section de l'apophyse pyramidale. — 10. Apophyse orbitaire du palatin. — 11. Gouttière lacrymale. — 12. Sinus frontal. — 13. Trou optique.

AVANT-PROPOS

Je n'entreprendrai pas de démontrer l'utilité de l'iconographie dans l'étude de l'anatomie du corps humain. Tous les traités, depuis les plus élémentaires jusqu'aux plus détaillés, l'ont fait depuis longtemps. Il serait superflu d'y revenir encore.

Dès l'abord, cet ouvrage n'était pas destiné au public et j'étais loin de vouloir lui donner autant d'extension. Comme passe-temps, j'avais dessiné et gravé un certain nombre de croquis, souvenirs d'étudiant, reproduisant des organes et des parties à l'étude desquels je m'étais attaché d'une façon toute particulière, les uns, d'après les préparations faites par moi, les autres, d'après des pièces mises à ma disposition par mes condisciples.

Grouper le tout en un album que j'aurais tiré à un très petit nombre d'exemplaires et distribué à quelques amis seulement, tel était le modeste but que je me proposais. Ce n'est que d'après les conseils de confrères éminents que je me suis décidé à étendre ce cadre et à entreprendre l'atlas entier, atlas de proportions réduites, il est vrai, mais cependant complet.

Je me suis efforcé de donner à cet atlas une coordonnation rigoureuse et j'ai adopté dans la division et la succession des parties, l'ordre suivi par la plupart des auteurs. La première partie comprend l'*Ostéologie* et l'*Arthologie;* la seconde, la *Myologie* et l'*Aponévrologie;* la troisième, l'*Angiologie;* la quatrième, la *Névrologie* et la cinquième, la *Splanchnologie.*

Je me suis surtout attaché au côté pratique de l'ouvrage, visant surtout la multiplicité et l'exactitude des détails.

Ce que je voulais, c'était un livre commode, si peu encombrant qu'il pût prendre place à l'amphithéâtre à côté de l'élève, et assez portatif pour accompagner, au besoin, le praticien dans ses voyages.

A l'amphithéâtre, l'étudiant a besoin de descriptions très courtes; le meilleur livre, le simple manuel aussi bien que le traité complet, est trop long à consulter : il lui faut en quelques lignes une description complète, ou mieux encore, une représentation graphique, où il trouvera d'un seul coup d'œil le détail dont il a besoin. La multiplicité des figures et la manière de les disposer donnent au présent ouvrage une forme nouvelle. Les textes se trouvent tous placés en face des gravures qu'elles expliquent, de telle sorte que, le volume ouvert, légende et figure se trouvent réunies sous les yeux. L'étudiant n'aura pas à tourner la page, et pourra suivre, en même temps, sans effort, le sujet, la figure et la description.

La plupart des figures ont été dessinées d'après nature, d'autres l'ont été sur des pièces artificielles en cire. Pour quelques-unes, je me suis inspiré des ouvrages les plus remarquables, tels que ceux de MM. Sappey, L. Hirschfeld, Bonamy et Broca, Bourgery et Jacob, Beaunis et Bouchard, etc.

En terminant, je me fais un devoir de remercier les confrères qui m'ont prêté le concours soit de leur talent, soit de leurs conseils.

Je remercie également MM. J.-B. Baillière et fils pour la bienveillance avec laquelle ils ont consenti à se charger de la publication de l'ouvrage.

Puisse maintenant ce petit *Atlas manuel* recevoir du public médical un accueil sympathique et me prouver ainsi que j'ai atteint le but sur lequel ont été dirigés tous mes efforts.

Décembre 1889.

Dr PRODHOMME.

ATLAS-MANUEL
D'ANATOMIE DESCRIPTIVE

DIVISION DES MATIÈRES

PLANCHE I

Frontal.

Fig. 1. — Frontal, face antérieure. — 1. Epine nasale. — 2. Bosse nasale. — 3. Echancrure nasale. — 4. Apophyse orbitaire interne. — 5. Apophyse orbitaire externe. — 6-6. Parties latérales du bord supérieur. — 7. Partie moyenne du même bord. — 8. Ligne médiane sur laquelle on voit une légère dépression séparant les bosses frontales. — 9. Arcades sourcilières. — 10. Bosses frontales. — 11. Arcade orbitaire. On remarque dans son tiers interne l'échancrure sus-orbitaire. — 12. Surface un peu déprimée qui concourt à former la fosse temporale. — 13. Portion de la ligne courbe de la fosse temporale.

Fig. 2. — Frontal, face postérieure. — 1. Partie médiane du bord supérieur de l'os. Cette partie est taillée en biseau aux dépens de la face postérieure. — 2-3. Parties latérales du même bord. — 4. Portion de la gouttière sagittale se continuant par : — 5. La crête frontale. — 6. Trou borgne. — 7. Sillons correspondant aux vaisseaux de la dure-mère. — 8. Bosse orbitaire. — 9. Apophyses orbitaires externes. — 10. Surface dentelée rugueuse par laquelle le frontal s'articule avec les grandes ailes du sphénoïde. — 11. Epine nasale. — 12. Gouttières situées sur les côtés de cette épine. — 13. Orifices communiquant avec les sinus frontaux. — 14. Voûtes orbitaires.

Fig. 3. — Frontal, face inférieure. — 1. Echancrure ethmoïdale. — 2-2-2. Portions de cellules correspondant aux cellules ethmoïdales et les complétant en avant. — 3-3. Portions de gouttières correspondant à d'autres semblables de l'ethmoïde pour former les trous orbitaires internes. — 4. Arcades sourcilières. — 5. Surface par laquelle le frontal s'articule avec les grandes ailes du sphénoïde. — 6. Apophyses orbitaires internes. — 7. Apophyses orbitaires externes. — 8. Fosse orbitaire sur laquelle on remarque la dépression de la glande lacrymale. — 9. Bord dentelé de cette face s'articulant avec les grandes ailes du sphénoïde. — 10. Epine nasale.

Fig. 4. — Frontal. *Face inférieure*. — 1. Epine nasale et ses gouttières latérales. — 2. Entrée des sinus frontaux. — 3. Voûte orbitaire. — 4-5. Bord inférieur du frontal. — 6. Apophyse orbitaire externe.

Fig. 5. — Coupe de la paroi antérieure du sinus frontal. — 1. Orifice postérieur du sinus frontal.

Fig. 6. — Même coupe. — 1. Paroi postérieure du sinus frontal. — 2. Cloison médiane séparant les deux sinus. — 3. Paroi inférieure. — 4. Infundibulum par lequel le sinus aboutit à l'orifice postérieur. — 5. Sinus du côté opposé en partie découvert.

Fig. 1.

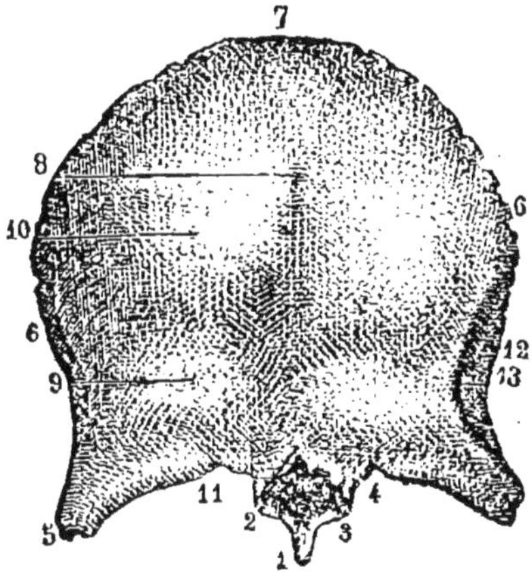

Fig. 2.

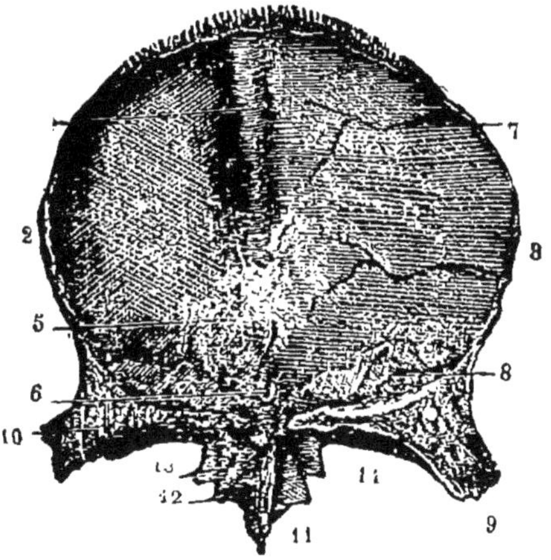

Fig. 3.

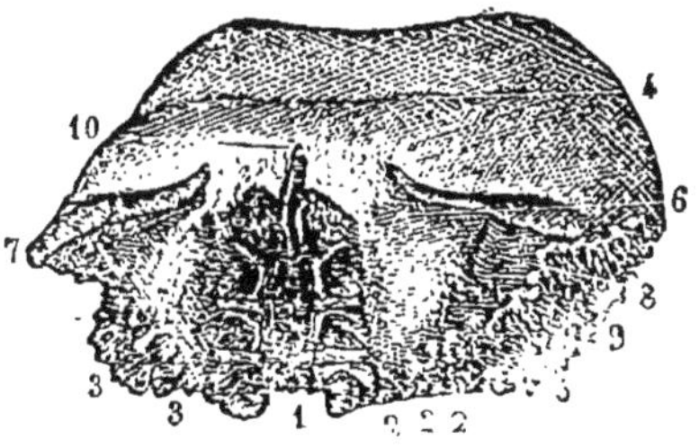

Fig. 4.

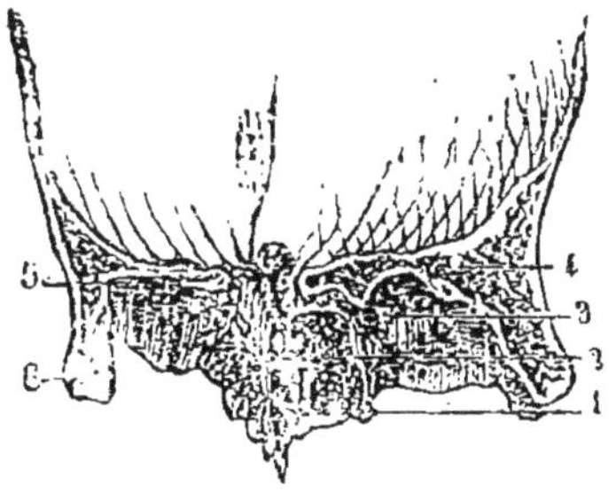

Fig. 5.

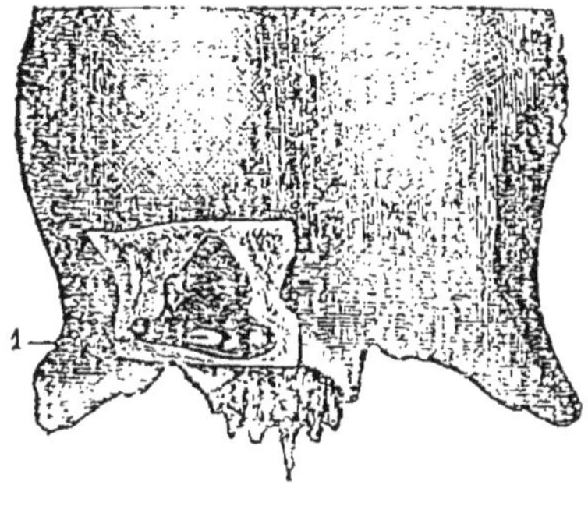

Fig. 6.

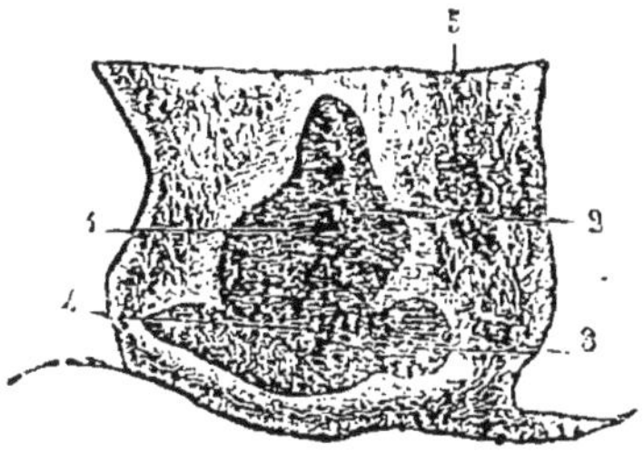

Frontal.

J.-B. Baillière et fils.

PLANCHE II

Pariétal et Occipital.

Fig. 1. — PARIÉTAL. *Face externe.* — 1. Bord supérieur. — 2. Bord postérieur. — 3. Bord antérieur. — 4. Bord inférieur. — 5. Angle postérieur et supérieur. — 6. Angle postérieur et inférieur. — 7. Angle antérieur et inférieur. — 8. Angle antérieur et supérieur. — 9. Bosse pariétale. — 10. Surface faisant partie de la fosse temporale. — 11. Ligne courbe limitant cette fosse. — 12. Trou pariétal.

Fig. 2. — PARIÉTAL. *Face interne.* — 1. Bord supérieur. — 2. Bord postérieur. — 3. Bord antérieur. — 4. Bord inférieur. — 5. Bord postérieur et supérieur. — 6. Angle postérieur et inférieur. — 7. Angle antérieur et supérieur. — 8. Angle antérieur et inférieur. — 9. Fosse pariétale. — 10. Sillons correspondant aux vaisseaux de la dure-mère. — 11. Trou pariétal, orifice interne. — 12. Portion de gouttière faisant partie de la gouttière sagittale. — 13. Autre portion de gouttière faisant partie des gouttières latérales.

Fig. 3. — OCCIPITAL. *Face postérieure.* — 1. Trou occipital. — 2. Partie supérieure de la face postérieure de l'occipital. — 3. Protubérance occipitale externe. — 4. Crête occipitale externe. — 5. Ligne courbe supérieure. — 6. Surface rugueuse donnant attache au muscle grand-complexus. — 7. Ligne courbe inférieure. — 8. Echancrure concourant à former le trou déchiré postérieur. — 9. Orifice externe du trou condylien antérieur. — 10. Orifice interne du même trou. — 11. Trou condylien postérieur. — 12. Condyle, surface articulaire. — 13. Apophyse basilaire. — 14. Apophyse jugulaire.

Fig. 4. — OCCIPITAL. *Face intérieure.* — 1. Trou occipital. — 2. Protubérance occipitale interne. — 3. Gouttière longitudinale. — 4. Crête occipitale interne. — 5. Gouttières latérales. — 6. Fosse occipitale supérieure. — 7. Fosse occipitale inférieure. — 8. Terminaison des gouttières latérales. — 9. Apophyse jugulaire. — 10. Angles latéraux. — 11. Angle supérieur. — 12. Surface rugueuse s'articulant avec l'apophyse pétrée du temporal. — 13. Gouttière basilaire sur les côtés de laquelle on aperçoit deux petites gouttières antéro-postérieures destinées à loger le sinus inférieur.

Fig. 5. — COMPLÉMENT DE LA FACE ANTÉRIEURE DE L'OCCIPITAL. — 1. Trou occipital. — 2. Fosse occipitale inférieure ou cérébelleuse. — 3. Crête occipitale interne. — 4. Orifice interne du trou condylien antérieur. — 5. Orifice interne du trou condylien postérieur. — 6. Gouttière basilaire. 7. Gouttière antéro-postérieure du sinus pétreux inférieur. — 8. Surface s'articulant avec l'apophyse pétrée du temporal.

Fig. 1.

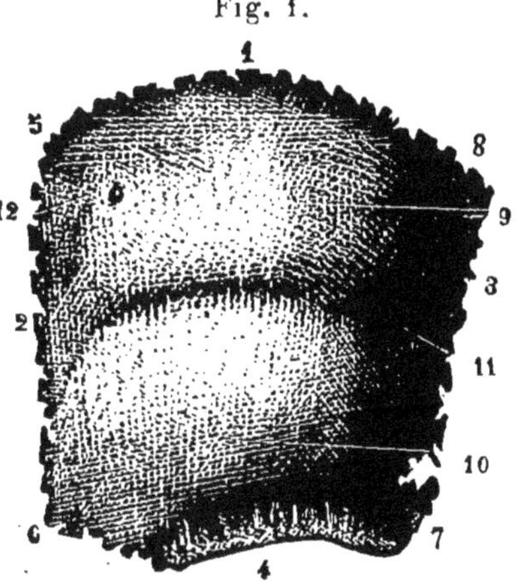

Fig. 2.

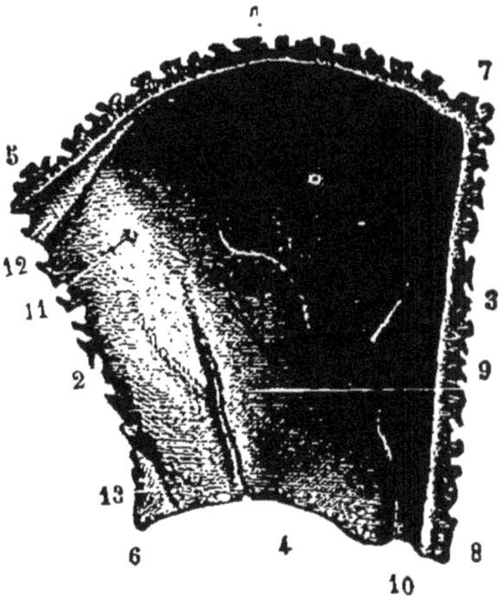

Fig. 3.

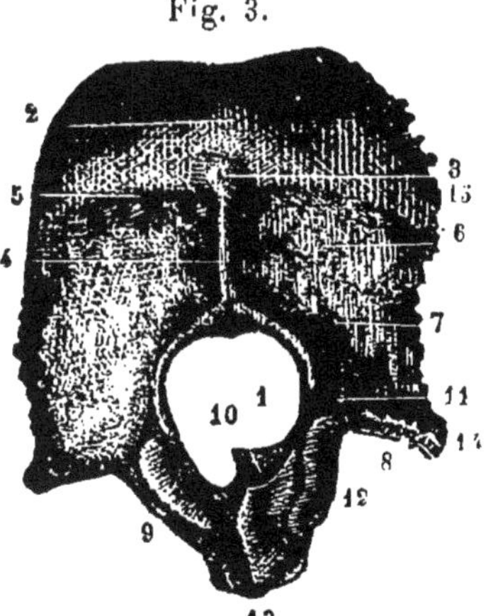

Fig. 4.

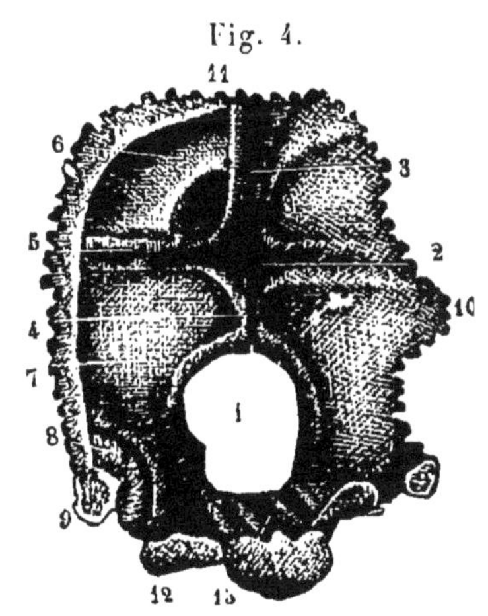

Fig. 5.

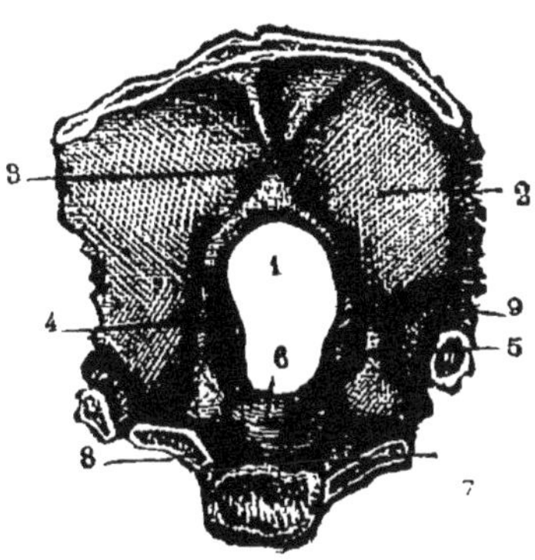

Parlétal et occipital.

J.-B. Baillière et fils.

PLANCHE III

Ethmoïde et Temporal.

Fig. 1. — Ethmoïde. *Face supérieure.* — 1-2. Apophyse crista-galli. — 3. Lame criblée de l'ethmoïde. — 4. Faces latérales de l'ethmoïde. — 5. Infundibulum s'abouchant avec les sinus frontaux. — 6-6. Gouttières et cellules ethmoïdales s'abouchant avec les correspondantes du frontal. Pl. I, fig. 3.

Fig. 2. — Ethmoïde. *Face inférieure.* — 1. Lame perpendiculaire de l'ethmoïde. — 2. Apophyse unciforme. — 3. Cornet moyen. — 4. Méat moyen. — 5. Lame criblée de l'ethmoïde qu'on aperçoit au fond des : — 6. Gouttières latérales.

Fig. 3. — Ethmoïde. *Face postérieure.* — 1. Apophyse crista-galli. — 2. Lame perpendiculaire. — 3. Lame criblée. — 4. Cellules ethmoïdales antérieures. — 5. Cellules ethmoïdales moyennes.

Fig. 4. — Ethmoïde. *Face externe.* — 1. Os planum composé d'une lame mince qui fait partie de la paroi interne de l'orbite. — 2-3. Apophyse crista-galli. — 4. Bord articulaire de cette apophyse par lequel elle s'articule avec le frontal. — 5. Bosse de l'infundibulum. — 6. Lame perpendiculaire. — 7-7. Echancrures contribuant à former les trous orbitaires internes. — 8. Cornet moyen. — 9. Méat moyen.

Fig. 5. — Ethmoïde. *Face antérieure.* — 1. Apophyse crista-galli. — 2. Lame perpendiculaire. — 3. Lame criblée. — 4. Base de l'infundibulum. — 5. Méat supérieur. — 6. Cornet supérieur.

Fig. 6. — Ethmoïde. *Face interne.* — 1. Face interne de l'ethmoïde. — 2. Méat supérieur. — 3. Cornet supérieur. — 4. Cornet moyen. — 5-5. Cellules ethmoïdales. — 6-6. Gouttières contribuant à former les trous orbitaires internes.

Fig. 7. — Temporal. *Face externe.* — 1. Apophyse zygomatique. — 2. Point de bifurcation de l'apophyse zygomatique en deux branches, une transversale et : — 3. Une horizontale. — 4. Conduit auditif externe. — 5. Paroi inférieure de ce conduit. — 6. Apophyse styloïde. — 7. Apophyse vaginale. — 8. Partie mastoïdienne du temporal. — 9. Apophyse mastoïde. — 10. Portion du temporal qui s'articule avec l'apophyse jugulaire de l'occipital. — 11. Rainure digastrique. — 12. Portion écailleuse du temporal.

Fig. 8. — Temporal. *Face interne.* — 1. Apophyse zygomatique. — 2. Portion écailleuse du temporal ; face interne. — 3. Circonférence de cette portion taillée en biseau aux dépens de la face interne. — 4. Portion mastoïdienne. — 5-6. Ses bords supérieur et postérieur. — 7. Gouttières continuant les gouttières latérales. — 8. Trou mastoïdien. — 9. Rocher. — 10. Portion pierreuse ou pyramidale. — 11. Conduit auditif interne. — 12. Orifice externe de l'aqueduc du vestibule. — 13. Gouttière située sur le bord supérieur du rocher. — 14. Apophyse vaginale. — 15. Apophyse styloïde.

Fig. 9. — Temporal. *Face inférieure.* — 1. Cavité glénoïde, sa surface articulaire. — 2. Scissure de Glasser, séparant la surface précédente d'une autre surface non articulaire et formant la paroi inférieure du conduit auditif externe. — 3. Apophyse styloïde. — 4. Apophyse vaginale. — 5. Portion mastoïdienne du temporal. — 6. Facette par laquelle le temporal s'articule avec l'apophyse jugulaire de l'occipital. — 7. Fosse jugulaire contribuant à former le trou déchiré postérieur. — 8. Orifice inférieur du canal carotidien. — 9. Orifice supérieur du même canal. — 10. Apophyse zygomatique. — 11. Sa branche transversale. — 12. Portion écailleuse du temporal.

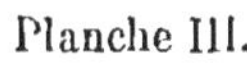

Fig. 1.

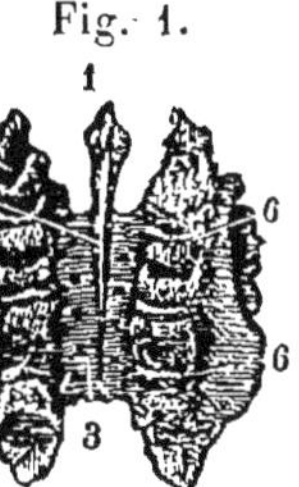

Fig. 2.

Fig. 3.

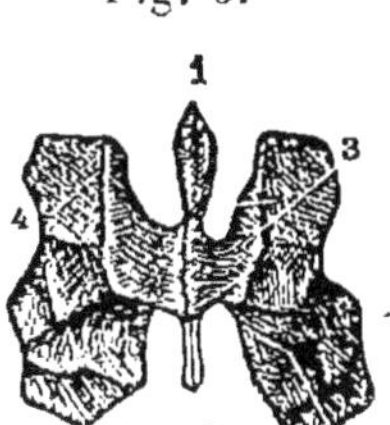

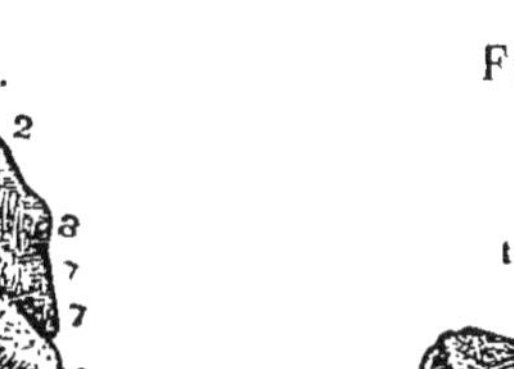

Fig. 4.

Fig. 5.

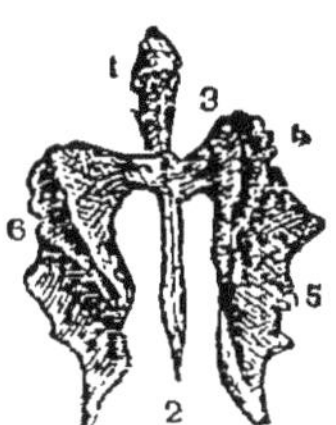

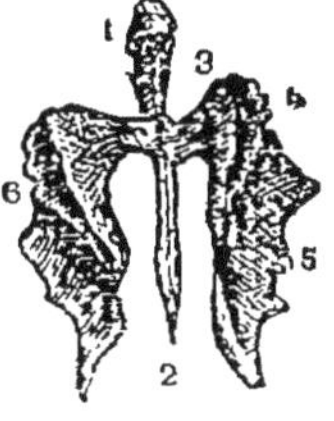

Fig. 6.

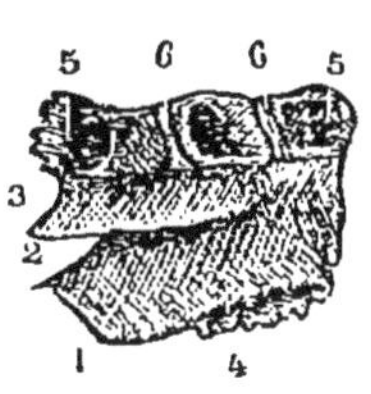

Fig. 7.

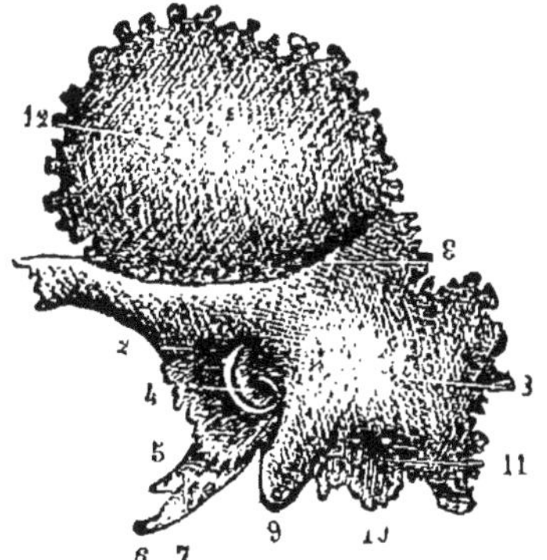

Fig. 8.

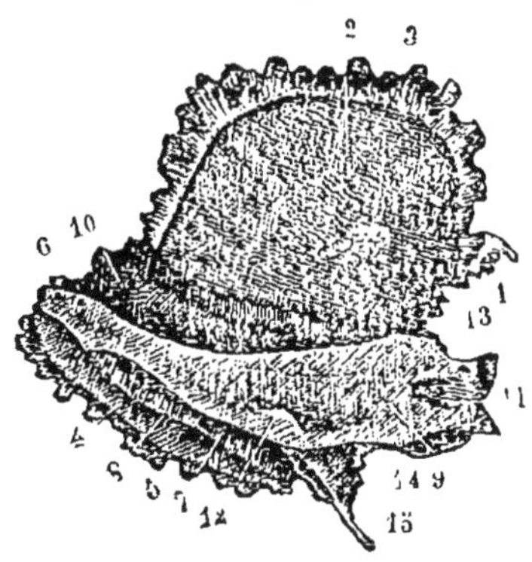

Fig. 9.

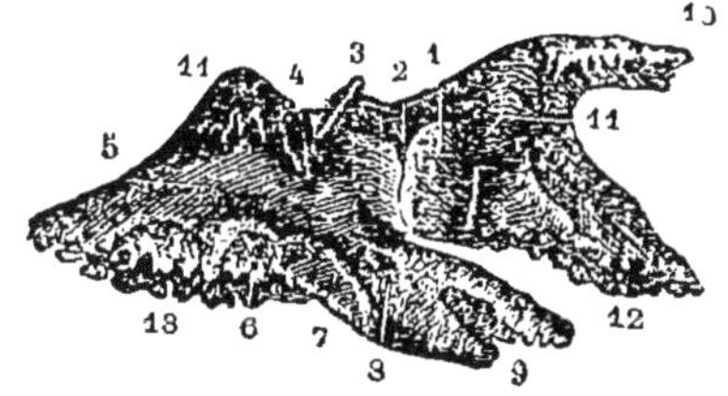

Ethmoïde et temporal.

J.-B. Baillière et fils.

PLANCHE IV

Sphénoïde.

Fig. 1. — SPHÉNOÏDE. *Face antérieure.* — 1. Crête verticale du sphénoïde. — 2. Bord antérieur des petites ailes du sphénoïde. — 3. Fente sphénoïdale. — 4. Orifices des sinus sphénoïdaux. — 5. Lame quadrilatère. — 6. Surface triangulaire s'articulant avec la surface semblable du frontal. — 7. Face externe du sphénoïde. — 8. Surface quadrilatère faisant partie de la paroi externe de l'orbite. — 9. Trou maxillaire supérieur. — 10. Orifice antérieur du conduit vidien. — 11. Epine du sphénoïde. — 12. Aile externe de l'apophyse ptérygoïde. — 13. Face antérieure de cette apophyse. — 14. Aile interne de la même apophyse. — 15. Crochet de l'aile interne. — 17. Bec du sphénoïde.

Fig. 2. — SPHÉNOÏDE. *Faces supérieure et postérieure.* — 1. Surface par laquelle le sphénoïde s'articule avec l'apophyse basilaire. — 2. Base de : — 3. La lame quadrilatère du sphénoïde. — 4. Apophyse clinoïde postérieure. — 5. Petites ailes du sphénoïde. — 6. Gouttière optique. — 7. Trou optique. — 8. Fosse pituitaire. — 9. Apophyse clinoïde antérieure. — 10. Fente sphénoïdale. — 11. Gouttière caverneuse. — 12. Face supérieure de la grande aile du sphénoïde. — 13. Surface rugueuse par laquelle elle s'articule avec le temporal. — 14. Bord rugueux par lequel le sphénoïde s'articule avec le temporal. — 15. Trou grand rond. — 16. Trou ovale ou maxillaire inférieur. — 17. Surface correspondant au trou déchiré antérieur. — 18. Orifice postérieur du conduit vidien. — 19. Epine du sphénoïde. — 20. Aile externe de l'apophyse ptérygoïde. — 21-22. Aile interne et son crochet.

Fig. 1.

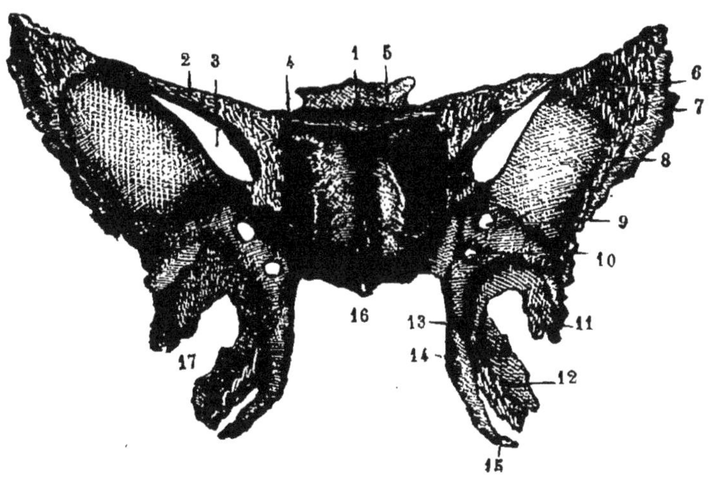

Fig. 2.

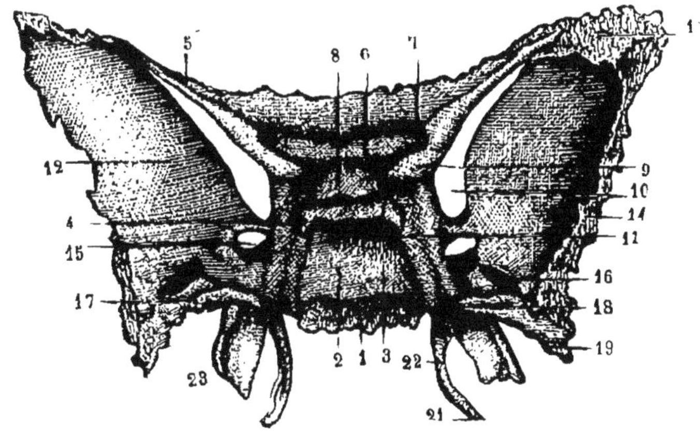

Sphénoïde.

J.-B. Baillière et fils.

PLANCHE V

Sphénoïde. Maxillaire supérieur.

Fig. 1. — SPHÉNOÏDE. *Faces inférieure et latérales.* 1. Crête médiane du sphénoïde. — 2. Bec du sphénoïde. — 3. Face inférieure des petites ailes. — 4. Orifice des sinus sphénoïdaux. — 5. Face externe du sphénoïde, partie supérieure. — 6. Crête qui sépare cette partie de la partie inférieure. — 7. Bord de cette face s'articulant avec le temporal. — 8. Partie inférieure ou zygomatique de la face externe. — 9. Face interne des grandes ailes. — 10. Trou ovale. — 11. Trou sphéno-épineux. — 12. Aile externe de l'apophyse ptérygoïde. — 13. Fosse ptérygoïde. — 14. Aile interne de la même apophyse. — 15. Crochet de l'aile interne. — 16. Epine du sphénoïde. — 17. Surface par laquelle le sphénoïde s'articule avec l'apophyse basilaire. — 18. Sillons destinés à recevoir la base du vomer.

Fig. 2. — MAXILLAIRE SUPÉRIEUR. *Face externe.* — 1. Apophyse montante. — 2. Sommet de cette apophyse. — 3. Son bord postérieur creusé en une : — 4. Gouttière correspondant à la gouttière lacrymale. — 5. Trou sous-orbitaire. — 6. Epine nasale antérieure et inférieure. — 7. Fossette myrtiforme. — 8. Paroi inférieure de l'orbite. — 9. Gouttière sous-orbitaire. — 10. Sommet de l'apophyse pyramidale. — 11. Tubérosité du maxillaire. — 12. Incisives. — 13. Canine. — 14. Petites molaires. — 15. Grandes molaires.

Fig. 3. — MAXILLAIRE SUPÉRIEUR. *Face interne.* — 1. Face interne de l'apophyse montante. — 2. Son sommet. — 3. Son bord antérieur. — 4. Son bord postérieur. — 5. Crête s'articulant avec le cornet inférieur. — 6. Conduit palatin antérieur. — 7. Apophyse palatine. — 8. Partie contribuant à former la voûte palatine. — 9. Surface contribuant à former la paroi externe des fosses nasales. — 10. Sinus maxillaire. — 11. Cellules correspondant aux cellules postérieures de l'ethmoïde. — 12. Gouttière contribuant à former le canal nasal.

Fig. 1.

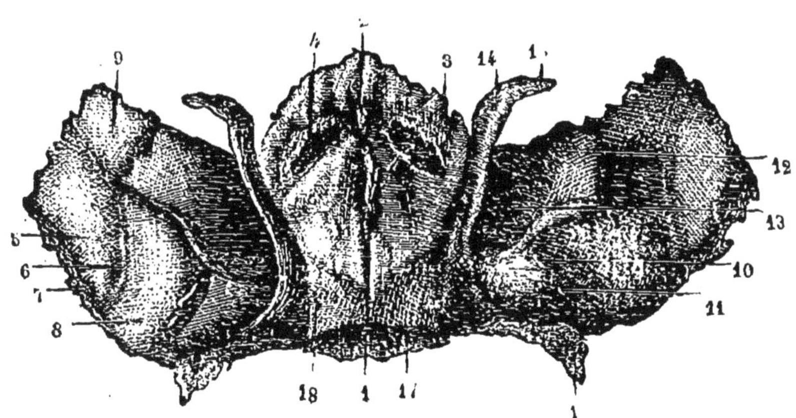

Fig. 2.

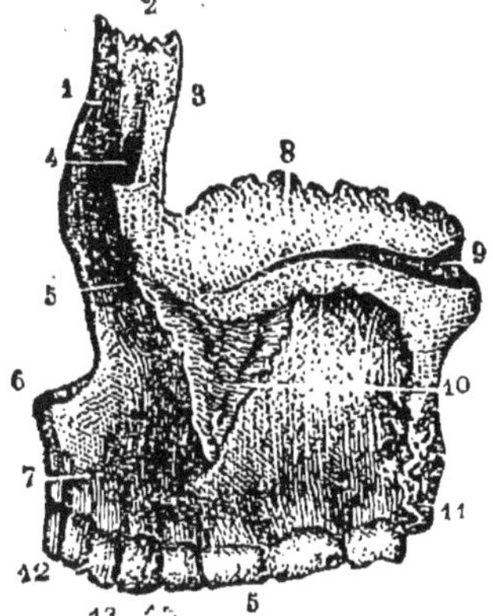

Fig. 3.

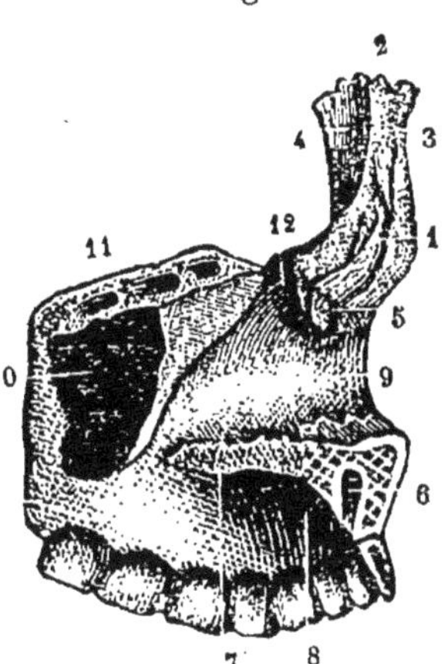

Sphénoïde. Maxillaire supérieur.

J.-B. Baillière et fils.

PLANCHE VI

Tête.

Fig. 1. — TÊTE. *Faces antérieure et latérale.* — 1. Epine nasale antérieure et inférieure. — 2. Epine nasale antérieure et supérieure. — 3. Orifice antérieur des fosses nasales et la cloison. — 4. Trou sous-orbitaire. — 5. Fente sphénoïdale. — 6. Trou optique. — 7. Os planum. — 8. Os malaire. — 9. Apophyse zygomatique à laquelle s'unit l'angle postérieur de l'os précédent. — 10. Branche du maxillaire inférieur. — 11. Corps du même os. — 12. Frontal. — 13. Pariétal. — 14. Grande aile du sphénoïde. — 15. Temporal. — 16. Trou auditif. — 17. Portion mastoïdienne du temporal. — 18. Apophyse mastoïde.

Fig. 2. — TÊTE. *Face inférieure.* — 1. Trou occipital. — 2. Trou déchiré postérieur. — 3. Cavité glénoïde. — 4. Partie non articulaire de la même cavité. — 5. Orifice inférieur du canal carotidien. — 6. Trou déchiré antérieur. — 7. Voûte palatine. — 8. Orifice inférieur du conduit palatin antérieur. — 9. Epine nasale postérieure. — 10. Aile interne de l'apophyse ptérygoïde. — 11. Aile externe de la même apophyse. — 12. Fosse ptérygoïde. — 13. Bord postérieur du vomer. — 14. Fosse zygomatique. — 15. Apophyse basilaire. — 16. Branche transversale de l'apophyse zygomatique. — 17. Apophyse styloïde. — 18. Condyle de l'occipital. — 19. Trou condylien postérieur. — 20. Rainure digastrique.

Fig. 1.

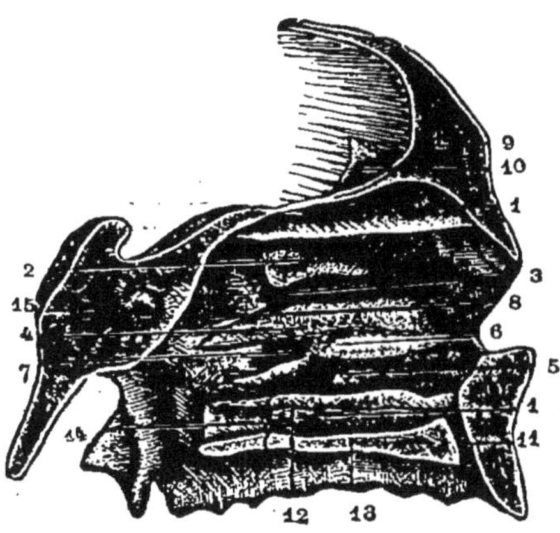

Fig. 2.

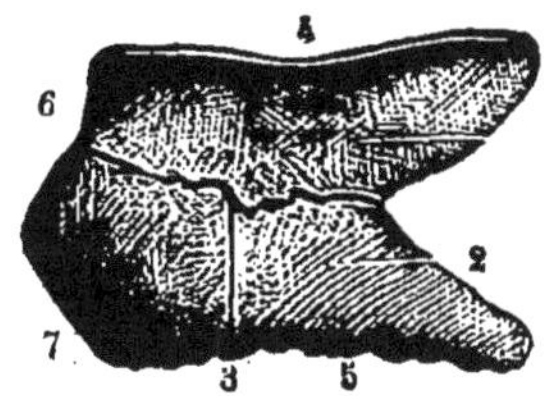

Fig. 3.

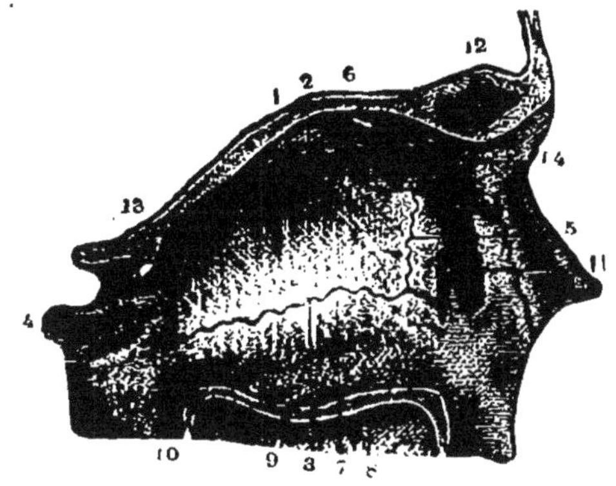

Fosses nasales. — Cavités orbitaires.

J.-B. Baillière et fils.

PLANCHE IX

Maxillaire inférieur.

Fig. 1. — 1. Corps du maxillaire. — 2. Ligne oblique externe. — 3-4. Dépression donnant insertion aux muscles de la houppe du menton. — 5-6. Bord alvéolaire. — 7. Empreinte légèrement rugueuse qui donne attache aux muscles digastriques. — 8. Orifice inférieur du conduit dentaire. — 9. Angle de la mâchoire. — 10. Branche du maxillaire. — 11. Condyle. — 12. Col du condyle. — 13. Apophyse coronoïde. — 14. Echancrure sigmoïde.

Fig. 2. — 1. Symphyse du maxillaire. — 2. Ligne mylo-hyoïdienne. — 3-4. Apophyses géni. — 5. Angle de la mâchoire. — 6. Dépression donnant passage à l'artère faciale. — 7-7. Bord inférieur de la mâchoire. — 8. Bord alvéolaire. — 9. Branche du maxillaire. — 10. Orifice interne du conduit dentaire inférieur. — 11. Apophyse coronoïde. — 12. Condyle. — 13. Echancrure sigmoïde.

Fig. 1.

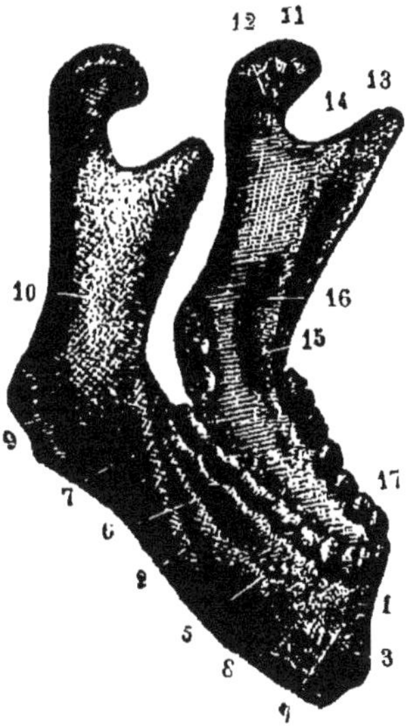

Fig. 2.

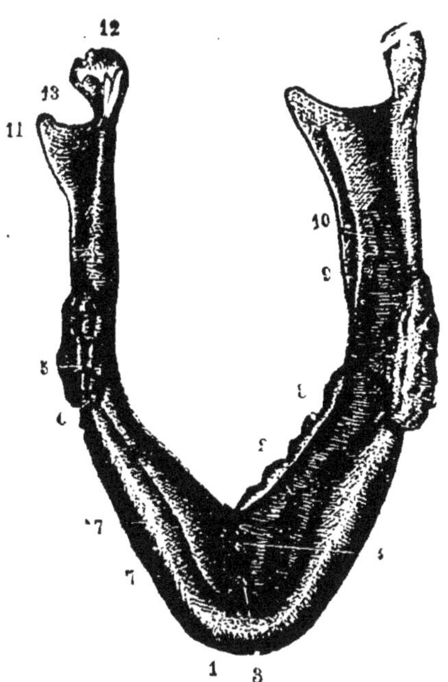

Maxillaire inférieur.

J.-B. Baillière et fils.

PLANCHE X

Os de la face.

Fig. 1. — Dents. — *a*. Incisive, face externe. — *b*. Incisive, face interne. — *c*. Canine, face interne. — 1. Couronne. — 2. Collet. — 3. Racine. — *d*. Canine, face externe. — *e*. Petite molaire. — *f*. Grosse molaire.

Fig. 2. — Palatin. *Face interne.* — 1. Facette ethmoïdale de l'apophyse orbitaire du palatin. — 2. Orifice du sinus du palatin. — 3. Col de l'apophyse orbitaire. — 4. Crête à laquelle s'unit le cornet moyen. — 5. Surface faisant partie du méat moyen. — 6. Crête avec laquelle s'articule le cornet inférieur. — 7. Surface faisant partie du méat inférieur. — 8. Echancrure faisant partie du trou sphéno-palatin. — 9. Apophyse sphénoïdale. — 10. Portion horizontale par laquelle les deux palatins s'articulent ensemble. — 11. Apophyse ptérygoïdienne.

Fig. 3. — Palatin. *Face externe.* — 1. Facette externe de l'apophyse orbitaire. — 2. Facette orbitaire de la même. — 3. Apophyse sphénoïdale. — 4. Saillie du bord antérieur répondant à l'orifice du sinus maxillaire. — 5. Gouttière contribuant à former le conduit palatin postérieur. — 6. Rainure recevant le bord postérieur de l'aile interne de l'apophyse ptérygoïde. — 7. Face externe de l'apophyse ptérygoïdienne.

Fig. 4. — Palatin. *Face postérieure.* — 1. Sinus du palatin. — 2. Apophyse sphénoïdale. — 3. Crête s'articulant avec le cornet inférieur. — 4. Portion horizontale. — 5. Sa surface articulaire. — 6. Gouttière ptérygoïdienne. — 7. Col de l'apophyse orbitaire.

Fig. 5. — Palatin. *Face postéro-externe.* — 1. Facette sphénoïdale de l'apophyse orbitaire. — 2. Col de cette apophyse. — 3. Orifice du sinus. — 4. Echancrure du bord supérieur. — 5. Portion horizontale. — 6. Gouttière ptérygoïdienne. — Crête s'articulant avec le cornet inférieur. — 8. Crête s'articulant avec le cornet moyen. — 9. Apophyse sphénoïdale. — 10. Gouttière de l'aile interne de l'apophyse ptérygoïde.

Fig. 6. — Os propres du nez. *Face externe.* — 1. Extrémité supérieure s'articulant avec le frontal. — 2. Bord interne par lequel les deux os s'unissent. — 3. Bord externe. — 4. Bord inférieur. — 5. Face externe.

Fig. 7. — Os propres du nez. — *Face interne.* — 1. Bord externe. — 2. Bord inférieur. — 3. Bord interne. — 4. Extrémité supérieure. — 5. Face interne.

Fig. 1.

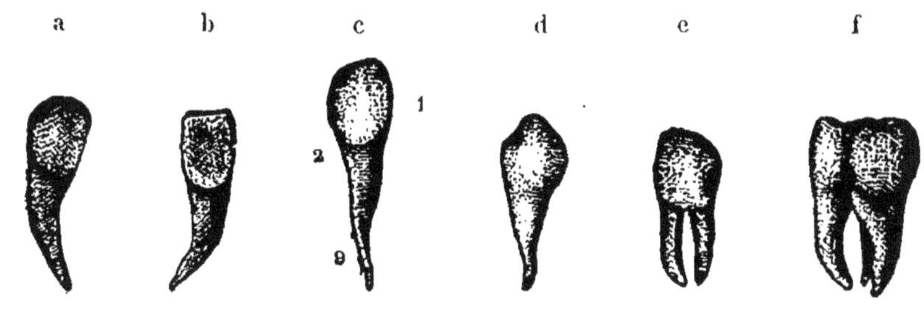

Fig. 2.

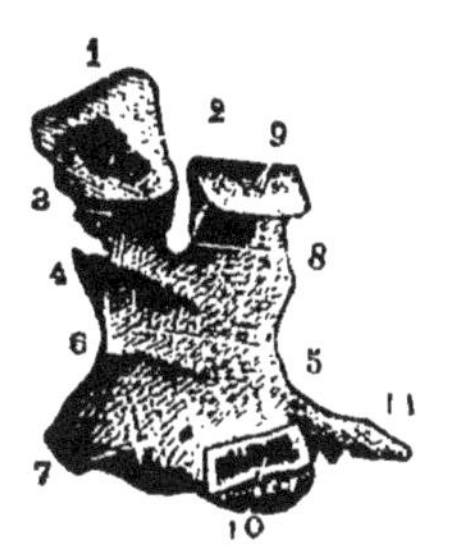

Fig. 3.

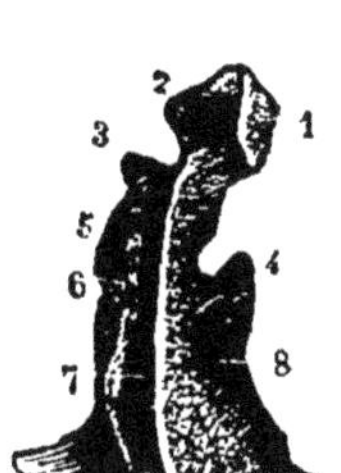

Fig. 4.

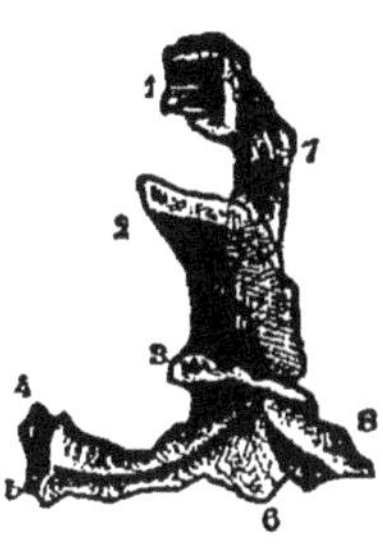

Fig. 5.

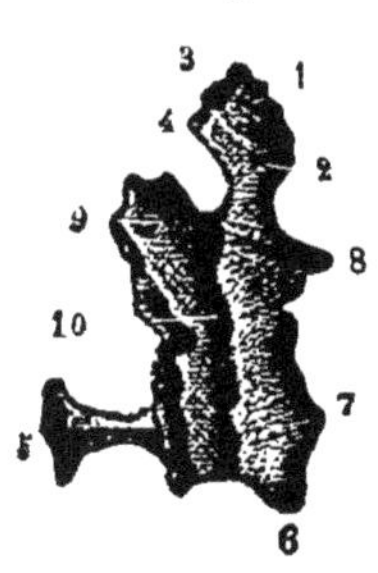

Fig. 6.

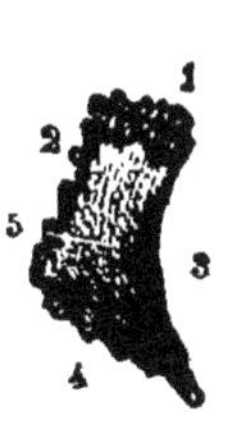

Fig. 7.

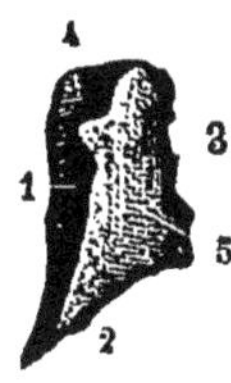

Dents. — Palatin. — Os propres du nez.

J.-B. Baillière et fils.

PLANCHE XI

Os de la face.

Fig. 1. — Os malaire. *Face externe.* — 1. Angle supérieur. — 2. Angle antérieur. — 3. Bord supérieur et postérieur. — 4. Angle postérieur. — 5. Face concave de l'apophyse orbitaire. — 6. Bord supérieur et antérieur. — 7. Orifice donnant passage au nerf malaire. — 8. Angle inférieur. — 9. Bord inférieur et antérieur.

Fig. 2 — Os malaire. *Face interne.* — 1. Face concave de l'apophyse orbitaire. — 2. Orifice donnant passage au nerf malaire. — 3. Surface rugueuse concourant avec l'angle postérieur à l'articulation de l'os avec l'apophyse zygomatique. — 4. Surface dentelée par laquelle l'os malaire s'articule avec l'apophyse transverse du maxillaire supérieur. — 5. Angle antérieur. — 6. Angle postérieur. — 7. Angle inférieur.

Fig. 3. — Cornet inférieur. *Face interne.* — 1. Apophyse unguéale. — 2. Apophyse qui s'articule avec l'apophyse unciforme de l'ethmoïde. — 3. Face interne du cornet sur laquelle on remarque une crête antéro-postérieure. — 4. Bord inférieur. — 5. Extrémité antérieure. — 6. Bord supérieur s'articulant avec le palatin. — 7. Partie du bord supérieur s'articulant avec l'apophyse montante du maxillaire.

Fig. 4. — Cornet inférieur. *Face externe.* — 4. Apophyse unguéale. — 2. Apophyse s'articulant avec l'apophyse unciforme de l'ethmoïde. — 3. Bord supérieur. — 4. Dépression concourant à former le méat inférieur. — 5. Extrémité antérieure. — 6. Bord inférieur.

Fig. 5. — Vomer. — 1. Bord supérieur. — 2. Bord antérieur. — 3. Bord inférieur. — 4. Bord postérieur.

Fig. 6. — Os unguis. *Face interne.* — 1. Face interne de l'os unguis. — 2. Sillon qui s'étend sur la partie médiane de cette face et la divise en deux parties. — 3. Partie correspondant à la gouttière lacrymale. — 4-4. Bord antérieur. — 5-5. Bord postérieur.

Fig. 7. — Os unguis. *Face externe.* — 1. Face externe contribuant à former la paroi interne de l'orbite — 2. Gouttière contribuant à former la gouttière lacrymale. — 3. Gouttière contribuant à former le canal nasal.

Fig. 8. — Os hyoïde. *Face antérieure.* — 1. Grandes cornes. — 2. Extrémités donnant attache aux ligaments thyro-hyoïdiens latéraux. — 3. Extrémités antérieures des grandes cornes. — 4. Petites cornes. — 5. Corps de l'os.

Fig. 9. — Os hyoïde. *Face postérieure.* — 1. Grandes cornes. — 2. Son extrémité postérieure. — 3. Son extrémité antérieure. — 4. Petites cornes. — 5. Face postérieure du corps de l'os.

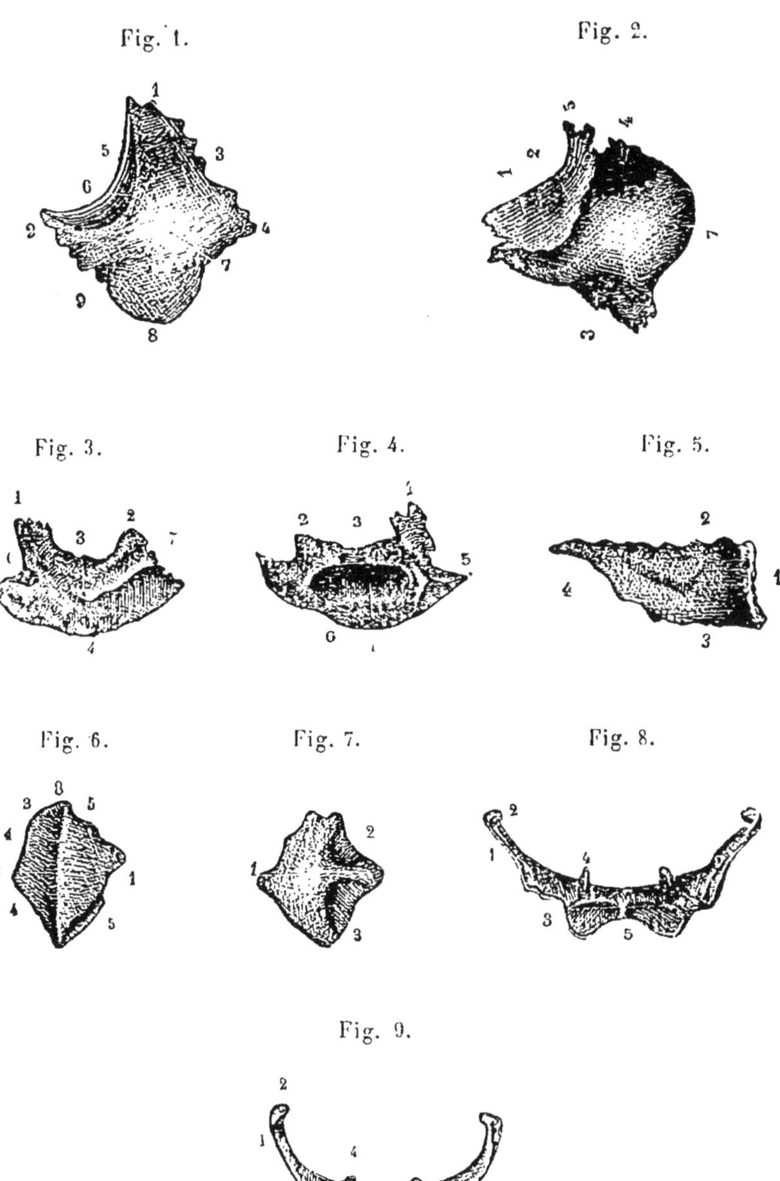

Os de la face.

J.-B. Baillière et fils.

PLANCHE XII

Première et deuxième vertèbres cervicales

Fig. 1. — ATLAS. *Face supérieure.* — 1. Tubercule de l'arc antérieur. — 2. Facette correspondant à l'apophyse odontoïde de l'axis. — 3. Arc postérieur et apophyse épineuse. — 4. Apophyse articulaire supérieure. — 5. Saillie à laquelle s'attache le ligament qui divise le trou rachidien en deux parties. — 6. Apophyse transverse. — 7. Trou livrant passage à l'artère vertébrale. — 8. Masses latérales. — 9. Trou rachidien.

Fig. 2. — ATLAS. *Face inférieure.* — 1. Arc antérieur et son tubercule. — 2. Face interne de l'arc antérieur. — 3. Apophyse épineuse. — 4. Apophyse articulaire inférieure. — 5. Masses latérales. — 6. Arc postérieur. — 7. Trou livrant passage à l'artère vertébrale. — 8. Apophyse transverse. — 9. Partie du trou rachidien occupé par l'apophyse odontoïde. — 10. Partie postérieure du même trou logeant la moelle épinière et ses enveloppes.

Fig. 3. — AXIS. *Face antérieure.* — 1. Sommet de l'apophyse odontoïde. — 2. Facette articulaire correspondant à celle de l'arc antérieur de l'atlas. — 3. Base de l'apophyse odontoïde. — 4. Apophyse transverse. — 5. Corps de l'axis, face antérieure. — 6. Apophyse articulaire inférieure. — 7. Apophyse articulaire supérieure.

Fig. 4. — AXIS. *Face latérale.* — 1. Apophyse odontoïde. — 2. Facette articulaire. — 3. Trou livrant passage à l'artère vertébrale. 4. — Lames de la vertèbre. — 5. Apophyse épineuse. — 6. Apophyse transverse. — 7. Apophyse articulaire inférieure. — 8. Apophyse articulaire supérieure. — 9. Corps de l'os.

Fig. 5. — AXIS. *Face inférieure.* — 1. Face postérieure du corps de l'os. — 2. Facette articulaire de l'apophyse odontoïde. — 3. Face inférieure du corps s'articulant avec la troisième vertèbre cervicale. — 4. Apophyse transverse. — 5. Trou de l'artère vertébrale. — 6. Apophyse articulaire inférieure. — 7. Apophyse épineuse.

Fig. 1.

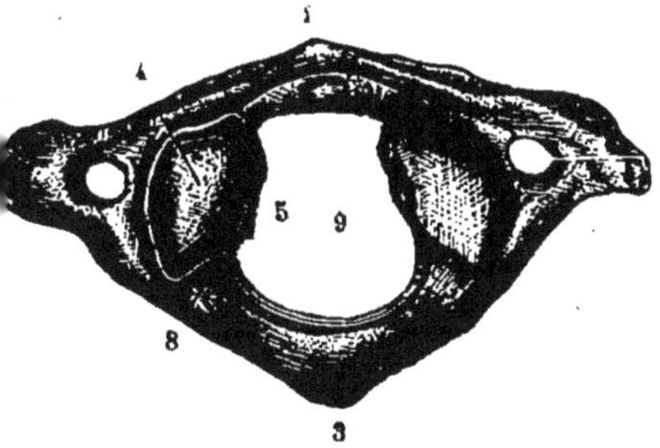

Fig. 2.

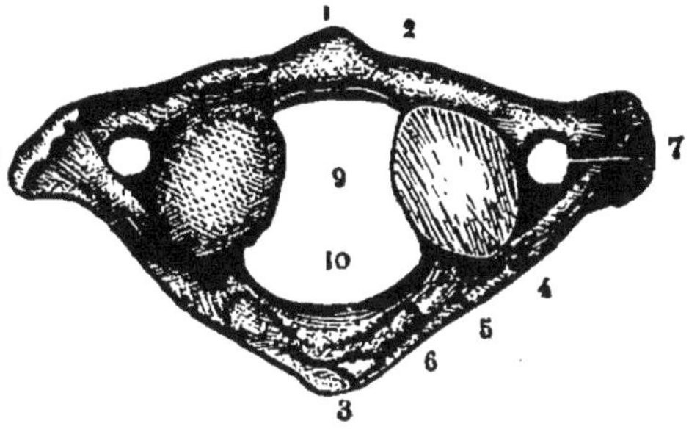

Fig. 3.

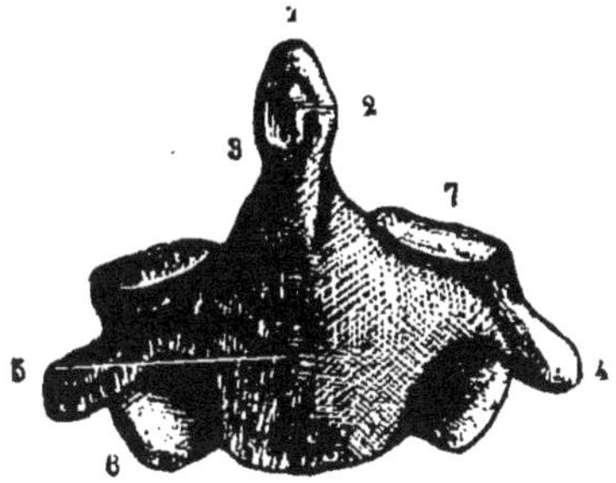

Fig. 4.

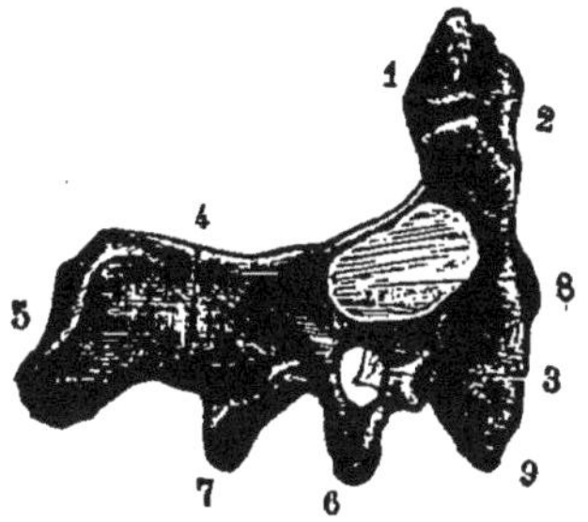

Fig. 5

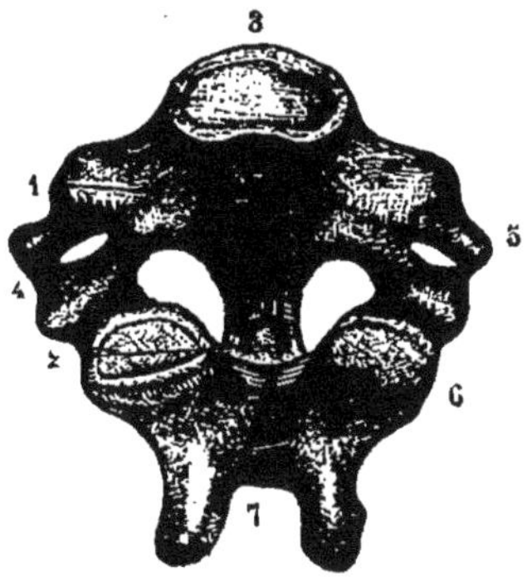

Première et deuxième vertèbres cervicales.

J.-B. Baillière et fils.

PLANCHE XIII

Vertèbres cervicales.

Fig. 1. — VERTÈBRE CERVICALE. *Vue par la partie supérieure.* — 1. Face supérieure du corps. — 2. Apophyse transverse. — Apophyse épineuse. — 4. Apophyse articulaire inférieure. — 5. Apophyse articulaire supérieure. — 6. Trou livrant passage à l'artère vertébrale. — 7. Lames vertébrales. — 8. Trou rachidien.

Fig. 2. — VERTÈBRE CERVICALE. *Vue par la partie inférieure.* — 1. Corps. — 2. Apophyses transverses. — 3. Trou situé à leur base. — 4. Apophyse articulaire inférieure. — 5. Lames. — 6. Apophyse épineuse. — 7. Gouttière qu'on remarque à sa face inférieure. — 8. Trou rachidien.

Fig. 3. — SEPTIÈME VERTÈBRE CERVICALE. — 1. Corps, face supérieure. — 2. Apophyse transverse. — 3. Apophyse articulaire inférieure. — 4. Apophyse articulaire supérieure. — 5. Apophyse épineuse. — 6. Trou de l'artère vertébrale. — 7. Lames. — 8. Partie costale de l'apophyse transverse.

Fig. 1.

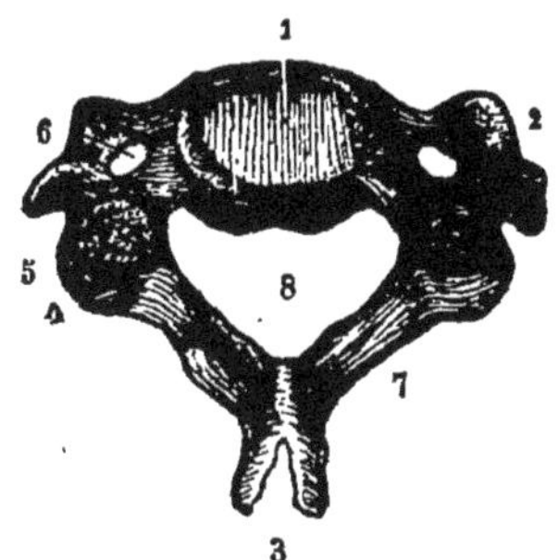

Fig. 2.

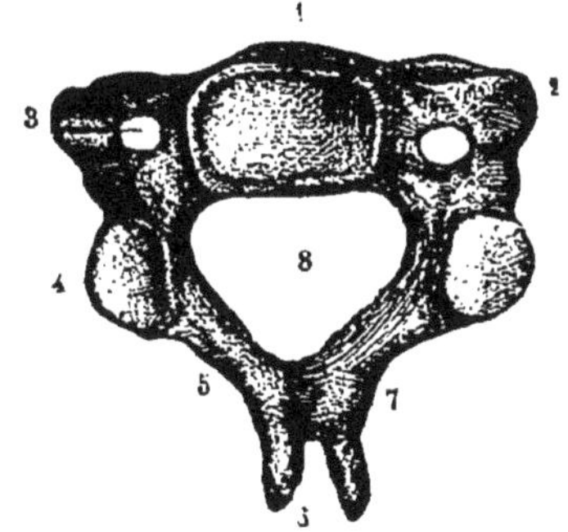

Fig. 3.

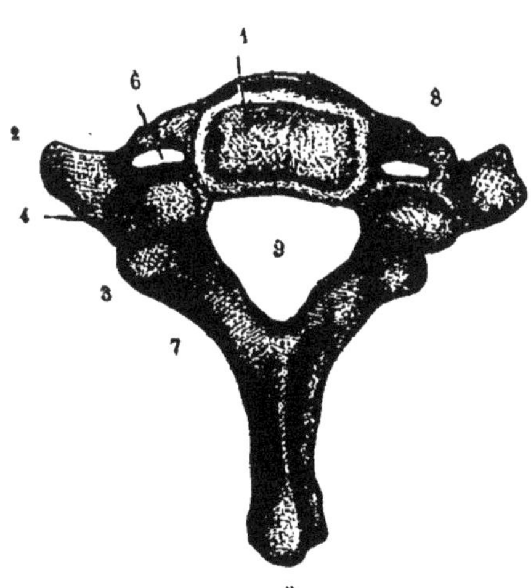

Vertèbres cervicales.

J.-B. Baillière et fils.

PLANCHE XIV

Vertèbre dorsale.

Fig. 1. — PREMIÈRE VERTÈBRE DORSALE. *Faces latérale et supérieure.* — 1. Corps. — 2. Facette articulaire supérieure destinée à recevoir la tête de la première côte. — 3. Apophyse articulaire supérieure. — 4. Facette articulaire de l'— 5-6. Apophyse transverse. — 7. Facette articulaire de l'apophyse articulaire supérieure. — 8. Apophyse articulaire inférieure. — 9. Apophyse épineuse. — 10. Lames vertébrales. — 11. Demi-facette articulaire inférieure destinée, de concert avec une demi-facette semblable sur la deuxième dorsale, à recevoir la tête de la seconde côte.

Fig. 2. — VERTÈBRE DORSALE. *Vue latérale.* — 1. Corps. — 2. Face inférieure du corps. — 3. Demi-facette inférieure destinée à recevoir la tête de la côte correspondante. — 4. Facette supérieure destinée à recevoir la tête de la côte correspondante. — 5. Echancrure inférieure du pédicule. — 6. Echancrure supérieure. — 7. Apophyse articulaire supérieure. — 8. Apophyse articulaire inférieure. — 9. Apophyse transverse. — 10. Facette par laquelle cette apophyse s'unit à la tubérosité de la côte. — 11. Apophyse épineuse.

Fig. 1.

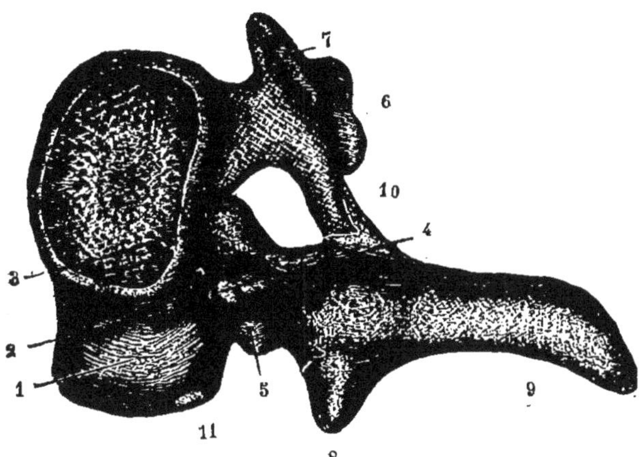

Fig. 2.

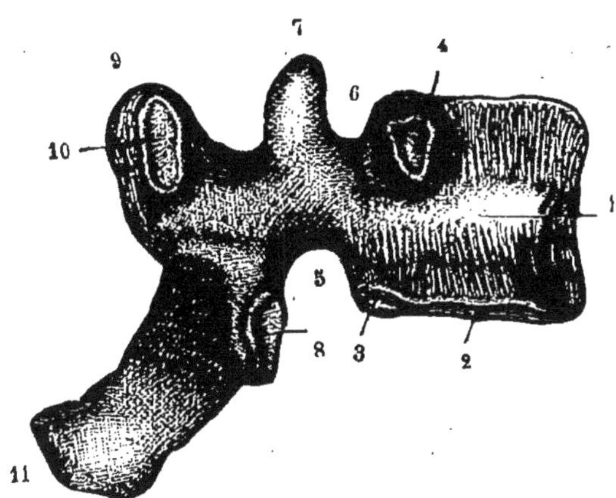

Vertèbre dorsale.

J.-B. Baillière et fils.

PLANCHE XV

Onzième et douzième vertèbres dorsales.

Fig. 1. — Onzième vertèbre dorsale. *Vue latérale.* — 1. Corps. — 2. Facette articulaire destinée à la tête de la première côte. — 3. Apophyse articulaire supérieure. — 4. Apophyse transverse. — 5. Son tubercule supérieur. — 6. Son tubercule postérieur et inférieur. — 7. Son tubercule antérieur et inférieur. — 8. Apophyse épineuse. — 9. Apophyse articulaire inférieure. — 10. Echancrure inférieure.

Fig. 2. — Douzième vertèbre dorsale. — 1. Corps. — 2. Facette articulaire latérale. — 3. Apophyse épineuse. — 4. Apophyse articulaire inférieure. — 5. Apophyse articulaire supérieure. — Apophyse transverse et son tubercule supérieur. — 7. Tubercule inférieur et postérieur. — 8. Tubercule inférieur et antérieur. — 9. Echancrure inférieure.

Fig. 1.

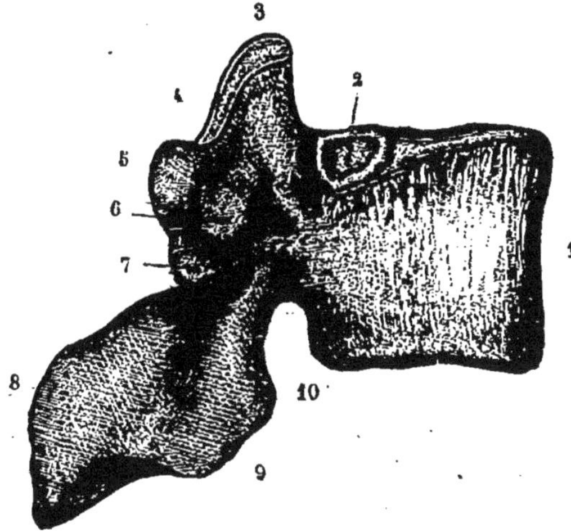

Fig. 2.

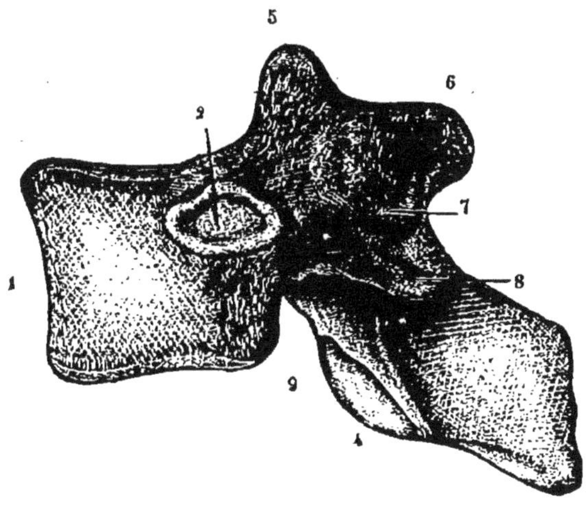

Vertèbres dorsales.

J.-B. Baillière et fils.

PLANCHE XVI

Vertèbres lombaires.

Fig. 1. — Vertèbre lombaire. *Face latérale.* — 1. Apophyse articulaire supérieure. — 2. Apophyse transverse. — 3. Apophyse articulaire inférieure.

Fig. 2. — Vertèbre lombaire. *Vue supérieure.* — 1. Corps — 2. Apophyse transverse. — 3. Apophyse articulaire supérieure. — 4. Apophyse articulaire inférieure. — 5. Apophyse épineuse. — 6. Lames vertébrales. — 7. Union du corps avec les masses latérales. — 8. Trou rachidien.

Fig. 1.

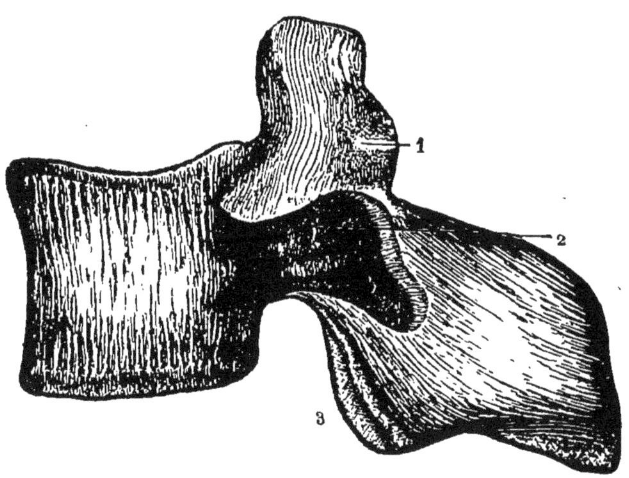

Fig. 2.

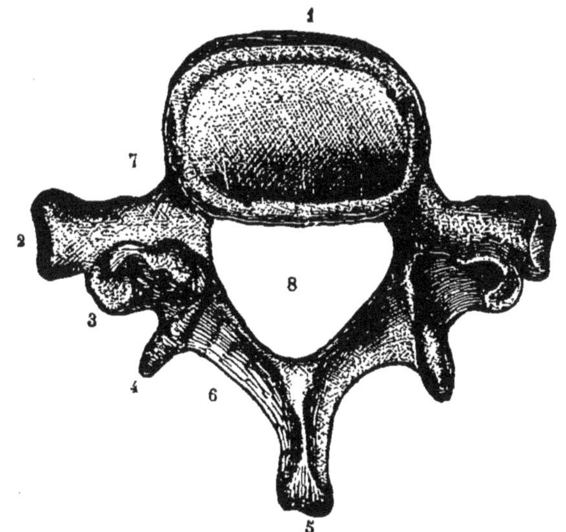

Vertèbres lombaires.

J.-B. Baillière et fils.

PLANCHE XVII

Sacrum et Bassin.

Fig. 1. — SACRUM. *Face postérieure.* — 1. Trou rachidien. — 2. Apophyse articulaire de la première vertèbre sacrée. — 3. Facette auriculaire. — 4. Apophyse épineuse des vertèbres sacrées. — 5. Apophyses articulaires. — 6. Apophyses transverses. — 7. Gouttières sacrées. — 8. Trous sacrés. — 9. Surfaces correspondant à la jonction des vertèbres sacrées. — 10. Gouttières terminant le canal sacré. — 11. Cornes du sacrum. — 12. Son sommet.

Fig. 2. — SACRUM. *Face antérieure.* — 1. Facette articulaire. — 2. Facette auriculaire. — 3-3. Corps des vertèbres sacrées, face antérieure. — 4. Lignes transversales correspondant à la soudure de ces corps. — 5. Trous sacrés antérieurs. — 6. Faces latérales de : — 7. La base du sacrum. — 8. Echancrure concourant à former le trou de conjugaison. — 9. Apophyses articulaires. — 10. Cornes du sacrum. — 11. Son sommet.

Fig. 3. — BASSIN. *Homme.* — 1. Facette articulaire du sacrum. — 2. Apophyses articulaires. — 3. Epine iliaque antérieure et supérieure. — 4. Fosses iliaques internes. — 5. Crête iliaque. — 6. Echancrure séparant l'épine iliaque antérieure et supérieure de : — 7. L'épine iliaque antérieure et inférieure. — 8. Branche horizontale du pubis. — 9. Trou sous-pubien. — 10. Détroit supérieur. — 11. Cavité cotyloïde. — 12. Tubérosité de l'ischion. — 13. Corps de l'ischion. — 14. Symphyse pubienne. — 15. Branche ischio-pubienne.

Fig. 1.

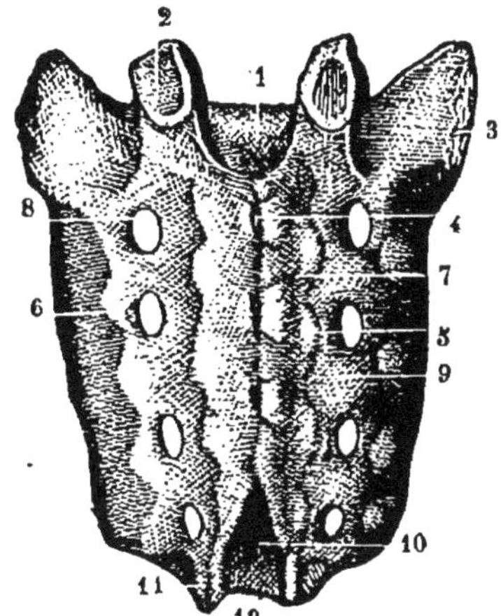

Fig. 2.

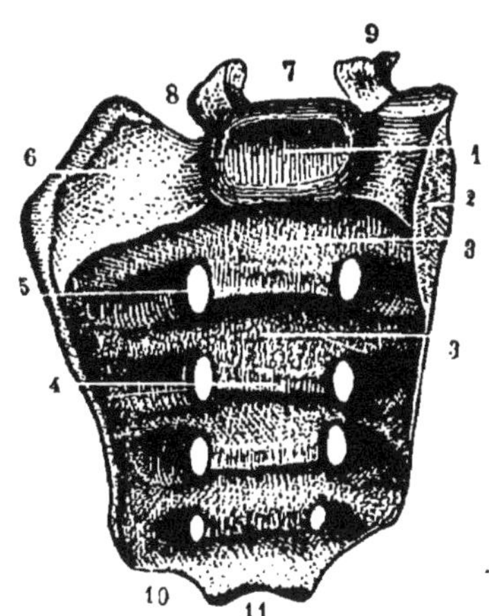

Fig. 3.

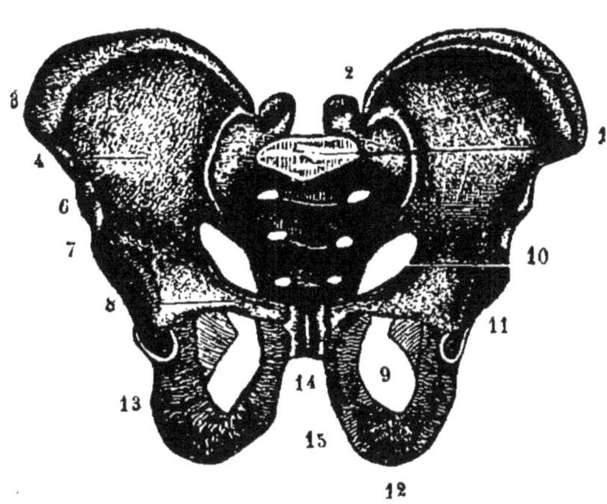

Sacrum et bassin.

J.-B. Baillière et fils.

PLANCHE XVIII

Bassin de la femme.

Fig. 1. — 1. Fosse illiaque interne. — 2. Echancrure qu'on remarque entre les deux épines iliaques supérieure et inférieure. — 3. Union du sacrum avec l'os iliaque. — 4. Base du sacrum. — 5. Cavité cotyloïde. — 6. Symphyse pubienne. — 7. Trous sacrés antérieurs. — 8. Détroit supérieur. — 9. Trou sous-pubien.

Fig. 2. — Détroit supérieur et ses diamètres. — 1. Fosse iliaque interne. — 2. Suture du sacrum et de l'os iliaque. — 3. Base du sacrum. — 4. Epine iliaque antérieure et inférieure. — 5. Cavité cotyloïde. — 6. Branche transversale du pubis. — 7. Crête iliaque. — 8. Epine iliaque antérieure et supérieure. — *a*. Diamètre transversal. — *e*. Diamètre sacro-cotyloïdien. — *i*. Diamètre oblique. — *o*. Diamètre sacro-pubien.

Fig. 1.

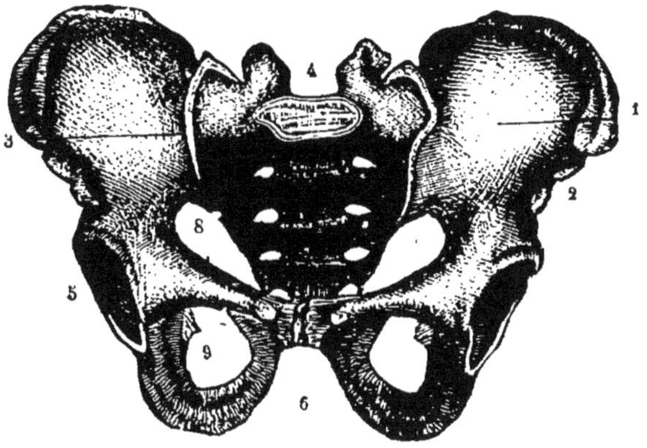

Fig. 2.

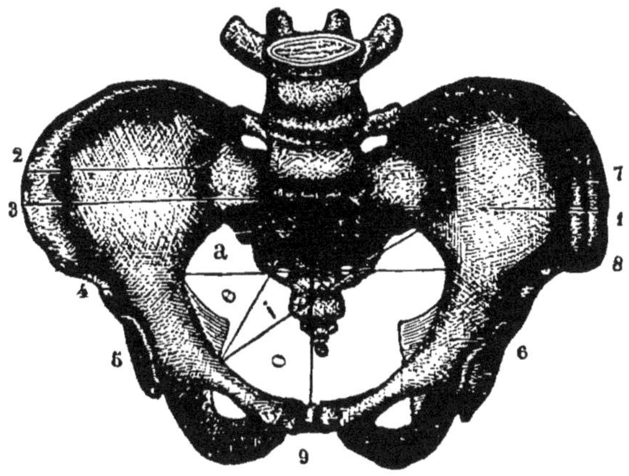

Bassin de la femme.

J.-B. Baillière et fils.

PLANCHE XIX

Colonne vertébrale et Thorax.

Fig. 1. — COLONNE VERTÉBRALE. — 1. Atlas. — 2. Son apophyse articulaire supérieure. — 3. Axis. — 4. Troisième vertèbre cervicale. — 5. Septième vertèbre cervicale. — 6. Première dorsale. — 7-8-9. Dixième, onzième et douzième dorsales. — 10. Première lombaire. — 11. Deuxième lombaire. — 12. Sacrum. — 13. Coccyx.

Fig. 2. — THORAX. — 1. Première vertèbre dorsale. — 2. Première côte. — 3. Deuxième côte. — 4. Côtes moyennes. — 5. Sternum. — 6. Appendice xyphoïde. — 7-8. Onzième et douzièmes côtes ou côtes flottantes. — 9. Cartilage costaux. — 10. Première vertèbre lombaire.

Fig. 3. — STERNUM. *Face antérieure.* — 1. Partie supérieure ou poignée du sternum. — 2. Facette articulaire correspondant à celle de la clavicule. — 3. Union de la poignée du sternum avec le corps de cet os. — 4. Corps du sternum. — 5-5. Surface articulaire destinée aux côtes. — 6. Appendice xiphoïde.

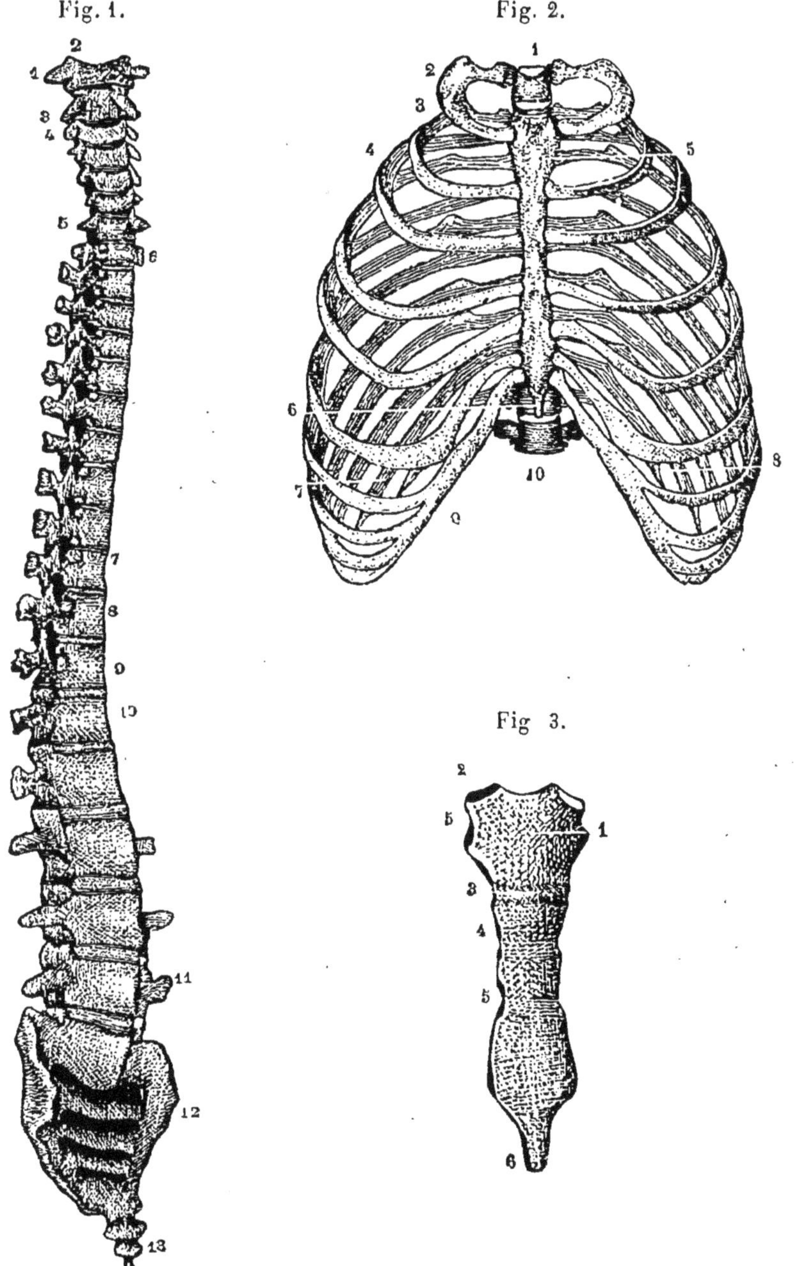

Colonne vertébrale et thorax.

J.-B. Baillière et fils.

PLANCHE XX

Côtes.

Fig. 1. — Première côte. — 1. Tête de la côte présentant une seule facette articulaire. — 2. Col. — 3. Tubercule. — 4. Face supérieure. — 5. Tubercule situé sur cette face et séparant deux dépressions destinées, l'une à la veine sous-clavière, dépression située au côté interne du tubercule, l'autre à l'artère. — 8. Extrémité antérieure.

Fig. 2. — Deuxième côte. — 1-2. Tête présentant une double facette articulaire. — 3. Col. — 4. Tubérosités. — 5. Gouttière. — 6. Face interne. — 7. Extrémité antérieure.

Fig. 3. — Côte moyenne. — 1. Tête. — 2. Facette articulaire. — 3. Col. — 4. Tubérosité et sa facette articulaire. — 5. Gouttière. — 6. Bord donnant attache aux muscles intercostaux externes. — 7. Face interne. — 8. Extrémité antérieure.

Fig. 4. — Côte flottante. — 1. Facette articulaire de la tête. — 2. Tubérosité. — 3. Gouttière. — 4. Face interne.

Fig. 1.

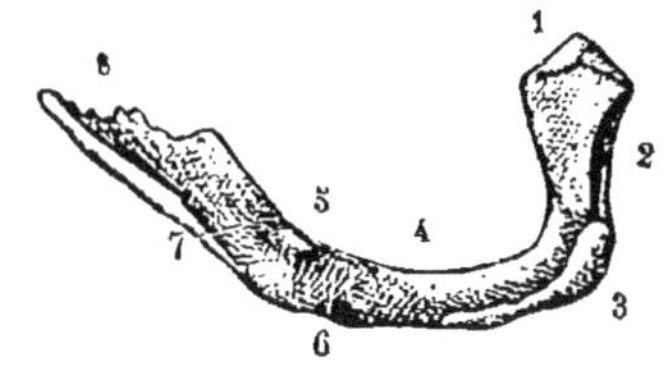

Fig. 2.

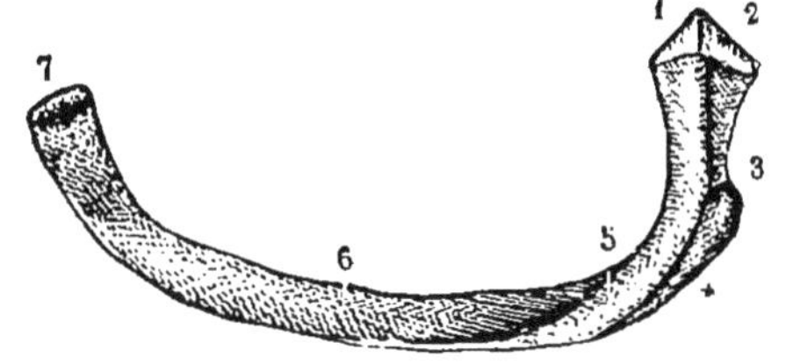

Fig. 3.

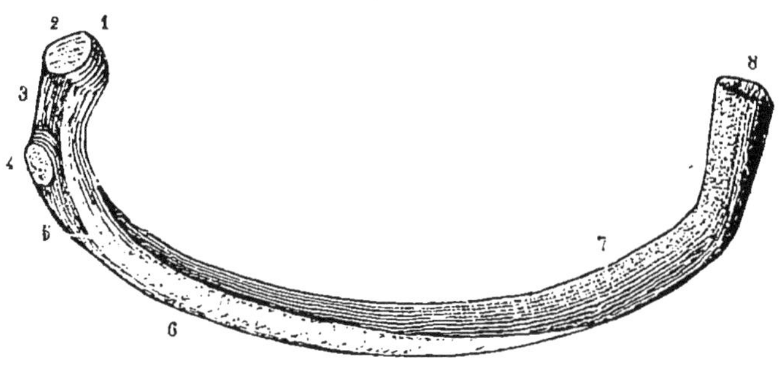

Fig. 4.

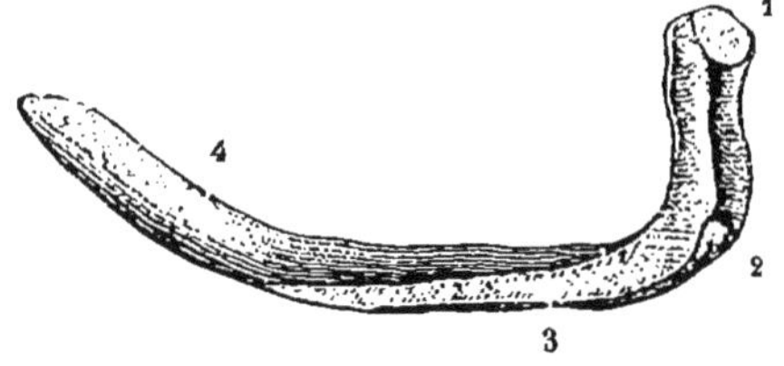

Côtes.

J.-B. Baillière et fils.

PLANCHE XXI

Côtes. — Omoplate. — Clavicule.

Fig. 1. — DOUZIÈME CÔTE.

Fig. 2. — OMOPLATE. *Bord axillaire.* — 1. Cavité glénoïde. — 2. Empreinte qui donne insertion à la longue portion du triceps brachial. — 3. Bord axillaire. — 4. Apophyse coracoïde. — 5. Face antérieure de l'acromion. — 6. Sa facette articulaire.

Fig. 3. — OMOPLATE. *Face dorsale.* — 1. Acromion. — 2. Épine de l'omoplate. — 3. Surface triangulaire recouverte par l'aponévrose d'insertion du muscle trapèze. — 4. Base de l'épine de l'omoplate. — 5. Fosse sus-épineuse. — 6. Fosse sous-épineuse. — 7. Apophyse coracoïde. — 8. Échancrure coracoïdienne. — 9. Bord spinal. — 10. Bord axillaire. — 11. Empreinte d'insertion de la longue portion du triceps. — 12. Cavité glénoïde. — 13. Angle inférieur.

Fig. 4. — OMOPLATE. *Face costale.* — 1. Portion supérieure de la face costale. — 2. Dépression angulaire qui sépare la portion précédente de : — 3. La portion inférieure. — 4-4. Crêtes donnant attache aux aponévroses du sous-scapulaire. — 5. Bord supérieur. — 6. Bord spinal. — 7. Angle inférieur. — 8. Bord axillaire. — 9. Cavité glénoïde. — 10-11. Apophyse coracoïde. — 12. Acromion. — 13. Échancrure coradoïdienne.

Fig. 5. — CLAVICULE. *Face supérieure.* — 1. Facette acromiale de la clavicule. — 2. Facette sternale. — 3. Extrémité externe. — 4. Corps de l'os. — 5. Extrémité interne.

Fig. 6. — CLAVICULE. — *Face inférieure.* — 1. Facette acromiale. — 2. Facette sternale. — 3. Gouttière longitudinale. — 4. Empreinte où prennent insertion les ligaments coracoïdiens. — 5. Bord antérieur. — 6. Empreinte à laquelle s'insère le ligament costo-claviculaire.

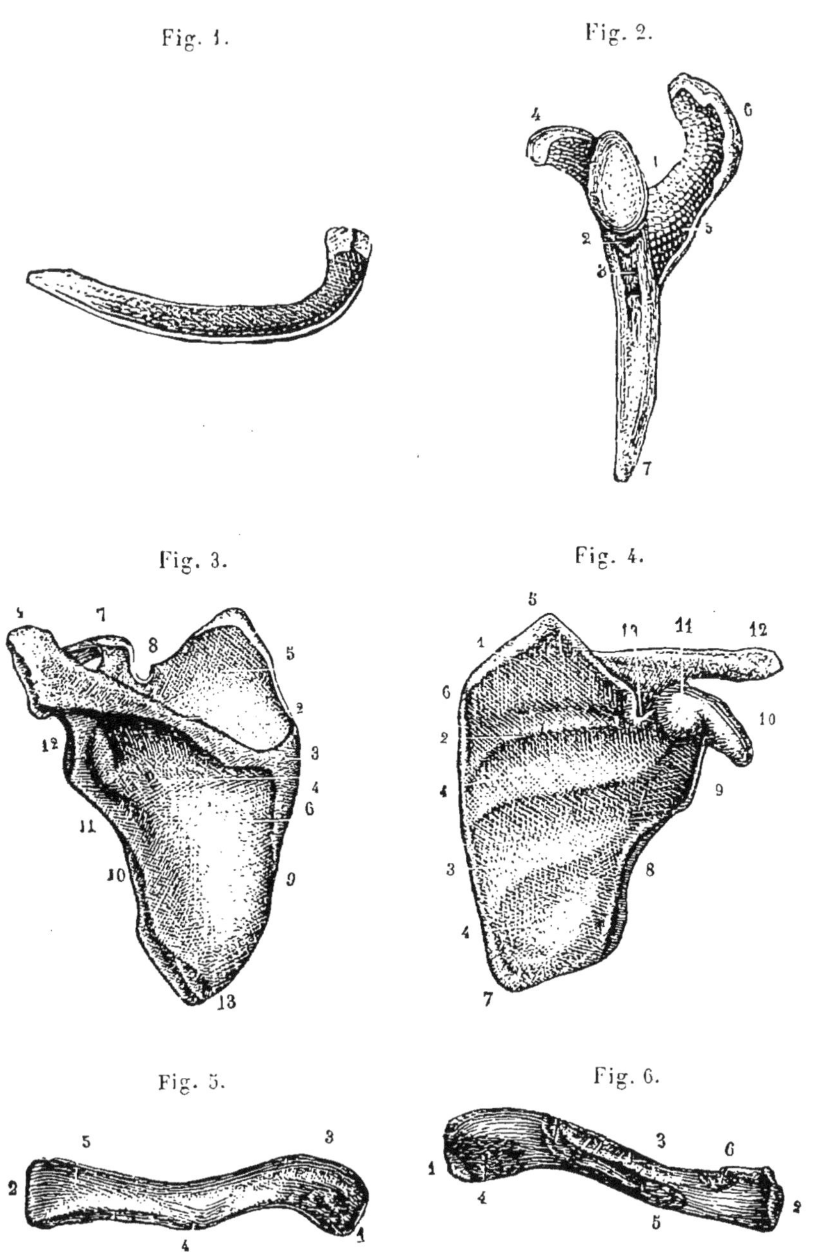

Côte. — Omoplate. — Clavicule.

J.-B. Baillière et fils.

PLANCHE XXII

Membre supérieur.

Fig. 1. — Humérus. *Face antérieure.* — 1. Tête de l'humérus. — 2. Col anatomique. — 3. Tubérosité antérieure. — 4. Tubérosité externe. — 5. Gouttière bicipitale. — 6. Facette moyenne de la tubérosité externe. — 7. Col chirurgical. — 8. Empreinte à laquelle s'attache le muscle coraco-huméral. — 9. Bord antérieur de la gouttière bicipitale. — 10. Partie inférieure de son bord postérieur. — 11. Corps de l'humérus. — 12. Extrémité inférieure du corps. — 13. Cavité coronoïdienne. — 14. Épicondyle. — 15. Condyle. — 16. Épitrochlée. — 17. Trochlée.

Fig. 2. — Humérus. *Face postérieure.* — 1. Tête de l'humérus. — 2. Corps ou diaphyse, face interne. — 3-4. Col chirurgical. — 5. Col anatomique. — 6. Face externe. — 7. Extrémité inférieure de la diaphyse. — 8. Cavité olécrânienne. — 9. Épitrochlée. — 10. Épicondyle. — 11. Trochlée.

Fig. 3. — Radius. *Face postérieure.* — 1. Corps de l'os. — 2. Tête. — 3. Col. — 4. Extrémité inférieure. — 5. Apophyse styloïde. — 6. Extrémité inférieure de la diaphyse. — 7. Tubérosité bicipitale.

Fig. 4. — Radius. *Face antérieure.* — 1. Cavité articulaire ou cupule de la tête du radius. — 2. Cavité articulaire latérale. — 3. Corps du radius. — 4. Tubérosité bicipitale. — 5. Tête du radius. 6. Extrémité supérieure du. — 7. Corps du radius. — 8. Surface articulaire latérale et inférieure. — 9. Extrémité inférieure du corps. — 10. Surface articulaire inférieure. — 11. Apophyse styloïde.

Fig. 5. — Cubitus. *Face antérieure.* — 1. Grande cavité sigmoïde. — 2. Crête verticale qui divise cette cavité en deux parties. — 3. Olécrâne. — 4. Petite cavité sigmoïde. — 5. Apophyse coronoïde. — 6. Empreinte donnant attache au tendon du brachial antérieur. — 7. Corps de l'os. — 8. Trou nourricier de l'os. — 9. Extrémité inférieure du corps de l'os. — 10. Tête du cubitus. — 11. Apophyse styloïde.

Fig. 6. — Cubitus. *Face postérieure.* — 1. Corps de l'os. — 2. Extrémité inférieure du corps. — 3. Olécrâne. — 4. Apophyse coronoïde. — 5. Saillie donnant attache au tendon du triceps brachial. — 6. Extrémité inférieure du cubitus. — 7. Apophyse styloïde.

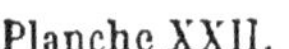

Fig. 1.

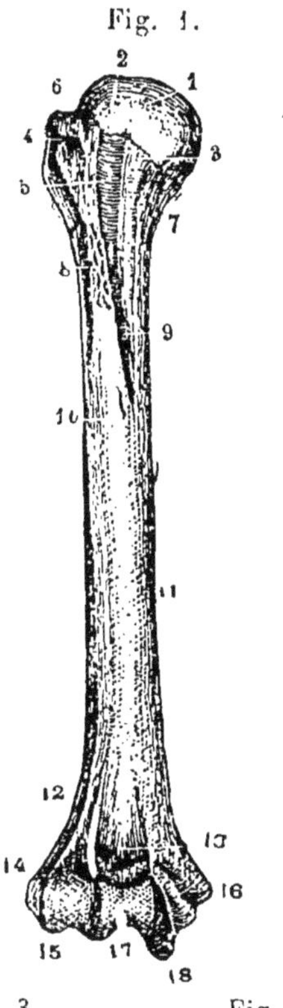

Fig. 2.

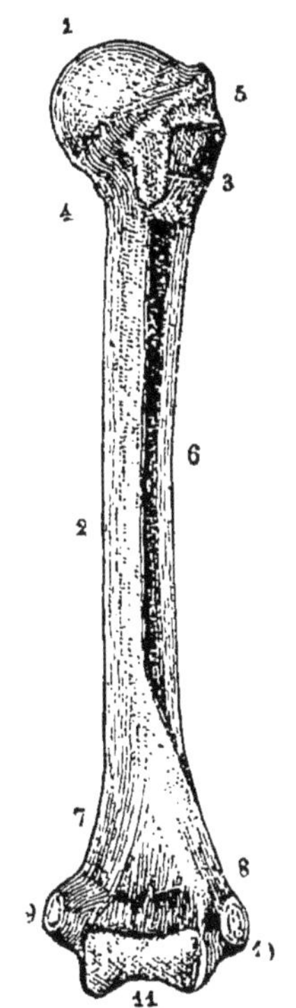

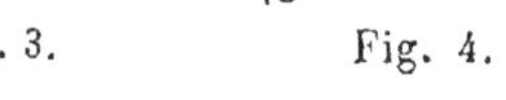

Fig. 3.

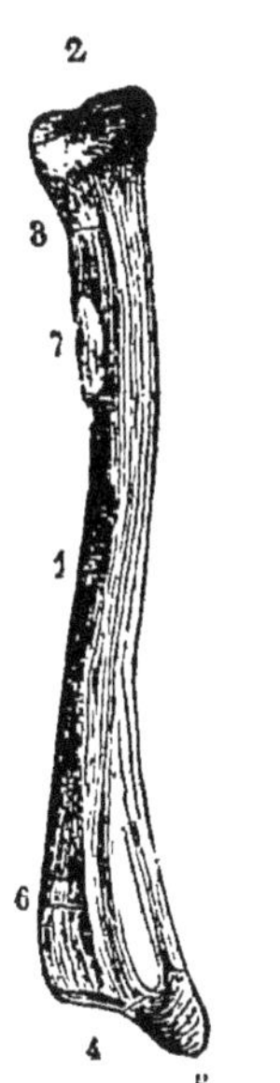

Fig. 4.

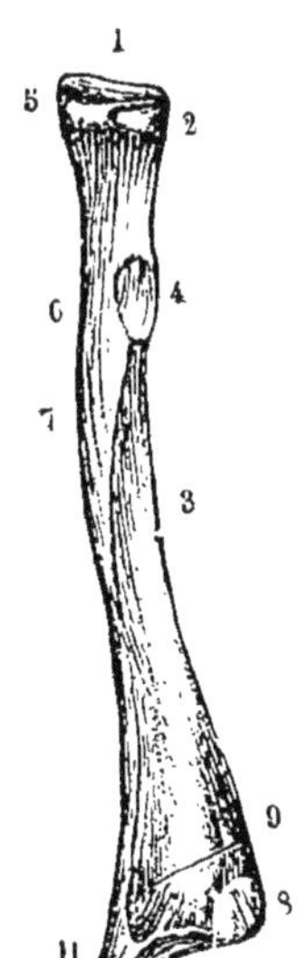

Fig. 5.

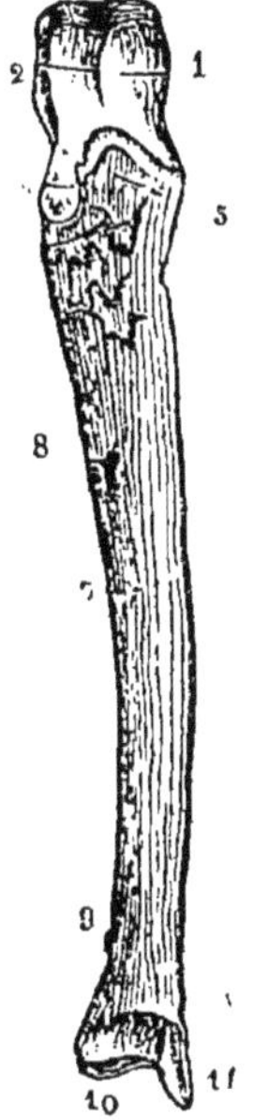

Fig. 6.

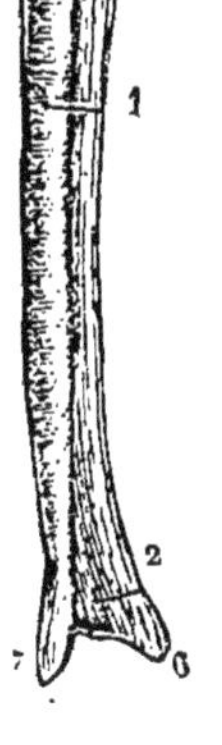

Membre supérieur.

J.-B. Baillière et fils.

PLANCHE XXIII

Main.

Fig. 1. — MAIN. *Face palmaire.* — 1. Semi-lunaire. — 2. Trapèze. — 3. Pyramidal. — 4. Os crochu. — 5. Pisiforme. — 6. Scaphoïde. — 7. Sa facette radiale. — 8. Grand os. — 9. Métacarpien. — 10. Phalange. — 11. Phalangine. — 12. Phalangette.

Fig. 2. — MAIN. *Face dorsale.* — 1. Semi-lunaire. — 2. Scaphoïde. — 3. Pisiforme. — 4. Grand os. — 5. Trapèze. — 6. Trapézoïde. — 7. Métacarpien. — 8. Phalange. — 9. Phalangine. — 10. Phalangette.

Fig. 3. — SCAPHOÏDE. — 1. Sa face dorsale. — 2. Sa facette radiale.

Fig. 4. — SEMI-LUNAIRE. — 1. Sa facette scaphoïdienne. — 2. Facette par laquelle il s'unit au pyramidal. — 3. Facette par laquelle il s'unit au grand os.

Fig. 5. — PYRAMIDAL. — 1. Sa facette articulaire supérieure.

Fig. 6. — PISIFORME.

Fig. 7. — TRAPÈZE.

Fig. 8. — TRAPÉZOÏDE.

Fig. 9. — GRAND OS. — 1. Sa tête. — 2. Son apophyse pyramidale.

Fig. 10. — OS CROCHU.

Fig. 11. — OS SÉSAMOÏDES.

Fig. 1.

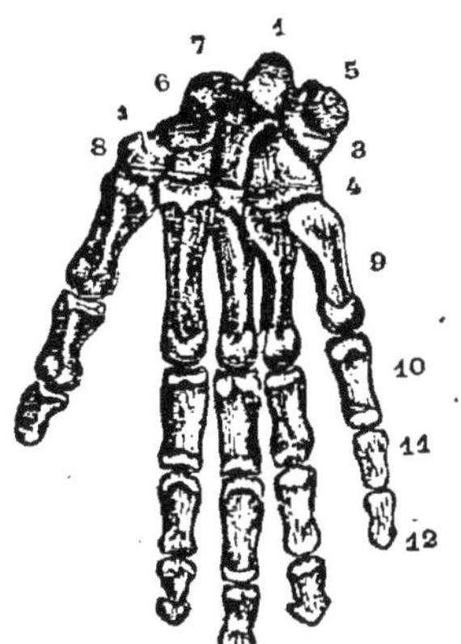

Fig. 2.

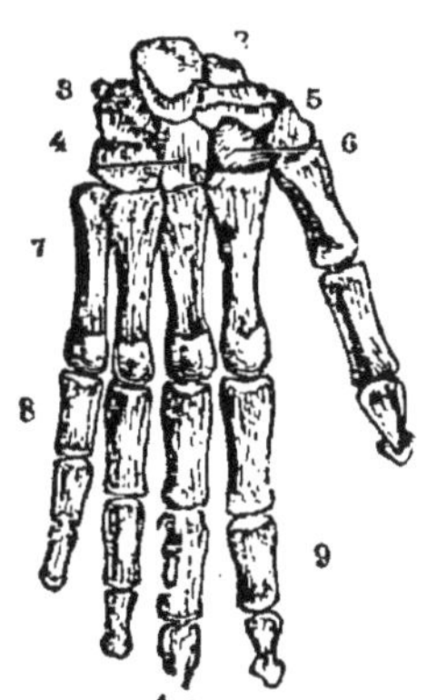

Fig. 3.

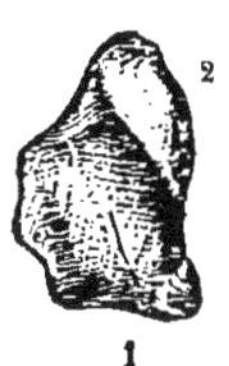

Fig. 4.

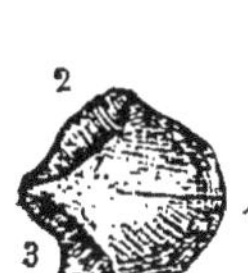

Fig. 5.

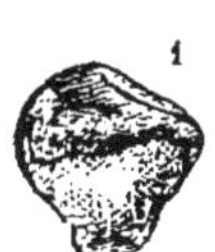

Fig. 6.

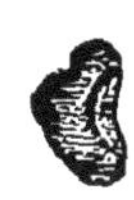

Fig. 7.

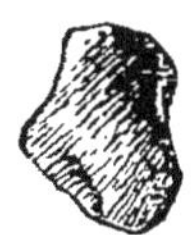

Fig. 8.

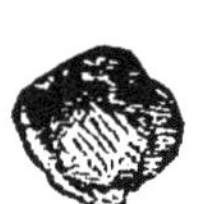

Fig. 9.

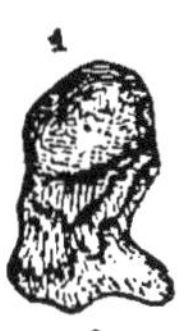

Fig. 10.

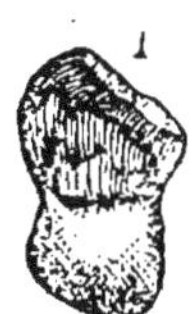

Fig. 11.

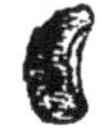

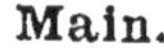

Main.

J.-B. Baillière et fils.

PLANCHE XXIV

Os iliaque.

Fig. 1. — Os iliaque. *Face interne.* — 1. Fosse iliaque interne. — 2. Crête iliaque. — 3. Épine iliaque postérieure et supérieure. — 4. Épine iliaque antérieure et supérieure. — 5. Épine iliaque antérieure et inférieure. — 6. Épine iliaque postérieure et inférieure. — 7. Facette auriculaire. — 8. Échancrure comprise entre les deux épines iliaques antérieures supérieure et inférieure. — 9. Ligne ilio-pectinée. — 10. Eminence ilio-pectinée. — 11. Facette par laquelle s'effectue la symphyse pubienne. — 12. Grande échancrure sciatique. — 13. Épine ischiatique. — 14. Petite échancrure sciatique. — 15. Tubérosité de l'ischion. — 16. Pubis. — 17. Trou sous-pubien.

Fig. 2. — Os iliaque. *Face externe.* — 1. Surface située au-dessous de la ligne courbe inférieure sur laquelle s'insère le muscle petit fessier. — 2. Surface donnant attache au muscle moyen fessier. — 3. Ligne courbe inférieure. — 4. Ligne courbe supérieure. — 5. Épine iliaque antérieure et supérieure. — 6. Épine iliaque antérieure et inférieure. — 7. Épine iliaque postérieure et supérieure. — 8. Épine iliaque postérieure et inférieure. — 9. Épine ischiatique. — 10. Éminence ilio-pectinée. — 11. Cavité cotyloïde. — 12. Arrière-fond de cette cavité. — 13. Bourrelet cotyloïdien. — 14. Branche horizontale du pubis. — 15. Épine du pubis. — 16. Corps du pubis. — 17. Branche ischio-pubienne. — 18. Tubérosité de l'ischion. — 19. Trou sous-pubien.

Fig. 1.

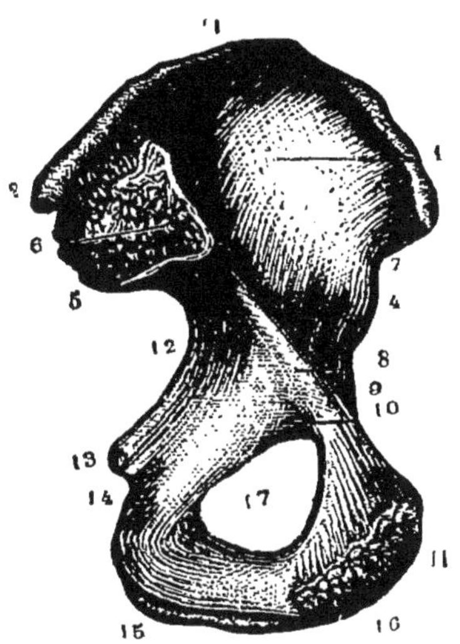

Fig. 2.

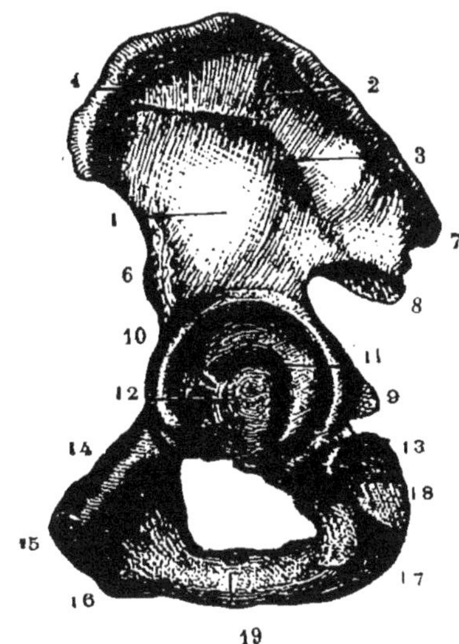

Os iliaque.

J.-B. Baillière et fils.

PLANCHE XXV

Fémur. — Rotule. — Tibia.

Fig. 1. — Fémur. *Face postérieure.* — 1. Tête. — 2. Col. — 3. Branche de bifurcation de la ligne âpre se rendant au grand trochanter. — 4. Petit trochanter. — 5. Grand trochanter. — 5'. Cavité digitale. — 6. Corps de l'os. — 7. Ligne âpre se bifurquant à ses deux extrémités. — 8-9. Lignes de bifurcation inférieures se rendant à chacun des condyles. — 10. Tubérosité du condyle interne. — 11. Condyle interne. — 12. Condyle externe. — 13. Échancrure intercondylienne.

Fig. 2. — Fémur. *Face antérieure.* — 1. Corps de l'os. — 2. Tête. — 3. Col. — 4. Extrémité supérieure du corps de l'os. — 5. Grand trochanter. — 6. Poulie fémorale. — 7. Tubérosité du condyle interne. — 8. Tubérosité du condyle externe. — 9. Petit trochanter.

Fig. 3. — Tête et col du fémur. *Vue supérieure.* — 1. Dépression à laquelle s'attache le ligament rond. — 2. Grand trochanter. — 3. Ligne où se termine la surface articulaire de la tête du fémur. — 4. Col. — 5. Cavité digitale.

Fig. 4. — Rotule. *Face postérieure.* — 1. Facette répondant au condyle externe du fémur. — 2. Facette répondant au condyle interne. — 3. Sommet de la rotule. — 4. Crête mousse qui sépare les deux facettes de la rotule.

Fig. 5. — Rotule. *Face antérieure.*

Fig. 6. — Extrémité supérieure du tibia. — Cavité glénoïde interne. — Cavité glénoïde externe. — 3. Epine du tibia.

Fig. 1.

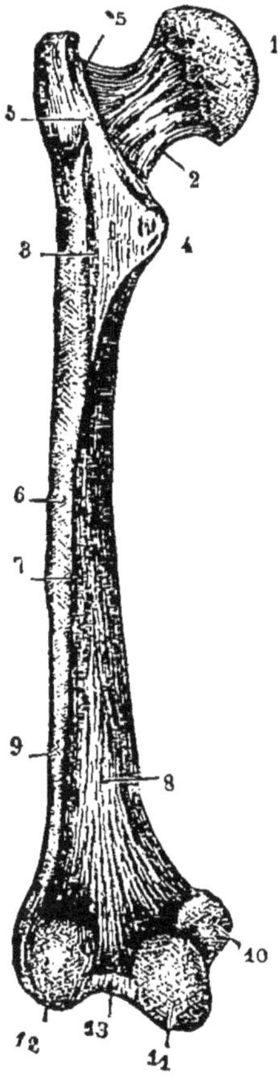

Fig. 2.

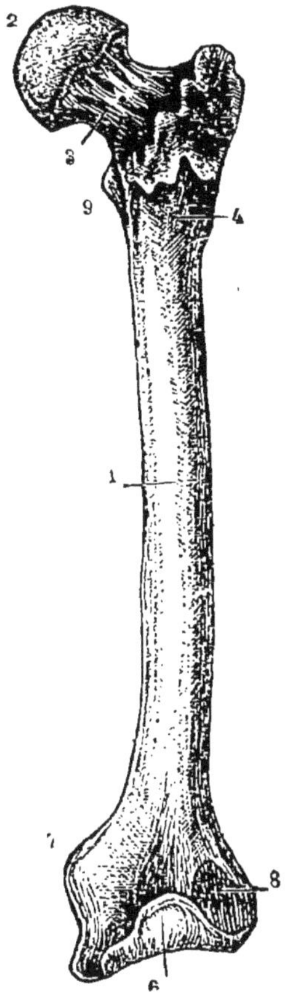

Fig. 3.

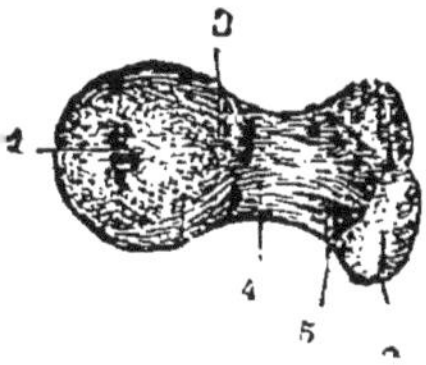

Fig. 4.

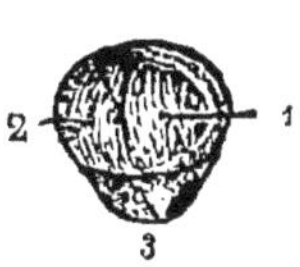

Fig. 5.

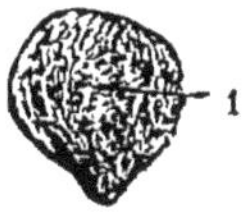

Fig. 6.

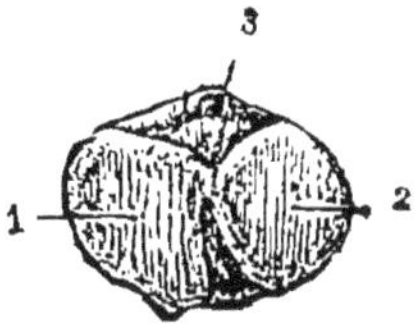

Fémur. — Rotule. — Tibia.

J.-B. Baillière et fils.

PLANCHE XXVI

Tibia. — Péroné. — Os du tarse.

Fig. 1. — *a.* Tibia. *Vue postérieure.* — 1. Cavité glénoïde externe. — 2. Facette par laquelle le tibia et le péroné s'unissent à leurs extrémités supérieures. — 3. Cavité glénoïde interne. — 4. Surface recouverte par le muscle poplité. — 5. Ligne oblique du tibia. — 6. Corps de l'os. — 7. Trou nourricier. — 8. Extrémité inférieure du corps. — 9. Extrémité inférieure du tibia. — 10. Surface par laquelle elle s'unit au péroné. — 11. Malléole interne.

b. Péroné. *Vue postérieure.* — 1. Facette par laquelle le péroné s'unit en haut au tibia. — 2. Tête du péroné. — 3. Corps. — 4. Ligne oblique résultant de la torsion de l'os. — 5. Surface par laquelle le péroné s'unit au tibia inférieurement. — 6. Malléole externe.

Fig. 2. — *a.* Péroné. *Face antérieure.* — 1. Extrémité supérieure. — 2. Facette par laquelle elle s'articule avec le tibia. — 3. Extrémité supérieure du corps de l'os. — 4. Corps de l'os. — 5. Extrémité inférieure de ce corps. — 6. Face externe devenue interne inférieurement par suite de la torsion de l'os. — 7. Malléole externe. — 8. Facette par laquelle le péroné s'unit inférieurement au tibia.

b. Tibia. *Face antérieure.* — 1. Corps. — 2. Face externe. — 3. Face externe. — 4. Epine. — 5. Cavité glénoïde interne. — 6. Cavité glénoïde interne. — 7. Tubérosité antérieure du tibia. — 8. Extrémité inférieure du corps. — 9. Malléole interne. — 10. Facette par laquelle le tibia s'articule avec l'astragale. — 11. Facette par laquelle il s'unit au péroné.

Fig. 3. — Extrémité inférieure du tibia. — 1-2. Facette articulaire inférieure du tibia divisée en deux parties par — 3. Une crête mousse antéro-postérieure. — 4. Malléole interne.

Fig. 4. — Deuxième cunéiforme. — 1. Facette par laquelle il s'unit au troisième cunéiforme. — 2. Facette par laquelle il s'unit au scaphoïde.

Fig. 5. — Premier cunéiforme. — 1. Facette par laquelle il s'unit au scaphoïde. — 2. Facette par laquelle il s'unit au premier métatarsien.

Fig. 6. — Cuboïde. — 1. Surface par laquelle il s'unit au calcanéum. — 2. Surface par laquelle il s'unit au troisième cunéiforme.

Fig. 1.

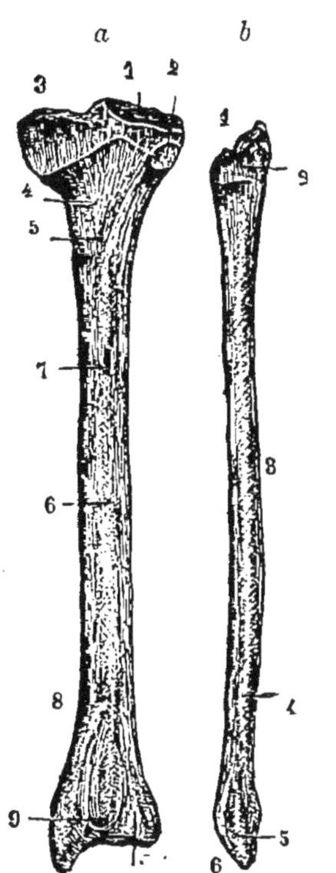

Fig. 2.

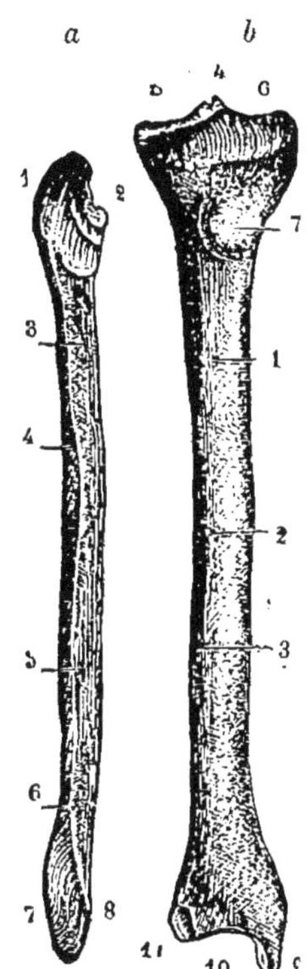

Fig. 3.

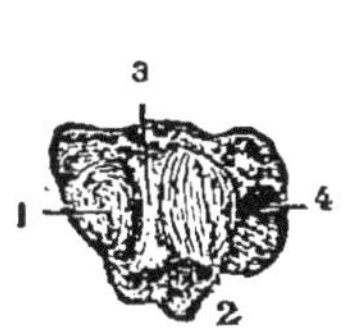

Fig. 4.

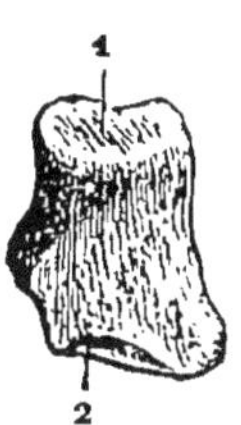

Fig. 5.

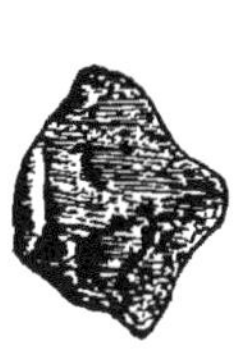

Fig. 6.

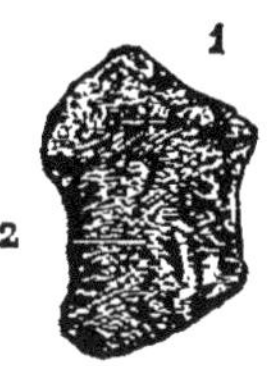

Tibia. — Péroné. — Os du tarse.

PLANCHE XXVII

Calcanéum. — Astragale.

Fig. 1. — Calcanéum. *Face externe.* — 1. Face externe. — 2. Face postérieure ou épiphyse. — 3. Lame cartilagineuse qui l'unit au corps de l'os. — 4. Face inférieure de l'épiphyse. Elle est saillante et forme la tubérosité externe de la face inférieure. — 5. Facette convexe de la face supérieure. — 6. Dépression qui sépare cette facette de — 7. La facette concave. — 8. Tubercule situé entre — 9. La gouttière du long péronier latéral et — 10. La gouttière du court péronier latéral. — 11. Tubérosité antérieure de la face inférieure.

Fig. 2. — Calcanéum. *Face inférieure.* — 1. Tubérosité interne. — 2. Tubérosité externe. — 3. Face inférieure. — 4. Petite apophyse. — 5. Tubercule de la face externe. — 6. Tubérosité antérieure. — 7. Facette cuboïdienne.

Fig. 3. — Calcanéum. *Face supérieure.* — 1. Face postérieure. — 2. Face interne. — 3. Facette convexe de la face supérieure. — 4. Gouttière qui la sépare de — 5. La facette convexe. — 6. Tubérosité de la face externe. — 7. Dépression contribuant à former l'excavation calcanéo-astragalienne.

Fig. 4. — Astragale. *Face interne.* — 1. Tête. — 2. Col. — 3. Facette articulaire supérieure. — 4. Facette articulaire interne. — 5. Surface donnant attache au ligament latéral interne.

Fig. 5. — Astragale. *Face externe.* — 1. Tête. — 2. Col. — 3. Facette par laquelle l'astragale s'unit à la malléole interne. — 4. Facette articulaire supérieure.

Fig. 1.

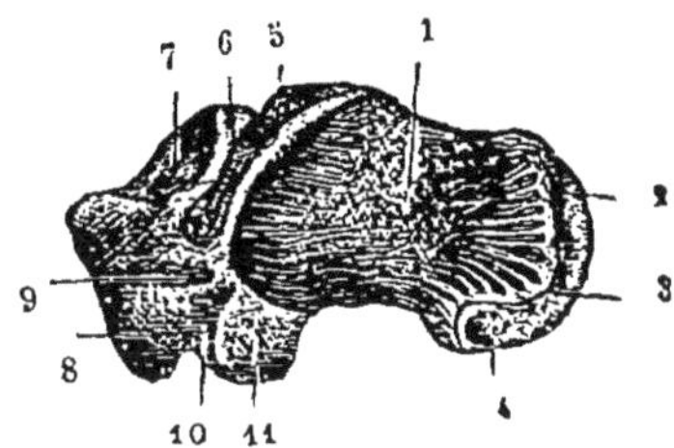

Fig. 2.

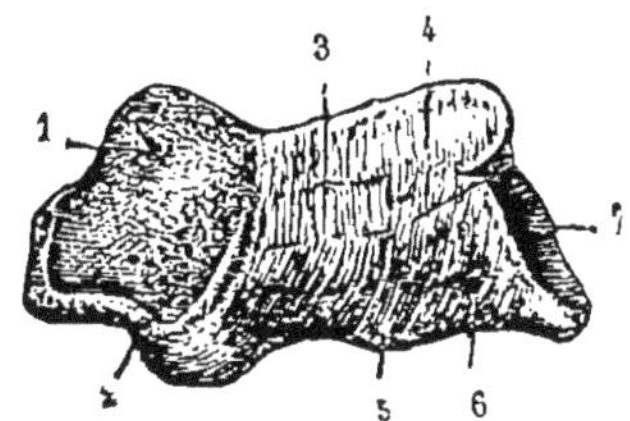

Fig. 3.

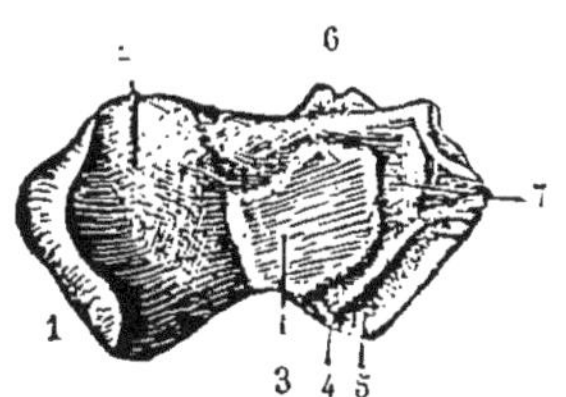

Fig. 4.

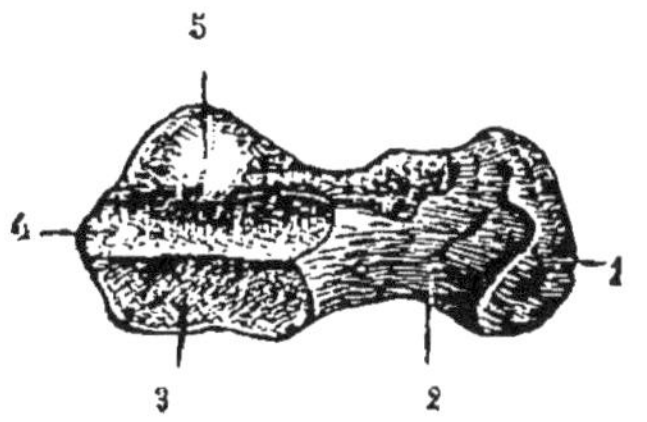

Fig. 5.

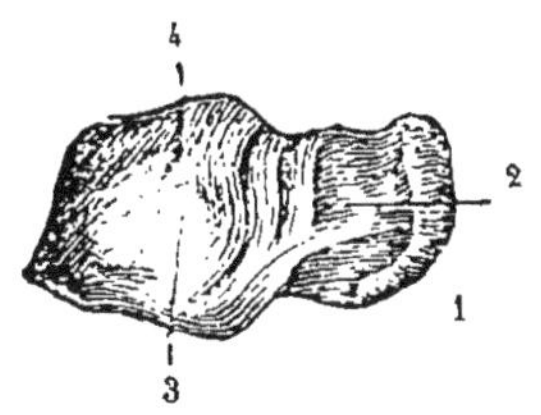

Calcanéum. — Astragale.

J.-B. Baillière et fils.

PLANCHE XXVIII

Pied.

Fig. 1. — Troisième cunéiforme. — 1. Facette par laquelle il s'unit au deuxième cunéiforme et au scaphoïde.

Fig. 2. — Scaphoïde. — 1. Face par laquelle il s'unit aux trois cunéiformes. — 2. Facette par laquelle il s'unit à l'astragale.

Fig. 3. — Pied. *Face plantaire.* — 1. Face supérieure du calcanéum. — 1'. Sa tubérosité interne. — 1''. Sa face postérieure. — 2. Face plantaire du cuboïde. — 3. Sa tubérosité. — 4. Moyen cunéiforme. — 5. Tête de l'astragale. — 6. Scaphoïde. — 7. Petit cunéiforme. — 8. Grand cunéiforme. — 9. Métatarsien. — 10. Première phalange du petit orteil. — 11. Deuxième phalange. — 12. Troisième phalange du même.

Fig. 4. — Pied. *Face dorsale.* — 1. Calcanéum. — 2. Poulie de l'astragale. — 3. Tête de l'astragale. — 4. Scaphoïde. — 5. Cuboïde. — 6. Troisième cunéiforme. — 7. Deuxième cunéiforme. — 8. Premier cunéiforme. — 9. Métacarpien. — 10. Première phalange du gros orteil. — 11. Sa deuxième phalange. — 12. Deuxième phalange du second orteil. — 13. Troisième phalange du petit orteil.

Fig. 1.

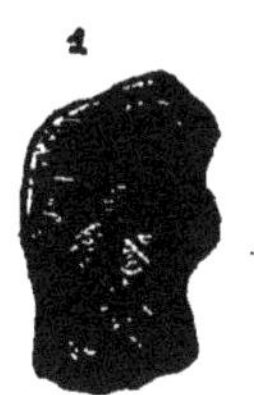

Fig. 2.

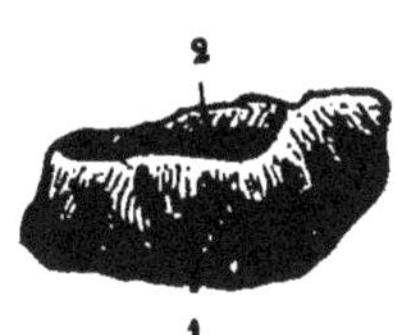

Fig. 3.

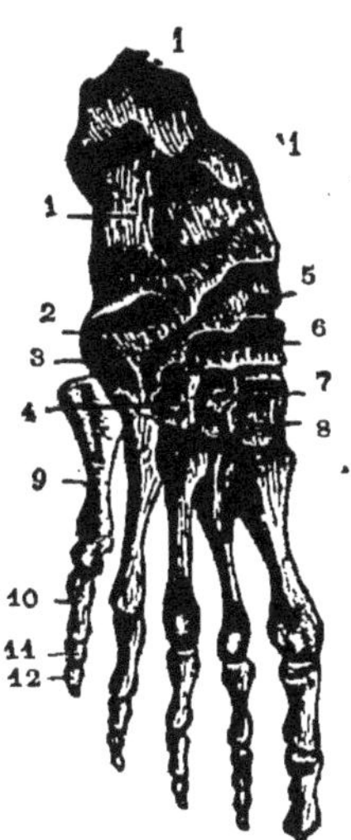

Fig. 4.

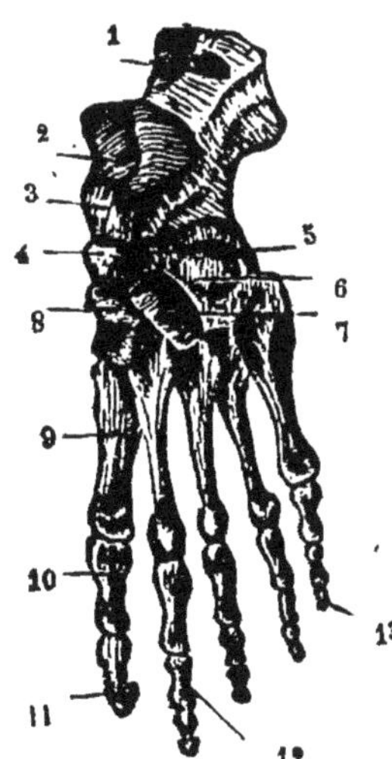

Pied.

J.-B. Baillière et fils.

PLANCHE XXIX

Articulation temporo-maxillaire.

Fig. 1. — Ligament latéral externe. — 2. Insertion de ce ligament à l'apophyse zygomatique. — 3. Ligament stylo-maxillaire. — 4. Angle de la mâchoire.

Fig. 2. — 1. Ligament sphéno-maxillaire. — 2. Insertion de ce ligament aux lèvres de la gouttière du nerf mylo-hyoïdien. — 3. Ligament stylo-maxillaire. — 4. Apophyse styloïde. — 5. Coupe du sphénoïde et du temporal.

Fig. 3. — Ligament postérieur de l'articulation temporo-maxillaire. — 2. Coupe du condyle. — 3. Coupe de la synoviale. — 4. Coupe du cartilage inter-articulaire. — 5. Coupe de la synoviale supérieure. — 6. Ligament stylo-maxillaire.

Fig. 1.

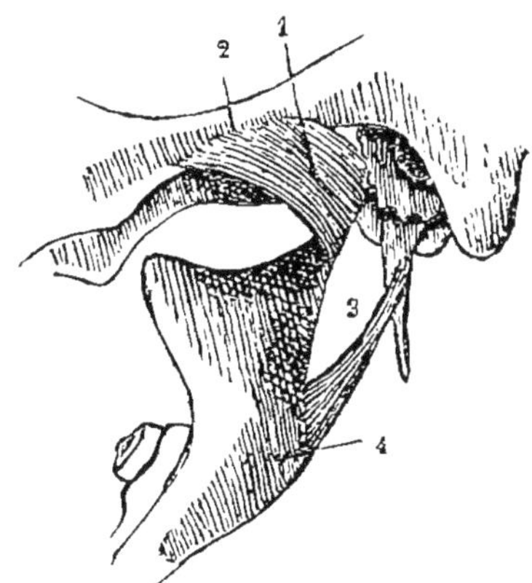

Fig. 2.

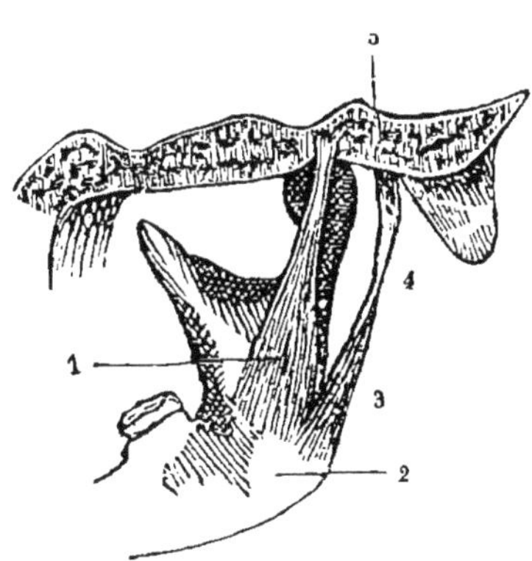

Fig. 3.

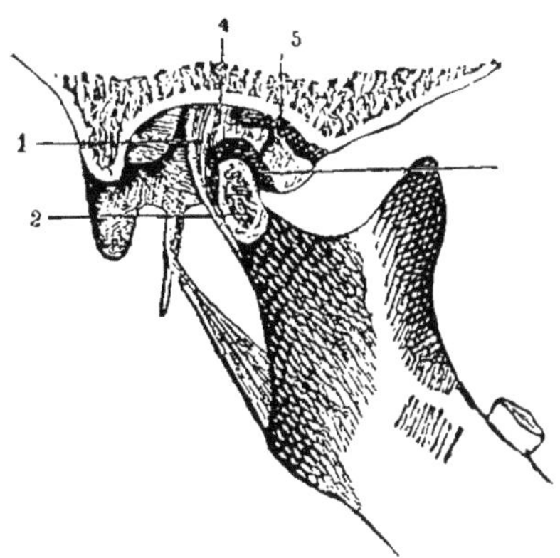

Articulation temporo-maxillaire.

J.-B. Baillière et fils.

PLANCHE XXX

Articulations costo-vertébrales et costo-sternales.

Fig. 1. — LIGAMENT OCCIPITO-AXOIDIEN. — 1. Couche superficielle. — 2. Ligament occipito-atloïdien latéral.

Fig. 2. — LIGAMENTS ODONTOÏDIEN ET TRANSVERSE. — 1. Ligament occipito-axoïdien, couche profonde. — 2. Ligament odontoïdien. — 3. Ligament transverse. — 4. Bandelette fibreuse commençant le ligament vertébral commun postérieur.

Fig. 3. — LIGAMENTS OCCIPITO-ATLOÏDIEN ET ATLOÏDO-AXOÏDIEN ANTÉRIEURS. — 1-2. Coupe de l'occipital. — 3. Ligament occipito-atloïdien antérieur superficiel. — 4. Ligament occipito-atloïdien antérieur profond. — 5. Ligament atloïdo-axoïdien antérieur profond.

Fig. 4. — LIGAMENTS OCCIPITO-ATLOÏDIEN ET ATLOÏDO-AXOÏDIEN POSTÉRIEURS. — 1. Arc postérieur de l'atlas. — 2. Ligament occipito-atloïdien postérieur. — 3. Ligament atloïdo-axoïdien postérieur. — 4. Ligament inter-épineux. — 5. Capsules fibreuses unissant les apophyses articulaires.

Fig. 5. — LIGAMENT SUR-ÉPINEUX. — 1. Ligament sur-épineux. — 2. Ligament transverse costal postérieur. — 3. Ligament transverse costal supérieur. — 4. Lames des vertèbres. — 5. Ligament jaune. — 6. Apophyse épineuse.

Fig. 6. — LIGAMENT VERTÉBRAL COMMUN POSTÉRIEUR. — 1. Coupe du pédicule des vertèbres. — 2. Ligament vertébral commun postérieur.

Fig. 1.

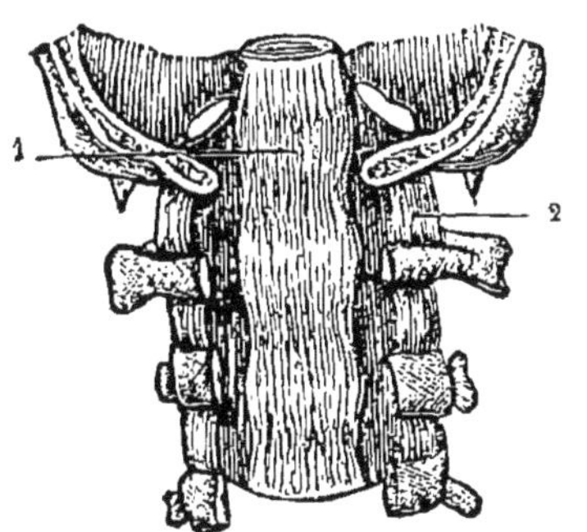

Fig. 2.

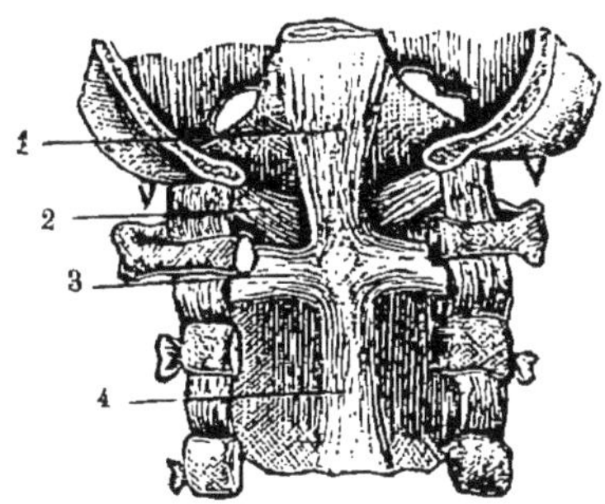

Fig. 3.

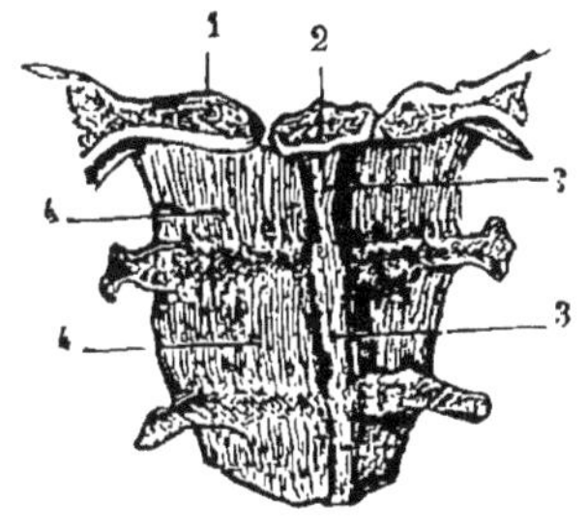

Fig. 4.

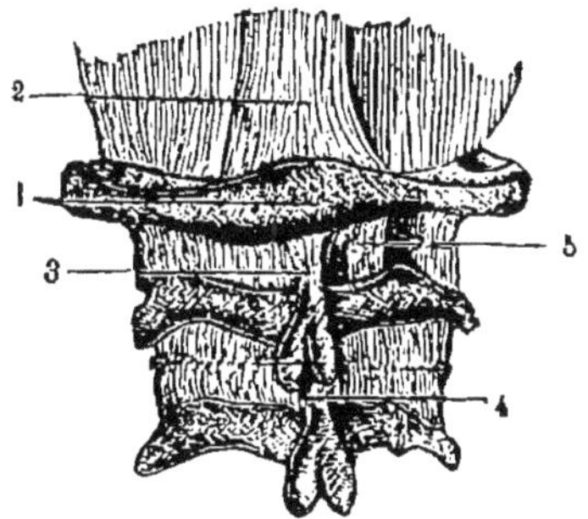

Fig. 5.

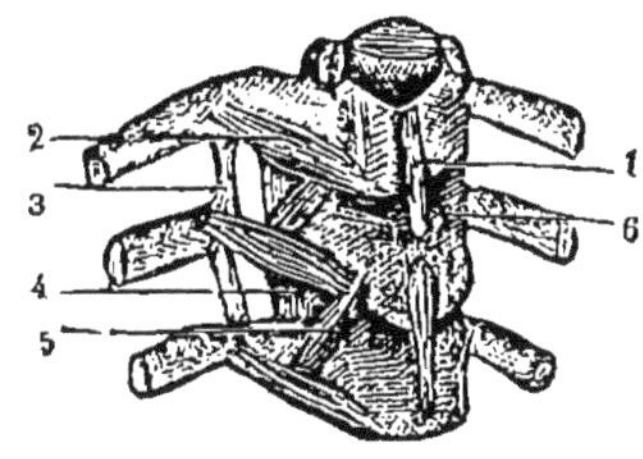

Fig. 6.

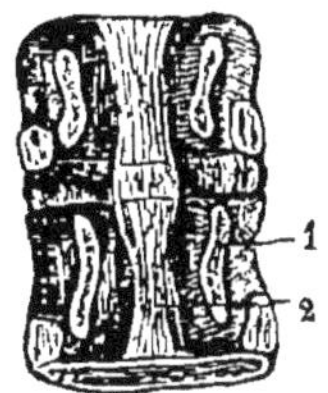

Articulations costo-vertébrales et costo-sternales.

J.-B. Baillière et fils.

PLANCHE XXXI

Articulations costo-vertébrales et costo-sternales.

Fig. 1. — LIGAMENT VERTÉBRAL COMMUN ANTÉRIEUR. — 1. Portion moyenne. — 2. Parties latérales. — 3. Ligament rayonné. — 4. Ligament transverse costal supérieur.

Fig. 2. LIGAMENT VERTÉBRAL COMMUN ANTÉRIEUR. — 1. Ligament sus-épineux commun. — 2. Ligament inter-épineux.

Fig. 3. — ARTICULATION STERNO-CLAVICULAIRE. *Vue postérieure.* — 1. Ligament inter-claviculaire. — 2. Ligament sterno-claviculaire. — 3. Ligament costo-claviculaire.

Fig. 4. — ARTICULATION STERNO-CLAVICULAIRE. *Vue antérieure.* — 1. Ligament inter-claviculaire. — 2. Ligament sterno-claviculaire antérieur. — 3. Ligament costo-claviculaire. — 4. Ligaments chondro-costaux. — 5. Fibro-cartilage inter-articulaire, le ligament sterno-claviculaire ayant été en partie enlevé. — 6. Fibro-cartilage unissant les deux premières pièces de sternum.

Fig. 5. — ARTICULATIONS STERNO-CLAVICULAIRE, CHONDRO-COSTALE ET CHONDRO-STERNALE. — 1. Ligament sterno-claviculaire. — 2. Ligament costo-claviculaire. — 3. Ligament chondro-costal. — 4. Bandelette fibreuse unissant les cartilages des côtes.

Fig. 6. — SYMPHYSE PUBIENNE. — 1. Ligament supérieur de la symphyse. — 2. Entre-croisement des fibres du ligament antérieur. — 3. Ligament inférieur. — 4. Membrane obturatrice du trou sous-pubien. — 5. Trou pour le passage des vaisseaux et nerfs obturateurs. — 6-7. Ouvertures occupées par des ganglions lymphatiques.

Fig. 1.

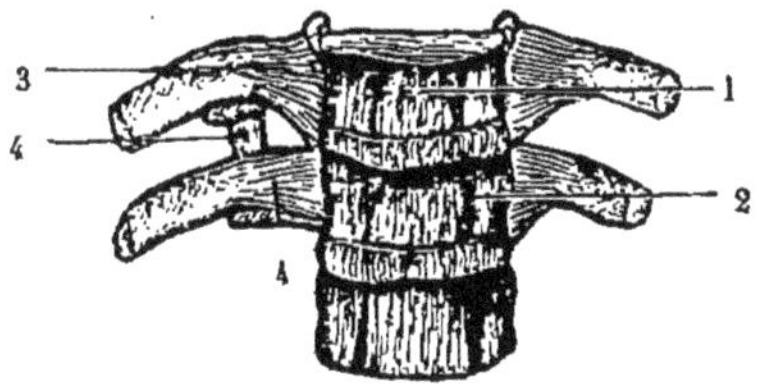

Fig. 2.

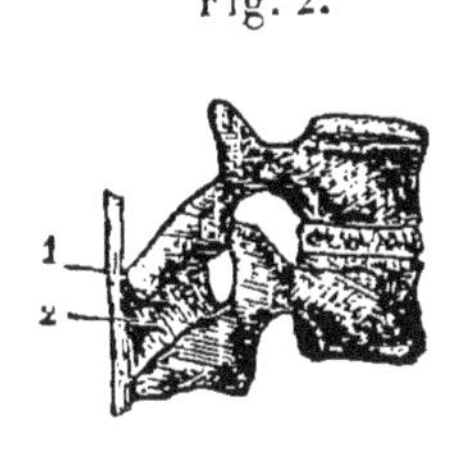

Fig. 3.

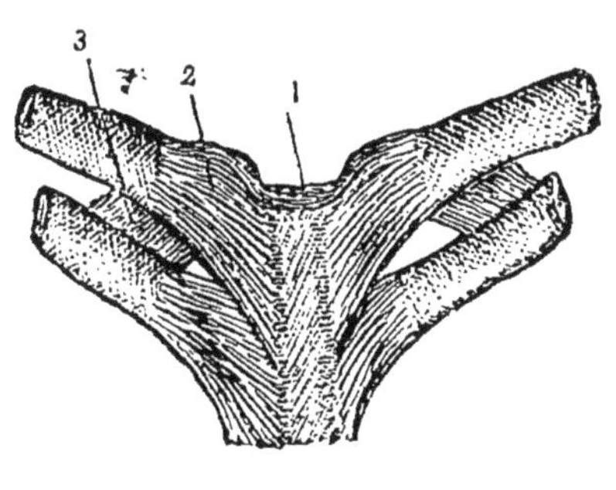

Fig. 4.

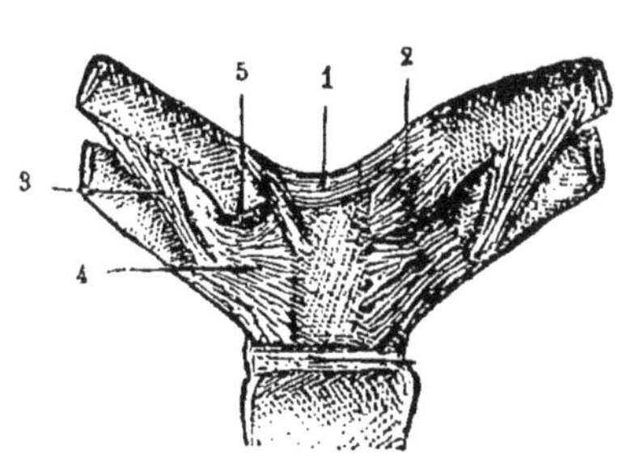

Fig. 5.

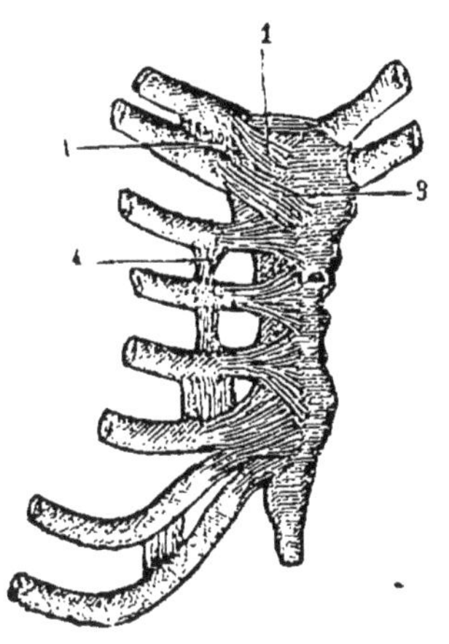

Fig. 6.

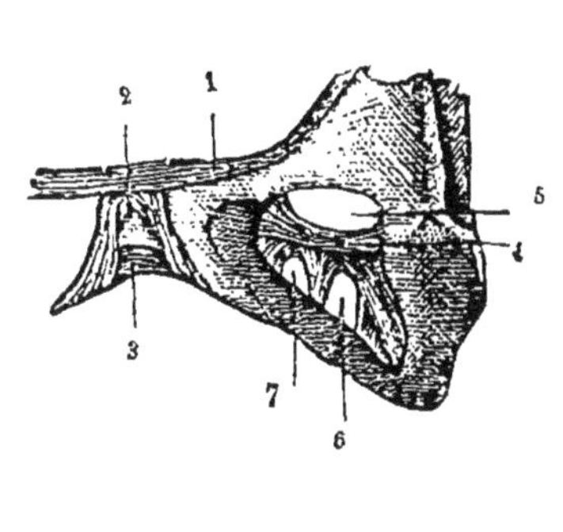

Articulations costo-vertébrales et costo-sternales.

J.-B. Baillière et fils.

PLANCHE XXXII

Articulation du bassin.

Fig. 1. — BASSIN. *Face antérieure.* — 1. Grand ligament antérieur de la colonne vertébrale. — 2-3. Ligament sacro-vertébral. — 4. Ligament antérieur et supérieur de l'articulation sacro-iliaque. — 5. Ligament iléo-lombaire. — 6. Petit ligament sacro-sciatique. — 7. Grand ligament sacro-sciatique. — 8. Bandelette fibreuse prenant insertion à la fossette du petit trochanter. — 9. Ligament capsulaire de l'articulation coxo-fémorale.

Fig. 2. — BASSIN. *Face postérieure.* — 1. Ligament ilio-lombaire supérieur. — 2. Ligament ilio-lombaire inférieur. — 3. Ligament sacro-iliaque supérieur. — 4. Ligaments sus-épineux et sacro-coxygien. — 5. Ligament sacro-iliaque postérieur. — 6-7. Fibres du grand ligament sacro-sciatique prenant insertion sur l'os iliaque et le sacrum. — 8. Fibres du ligament sacro-iliaque supérieur. — 9. Grand ligament sacro-sciatique. — 10. Petit ligament sacro-sciatique. — 11. Capsule articulaire de l'articulation coxo-fémorale.

Fig. 1.

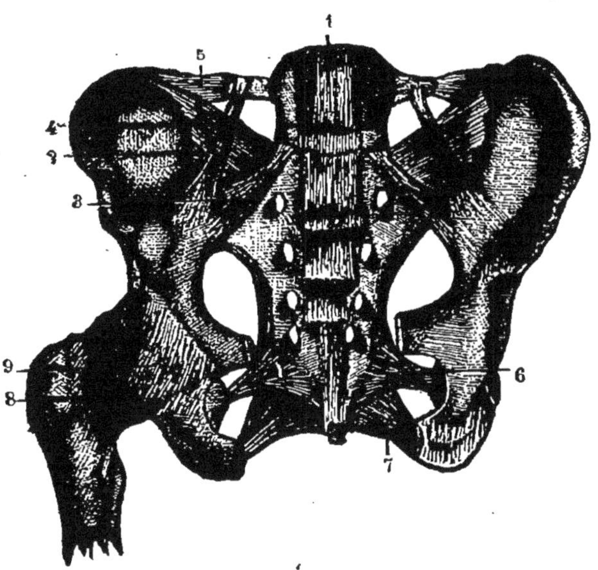

Fig. 2.

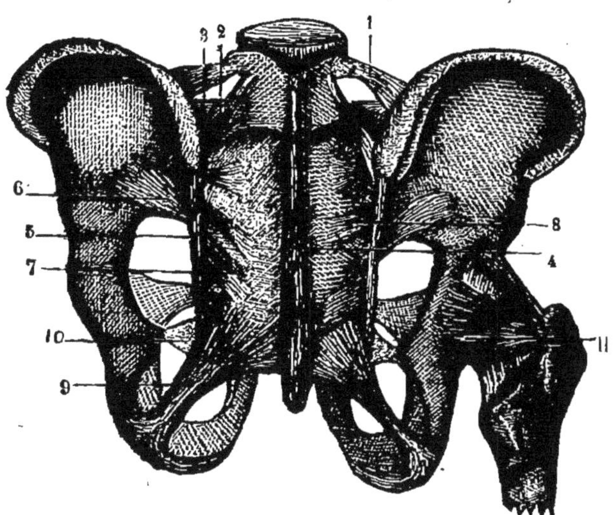

Articulations du bassin.

J.-B. Baillière et fils.

PLANCHE XXXIII

Articulations de l'épaule et du coude.

Fig. 1. — Articulation de l'épaule. — 1. Ligament capsulaire de l'articulation scapulo-humérale. — 2. Tendon du biceps brachial et sa gaine. — 3. Ligament supérieur de l'articulation acromio-claviculaire. — 4. Ligament acromio-coracoïdien. — 5. Ligament coraco-claviculaire antérieur. — 6. Ligament coraco-claviculaire postérieur. — 7. Ligament coracoïdien.

Fig. 2. — Cavité glénoïde et son bourrelet. — Tendon du biceps. — 2. Bourrelet glénoïdien. — 3. Cavité glénoïde. — 4. Insertion du bourrelet sur le bord de cette cavité.

Fig. 3. — Articulation du coude. *Vue latérale interne*. — 1. Ligament antérieur, portion interne s'unissant supérieurement au latéral interne. — 2. Latéral interne. — 3. Réunion de ces deux ligaments à leur insertion supérieure.

Fig. 4. — Articulation du coude. *Vue latérale externe*. — 1-2. Ligament latéral externe. — 3. Son insertion à la tête du radius. — 4. Faisceau du même ligament allant au cubitus. — 5. Ligament postérieur externe. — 6. Ligament postérieur. — 7. Olécrâne. — 8. Extrémité inférieure de l'humérus. — 9. Ligament interosseux. — 10. Ouverture livrant passage aux vaisseaux interosseux.

Fig. 1.

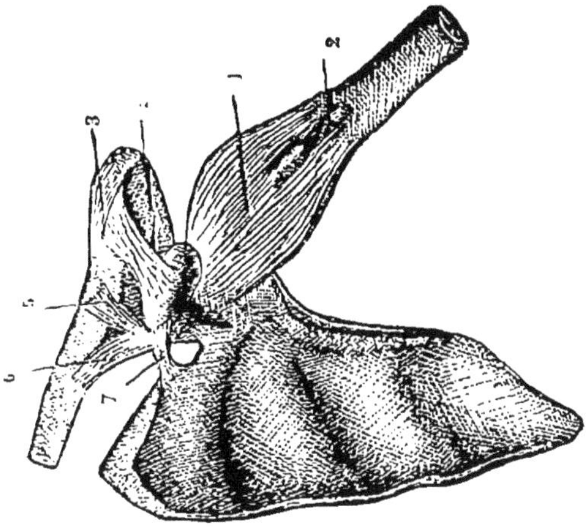

Fig. 2.

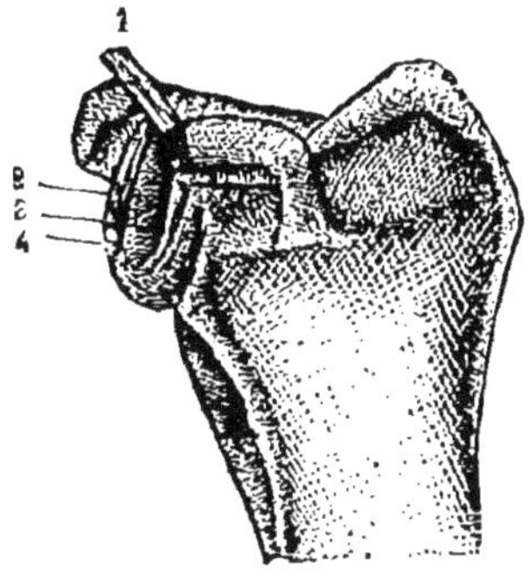

Fig. 3.

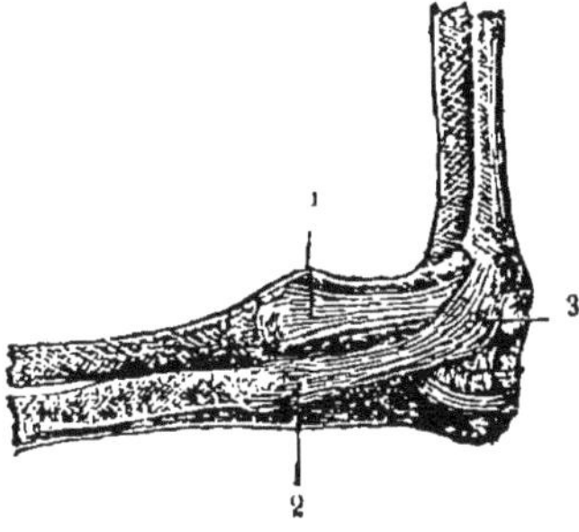

Fig. 4.

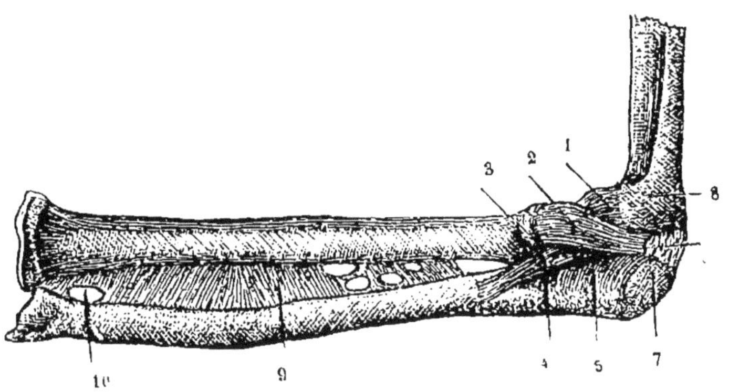

Articulations de l'épaule et du coude.

J.-B. Baillière et fils.

PLANCHE XXXIV

Articulations du coude et de la main.

Fig. 1. — 1. Anneau destiné à recevoir la tête du radius. — 2. Grande cavité sygmoïde. — 3. Petite cavité sygmoïde.

Fig. 2. — ARTICULATION RADIO-CARPIENNE. *Vue postérieure.* — 1. Ligament postérieur de l'articulation radio-cubitale antérieure. — 2. Ligament externe de l'articulation. — 3. Ligament interne. — 4-5-6-7-8. Ligaments dorsaux du corps. — 9. Fibres faisant partie des tendons externes des doigts.

Fig. 3. — ARTICULATION RADIO-CARPIENNE. *Face antérieure.* — 1. Ligament antérieur. — 2. Ligament radio-carpien. — 3. Ligament externe. — 4-5-6. Ligament inférieur du pisiforme. — 7. Ligament allant du trapèze au scaphoïde. — 8. Ligament allant du grand os à l'os crochu. — 9. Ligament allant du trapèze au métacarpe. — 10. Ligaments extérieurs des articulations des doigts. — 11. Ligament transverse palmaire commun.

Fig. 4. — 1. Ligament rond de l'articulation coxo-fémorale s'insérant à — 2, l'arrière-fond de la cavité cotyloïde et à — 3, la dépression de la tête du fémur.

Fig. 5. — FIBRO-CARTILAGES INTERARTICULAIRES DE L'ARTICULATION DU GENOU. — 1-2. Ligaments croisés antérieurs. — 3-4. Ligaments croisés postérieurs. — 5. Fibro-cartilage externe. — 6. Fibro-cartilage interne.

Planche XXXIV. Prodhomme.

Fig. 1.

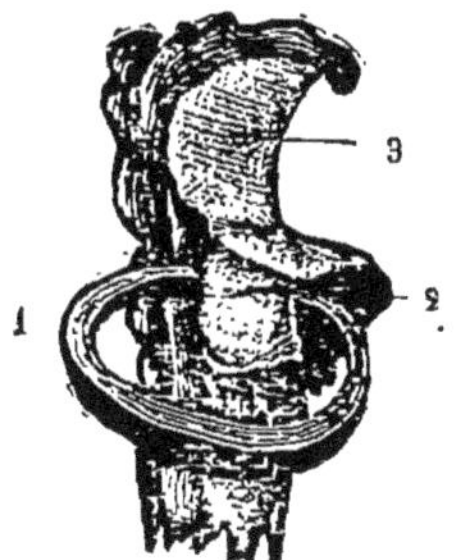

Fig. 2.

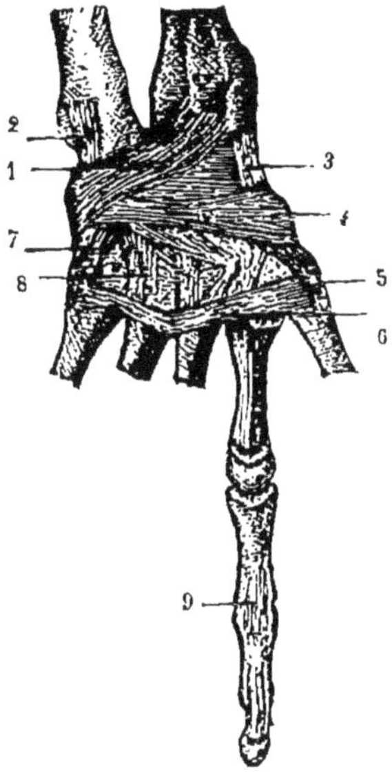

Fig. 3.

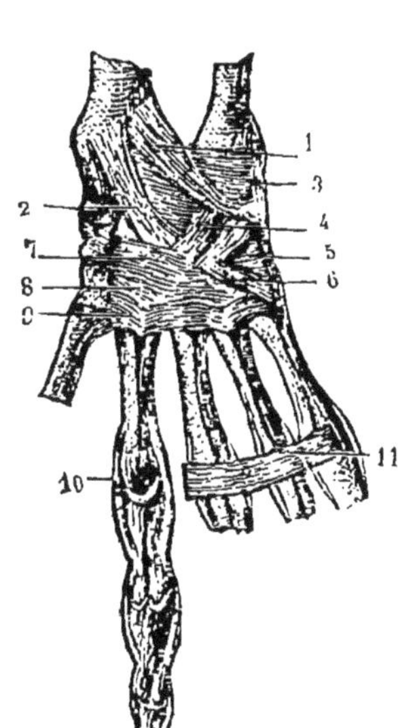

Fig. 4.

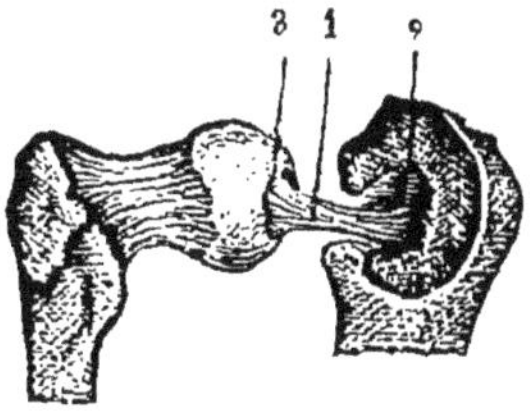

Fig. 5.

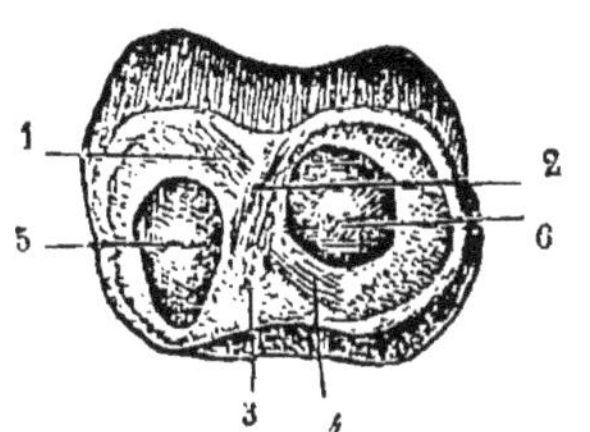

Articulations du coude et de la main.

J.-B. Baillière et fils.

PLANCHE XXXV

Articulation du genou.

Fig. 1. — Ligaments croisés et fibro-cartilages interarticulaires. — 1. Ligaments croisés antérieurs. — 2. Ligaments croisés postérieurs. — 3. Bandelette fibreuse unissant les fibro-cartilages interne et externe. — 4. Fibro-cartilages interarticulaires. — 5. Ligament interosseux de la jambe. — 6. Ouvertures destinées au passage des vaisseaux. — 7. Bourse séreuse située sous le ligament rotulien. — 8. Articulation péronéo-tibiale supérieure. — 9. Articulation péronéo-tibiale inférieure.

Fig. 2. — Ligaments antérieurs de l'articulation du genou. — 1. Rotule. — 2. Tendon du triceps fémoral. — 3. Ligament rotulien. — 4. Ligament latéral interne. — 5. Ligament antérieur de l'articulation péronéo-tibiale supérieure. — 6. Ligament latéral de la rotule. — 7. Fibres ligamenteuses s'étendant au devant de l'articulation. — 8. Ligament latéral interne. — 9. Fibres ligamenteuses s'étendant au devant de l'articulation.

Fig. 3. — Articulation du genou. *Vue postérieure.* — 1. Continuation du tendon du demi-membraneux formant le ligament postérieur de l'articulation. — 2. Ligament de l'articulation péronéo-tibiale supérieure. — 3. Ligament latéral externe. — 4. Ligament latéral interne.

Fig. 1.

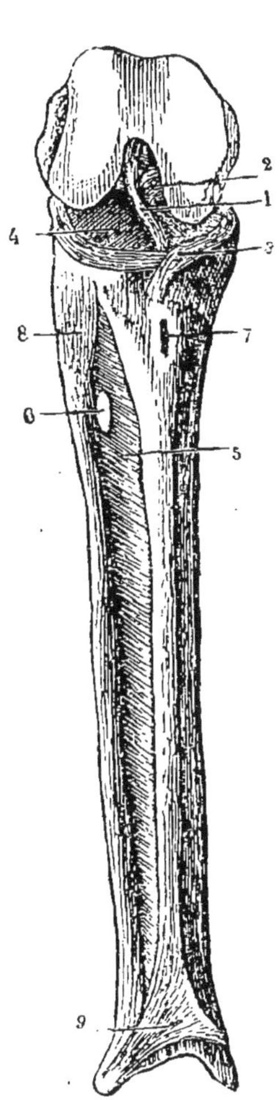

Fig. 2.

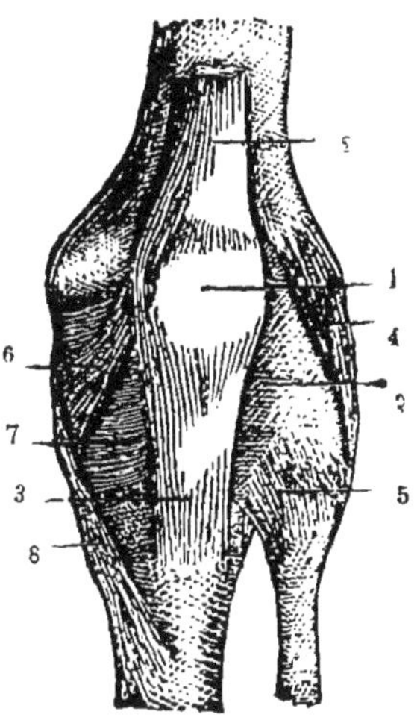

Fig. 3.

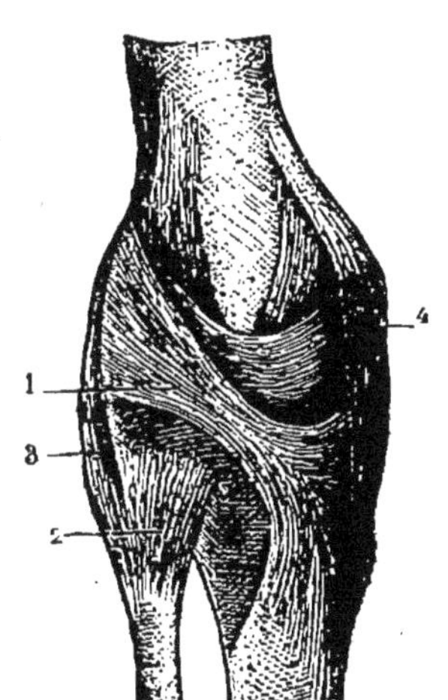

Articulation du genou.

J.-B. Baillière et fils.

PLANCHE XXXVI

Articulation du genou. — Articulation du tarse.

Fig. 1. — COUPE DE L'ARTICULATION DU GENOU. — 1. Tendon du biceps fémoral. — 2. Coupe de la rotule. — 3. Coupe de la synoviale de l'articulation fémoro-tibiale. — 4. Coupe de la bourse séreuse située sous le ligament rotulien. — 5. Ligament rotulien. — 6. Ligament postérieur de l'articulation du genou.

Fig. 2. — PIED. *Face plantaire.* — 1. Ligament calcanéo-cuboïdien superficiel. — 2. Ligament calcanéo-scaphoïdien inférieur. — 3. Fibres ligamenteuses continuant le ligament calcanéo-cuboïdien jusqu'au métatarse. — 4. Ligament plantaire de l'articulation du scaphoïde avec le premier cunéiforme. — 5-6-7. Ligament plantaire de l'articulation tarso-métatarsienne. — 8. Ligament transverse commun des métatarsiens. — 9. Ligament latéral de l'articulation métatarso-phalangienne.

Fig. 3. — ARTICULATION TIBIO-TARSIENNE POSTÉRIEURE. — 1. Fibres transverses postérieures et inférieures. — 2. Ligament latéral externe et postérieur. — 3-4. Ligament latéral interne divisé en deux faisceaux. — 5. Ligament externe moyen.

Fig. 1.

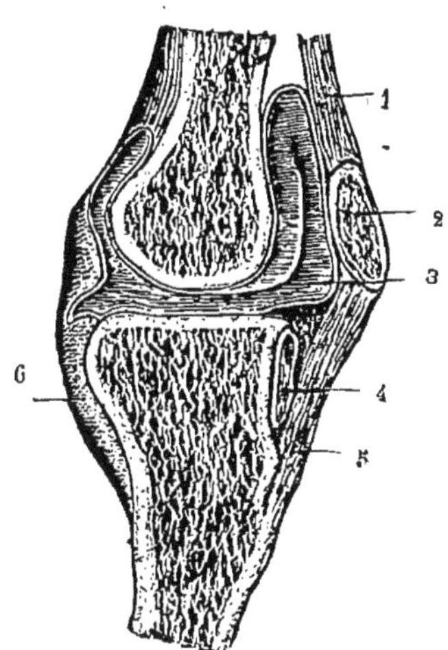

Fig. 2.

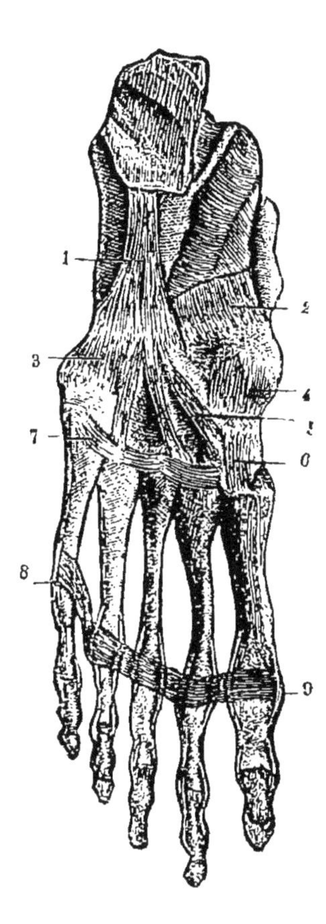

Fig. 3.

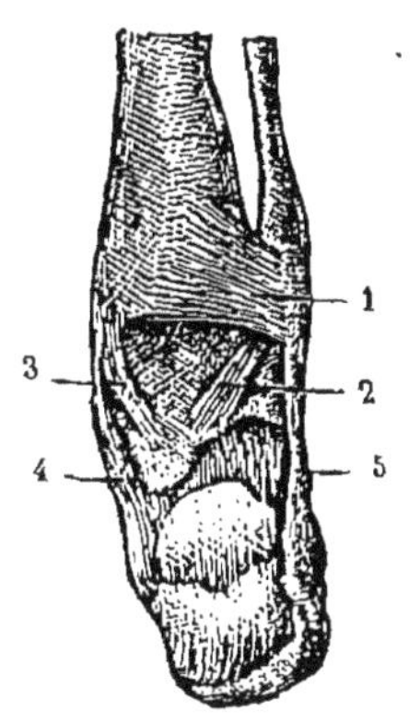

Articulation du genou. — Articulation du tarse.

J.-B. Baillière et fils.

PLANCHE XXXVII

Ligaments du pied.

Fig. 1. — LIGAMENTS DE LA FACE DORSALE DU PIED. — 1. Ligament antérieur de l'articulation péronéo-tibiale. — 2-3. Ligament latéral externe de l'articulation tibio-tarsienne divisé en deux faisceaux. — 2. Faisceau postérieur. — 3. Faisceau antérieur. — 4. Ligament calcanéo-astragalien externe. — 5. Ligament calcanéo-scaphoïdien. — 6. Ligament dorsal interne de l'articulation du tarse. — 7. Ligament scaphoïdo-cuboïdien. — 8. Ligament calcanéo-cuboïdien. — 9. Ligament dorsal externe de l'articulation tarsienne. — 10. Ligament calcanéo-cuboïdien plantaire. — 11. Ligament unissant le cuboïde au cinquième métatarsien. — 12. Ligament calcanéo-astragalien antérieur. — 13. Ligament qui s'étend du cuboïde au troisième cunéiforme. — 14. Ligament unissant le troisième cunéiforme au troisième métatarsien. — 15. Ligaments unissant entre eux les métatarsiens. — 16. Ligament transverse des articulations métatarso-phalangiennes. — 17-18. Ligaments latéraux unissant les phalanges entre elles.

Fig. 2. — LIGAMENTS DE LA FACE INTERNE DU PIED. — 1. Ligament latéral interne de l'articulation tibio-tarsienne. — 2. Ligament astragalo-scaphoïdien. — 3-4-5. Faisceaux postérieurs du ligament latéral interne de l'articulation tibio-tarsienne. — 6-7. Ligament calcanéo-scaphoïdien. — 8. Ligament calcanéo-cuboïdien plantaire. — 9. Ligament calcanéo-astragalien. — 10. Ligament dorsal de l'articulation du scaphoïde avec le premier cunéiforme. — 11. Ligament plantaire de la même articulation. — 12-13. Ligaments latéraux internes des articulations des phalanges entre elles.

Fig. 1.

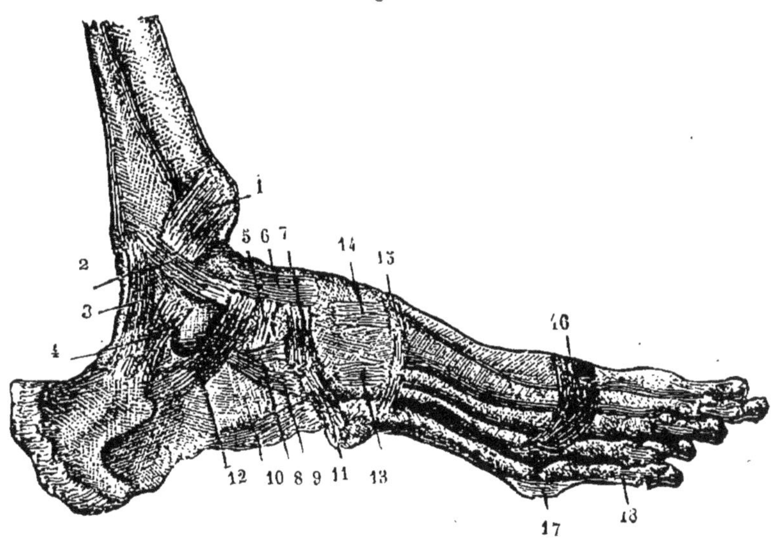

Fig. 2.

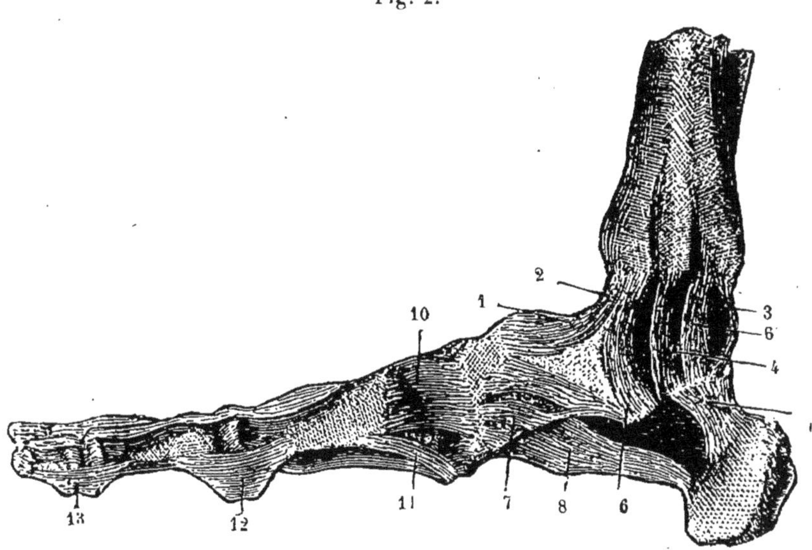

Ligaments du pied.

J.-B. Baillière et fils.

PLANCHE XXXVIII

Muscles de la tête.

Fig. 1. — Couche superficielle. — 1. Muscle frontal. — 2. Portion interne de ce muscle dont les fibres s'entrecroisent avec celles du pyramidal. — 3. Muscle auriculaire supérieur. — 4. Muscle occipital. — 5. Auriculaire postérieur. — 6. Auriculaire antérieur. — 7. Pavillon de l'oreille. — 8. Muscle pyramidal. — 9. Orbiculaire des paupières. — 10-11. Faisceau interne de ce muscle se continuant avec la portion moyenne du frontal. — 12. Elévateur commun de la lèvre supérieure et de l'aile du nez. — 13. Muscle transverse du nez. — 14. Muscle dilatateur des narines. — 15. Elévateur propre de la lèvre supérieure. (Commun profond de M. Sappey.) — 16. Muscle petit zygomatique. — 17. Grand zygomatique. — 18. Masséter. — 19. Muscle buccinateur. — 20. Orbiculaire des lèvres. — 21. Carré du menton. — 22. Triangulaire des lèvres. — 23. Muscles de la houppe du menton. — 24. Muscle peaucier. — 25. Partie de ce muscle se continuant avec le triangulaire des lèvres. — 26. Risorius de Santorini. — 27. Muscle sterno-mastoïdien. — 28. Muscle digastrique. — 29. Ligament latéral externe de l'articulation temporo-maxillaire. — 30. Splénius du cou. — 31. Muscle trapèze. — 32. Sterno-hyoïdien.

Fig. 2. — Couche profonde. — 1. Muscle frontal. — 2. Muscle temporal. — 3. Muscle pyramidal. — 4. Orbiculaire des paupières. — 5. Elévateur commun de la lèvre supérieure et de l'aile du nez. — 6. Muscle transverse du nez. — 7. Dilatateur des narines. — 8. Muscle petit zygomatique. — 9. Muscle grand zygomatique. — 10. Elévateur propre de la lèvre supérieure. — 11. Muscle canin. — 12. Masséter. — 13. Buccinateur. — 14. Orbiculaire des lèvres. — 15. Carré du menton. — 16. Muscles de la houppe du menton. — 17. Triangulaire des lèvres. — 18. Ventre postérieur du digastrique. — 19. Ventre antérieur du même muscle. — 20. Muscle stylo-hyoïdien se divisant inférieurement en deux faisceaux entre lesquels passe le tendon du digastrique. — 21. Poulie du tendon du digastrique. — 22. Muscle stylo-hyoïdien. — 23. Sterno-mastoïdien. — 24. Muscle trapèze. — 25. Omoplate-hyoïdien. — 26. Muscle thyro-hyoïdien. — 27. Constricteur inférieur du pharynx. — 28. Grand droit antérieur de la tête.

Fig. 1.

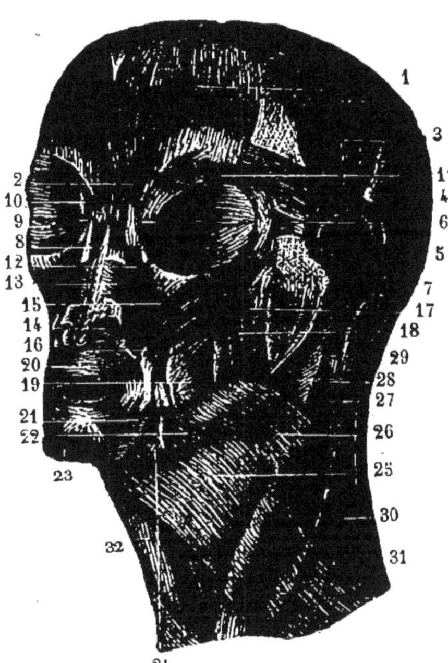

Fig. 2.

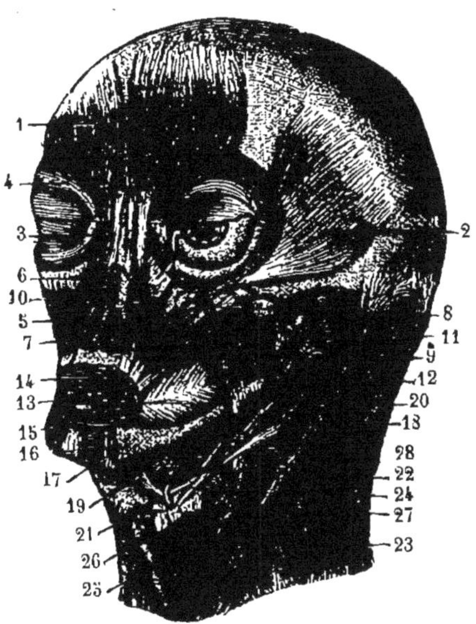

Muscles de la tête.

J.-B. Baillière et fils.

PLANCHE XXXIX

Muscles de la tête.

Fig. 1. — COUCHE PROFONDE. — 1. Muscle temporal. — 2. Muscle sourcilier. — 3. Coupe de l'élévateur propre de la lèvre supérieure ou commun profond. — 4. Muscle transverse du nez. — 5. Dilatateur des narines. — 6. Orbiculaire des lèvres. — 7. Muscle buccinateur. — 8. Muscle myrtiforme. — 9. Muscles de la houppe du menton. — 10. Triangulaire des lèvres. — 11. Carré du menton. — 12. Muscle canin. — 13. Apophyse coronoïde du maxillaire inférieur à laquelle s'insère le temporal.

Fig. 2. — MUSCLE DU NEZ ET DES LÈVRES. — 1. Muscle transverse du nez. — 2. Dilatateur de la narine. — 3. Muscle myrtiforme. — 4. Muscle buccinateur. — 5. Fibres supérieures. — 6. Coupe des fibres inférieures au point où elles croisent les fibres supérieures pour se perdre dans la lèvre supérieure. — 7-7. Coupe du masséter. — 8. Triangulaire des lèvres. — 9. Carré du menton.

Fig. 3. — PAVILLON DE L'OREILLE. *Muscles auriculaires prenant insertion à sa face postérieure.* — 1. Muscle auriculaire supérieur. — 2. Extrémité antérieure de l'auriculaire antérieur. — 3. Faisceau supérieur de l'auriculaire postérieur. — 4. Son faisceau inférieur. — 5. Muscle du pavillon.

Fig. 4. — PAVILLON DE L'OREILLE. *Muscle auriculaire antérieur.* — 1. Muscle auriculaire antérieur. — 2. Apophyse de l'hélix à laquelle s'insère le muscle auriculaire antérieur. — 3. Portion antérieure du pavillon de l'oreille retroussée pour montrer l'insertion de l'auriculaire antérieur à l'apophyse de l'hélix et au bord antérieur de la cavité de la conque.

Fig. 1.

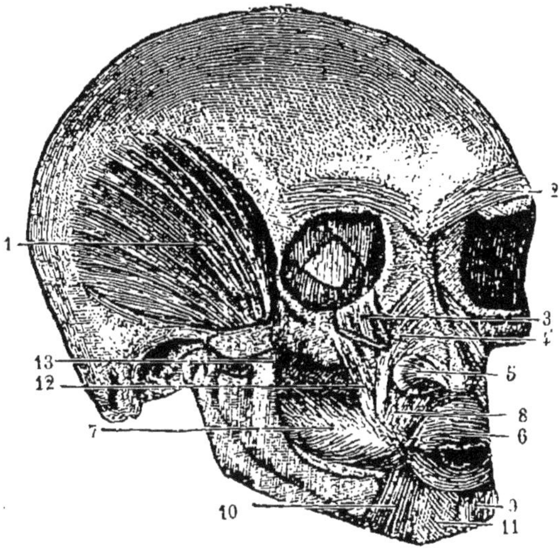

Fig. 3.

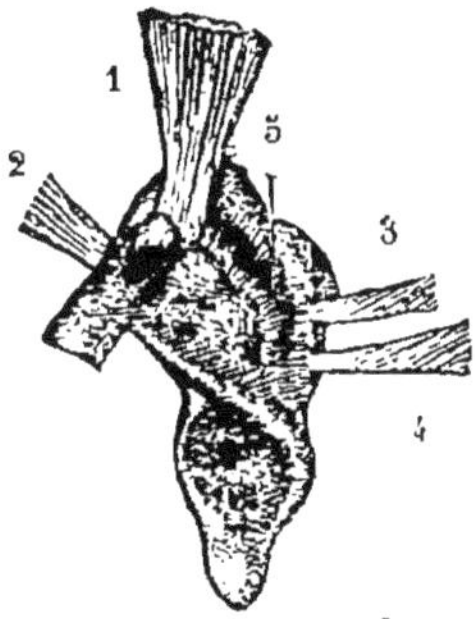

Fig. 2.

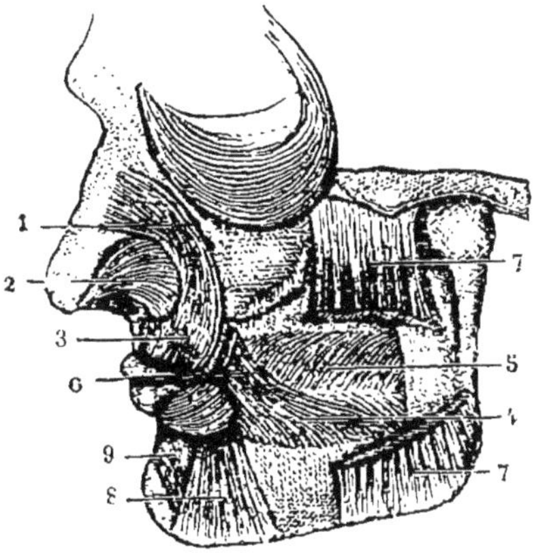

Fig. 4.

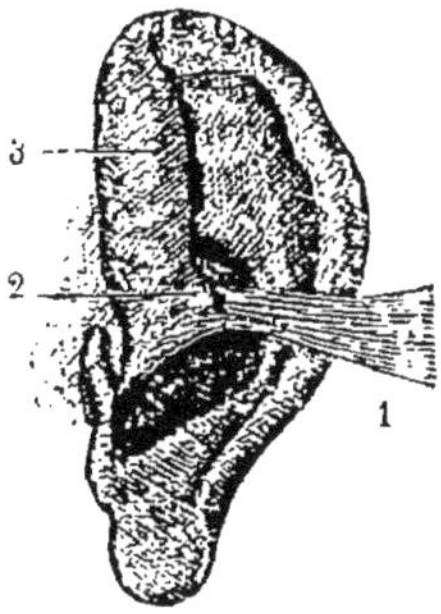

Muscles de la tête.

J.-B. Baillière et fils.

PLANCHE XL

Muscles moteurs des paupières et du globe de l'œil.

Fig. 1. — MUSCLES MOTEURS DES PAUPIÈRES. — Face postérieure du muscle orbiculaire des paupières. — 1. Partie correspondant à la paupière supérieure. — 2. Orifice livrant passage à l'artère nasale. — 3. Partie du muscle orbiculaire correspondant à la paupière inférieure. — 4. Face postérieure des paupières. — 5-6. Paroi postérieure des conduits lacrymaux. — 7. Muscle de Horner. — 8. Cornet supérieur. — 9. Méat supérieur. — 10. Cornet moyen. — 11. Méat moyen. — 12. Cloison des fosses nasales. — 13. Cornet inférieur. — 14. Fosse zygomatique. — 15. Sinus maxillaire.

Fig. 2. — MUSCLES MOTEURS DU GLOBE OCULAIRE. — 1. Muscle droit supérieur. — 2. Muscle droit interne. — 3. Droit inférieur. — 4. — Droit externe. — 5. Grand oblique. — 6. Petit oblique. — 7. Section de ce muscle au moment où il passe en dessous du droit inférieur pour aller s'insérer sur la paroi inférieure de l'orbite. — 8. Portion antérieure du grand oblique.

Fig. 3. — VUE POSTÉRIEURE DU GLOBE OCULAIRE ET DES MUSCLES MOTEURS. — 1. Muscle droit supérieur. — 2. Muscle droit interne. — 3. Droit externe. — 4. Droit inférieur.

Fig. 4. — COUPE DE LA CAVITÉ ORBITAIRE POUR LAISSER VOIR LA DISPOSITION DES MUSCLES MOTEURS. — 1. Muscle droit externe. — 2. Droit inférieur. — 3. Droit supérieur. — 4. Droit externe. — 5. Elévateur de la paupière supérieure. — 6. Grand oblique. — 7. Poulie du grand oblique. — 8. Petit oblique. — 9. Nerf optique.

Fig. 5. — COUPE DE LA CAVITÉ ORBITAIRE. — *Le globe de l'œil a été enlevé ainsi qu'une portion des muscles moteurs pour laisser voir l'insertion du petit oblique sur le plancher de l'orbite.* — 1. Muscle élévateur de la paupière supérieure. — 2. Poulie du grand oblique. — 3. Insertion du petit oblique à la partie interne de la paroi inférieure de l'orbite. — 4. Tendon du grand oblique. — 5. Tendon du droit externe. — 6. Tendon du droit inférieur. — 7-8. Nerf optique. — 9. Orifice destiné au nerf de la troisième paire.

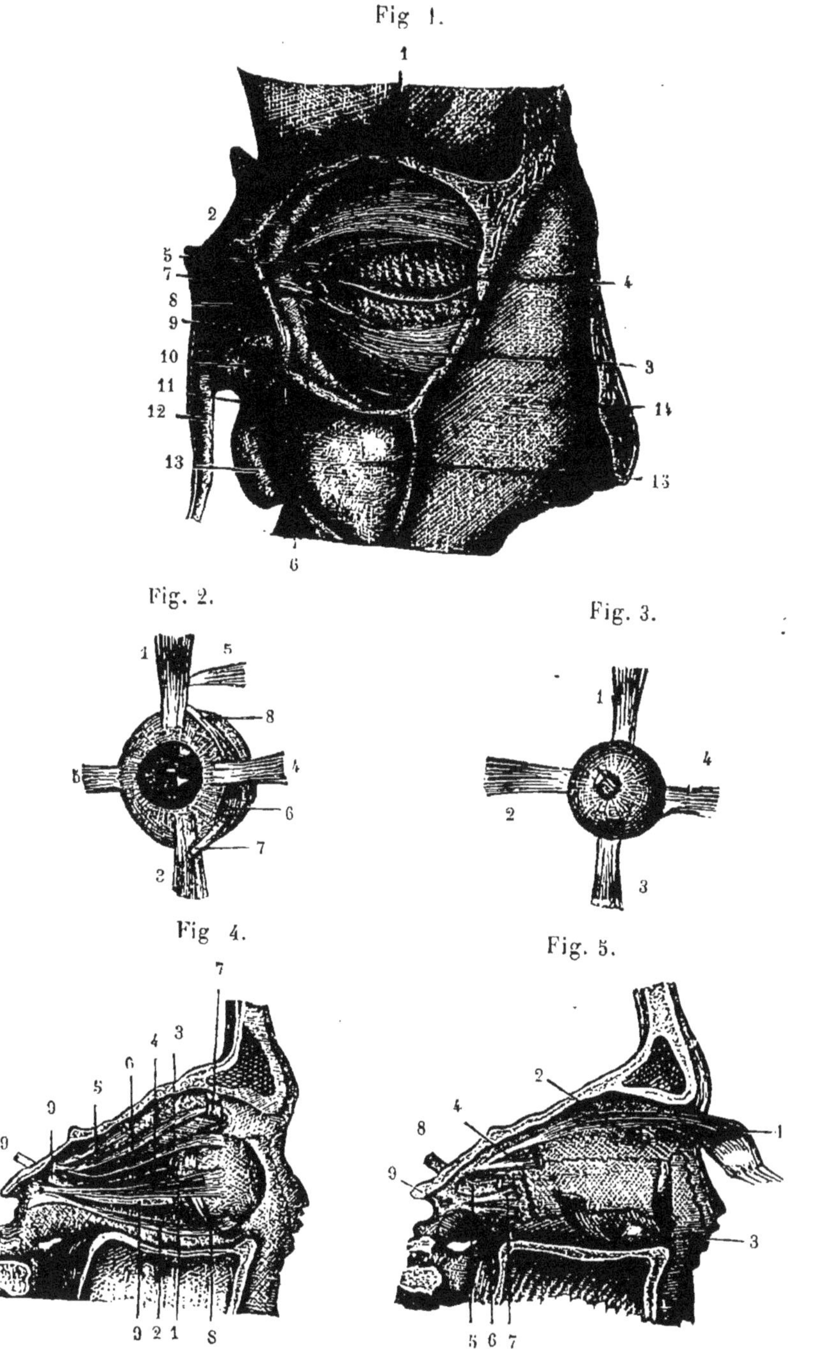

Muscles moteurs des paupières et du globe de l'œil.

J.-B. Baillière et fils.

PLANCHE XLI

Muscles ptérygoïdiens. — Muscles du cou.

Fig. 1. — Muscles ptérygoïdiens. — 1. Ptérygoïdien interne. — 2. Ptérygoïdien externe. — 3. Masséter. — 4. Insertion du génio-glosse. — 5. Insertion des muscles hyoïdiens. — 6. Insertion du muscle mylo-hyoïdien. — 7. Muscle occipital. — 8. Ligne courbe supérieure de l'occipital.

Fig. 2. — Muscles du cou. *Couche superficielle.* — 1. Muscle peaucier. — 1'. Son bord antérieur. — 2. Triangulaire des lèvres. — 3. Visorius de Santorini. — 4. Orbiculaire des lèvres. — 5. Elévateur commun superficiel de la lèvre supérieure et de l'aile du nez. — 6. Elévateur commun profond. — 7. Grand zygomatique. — 8. Petit zygomatique. — 9. Masséter. — 10. Sterno-cléido-mastoïdien. — 11. Son extrémité inférieure. — 12. Trapèze.

Fig. 1.

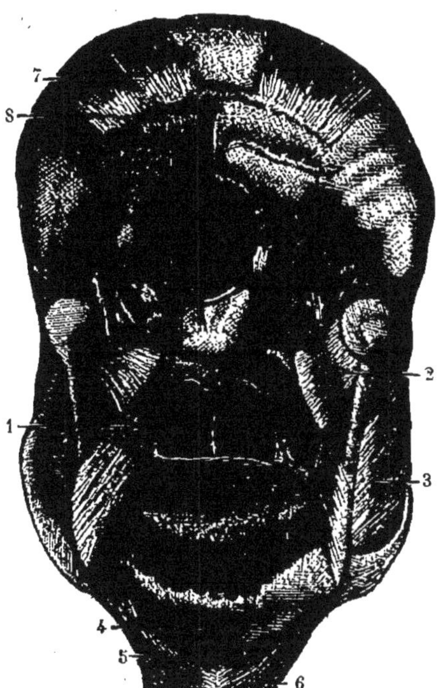

Fig. 2.

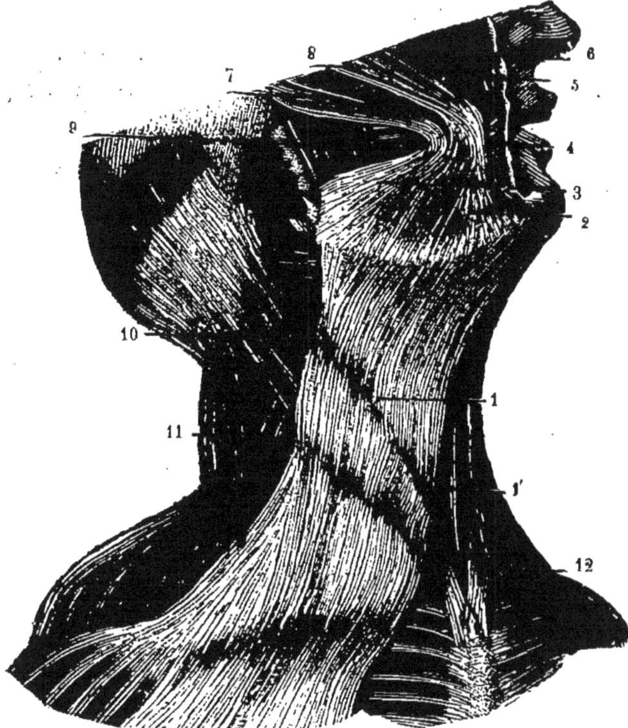

Muscles ptérygoïdiens. Muscles du cou.
Couche superficielle.

J.-B. Baillière et fils.

PLANCHE XLII

Muscles du cou.

Fig. 1. — MUSCLES DU COU. *Couche superficielle.* — 1. Sterno-cléido-mastoïdien. — 2. Portion de ce muscle qui s'insère à la partie interne de la face supérieure de la clavicule. — 3. Cléido-hyoïdien. — 4. Omoplat-hyoïdien. — 5. Thyro-hyoïdien. — 6. Constricteur inférieur du pharynx. — 7. Portion du constricteur moyen qui s'insère à la grande corne de l'os hyoïde. — 8. Ventre antérieur du digastrique. — 9. Ventre postérieur du même muscle. — 10. Poulie de réflexion du tendon du digastrique. — 11. Stylo-hyoïdien. — 12. Portion du muscle hyogloss qui s'insère à la grande corne de l'os hyoïde (cératoglosse). — 13. Portion de l'hyoglosse qui prend insertion sur le corps de l'os hyoïde (basio-glosse). — 14. Muscle mylo-hyoïdien. — 15-15. Scalène antérieur. — 16-16. Scalène postérieur. — 17. Trapèze. — 18. Angulaire de l'omoplate.

Fig. 2. — MUSCLES DU COU. *Couche profonde.* — 1. Omoplat-hyoïdien, sa portion antérieure. — 2. Sa portion postérieure. — 3. Son tendon. — 4. Cléido-hyoïdien. — 5. Sterno-thyroïdien. — 6. Tyro-hyoïdien. — 7. Constricteur inférieur. — 8. Constricteur moyen du pharynx. — 9. Stylo-hyoïdien. — 10. Ventre postérieur du digastrique. — 11. Ventre antérieur du même muscle. — 12. Poulie de réflexion de son tendon. — 13. Muscle mylo-hyoïdien. — 14. Basio-glosse. — 15. Cérato-glosse. — 16. Splénius du cou. — 16. Splénius de la tête. — 17. Grand droit antérieur de la tête. — 18. Muscle long du cou. — 19. Scalène antérieur. — 20-20. Scalène postérieur. — 21. Angulaire de l'omoplate. — 22. Œsophage. — 23. Trachée. — 24. Muscle sterno-cléido mastoïdien.

Fig. 1.

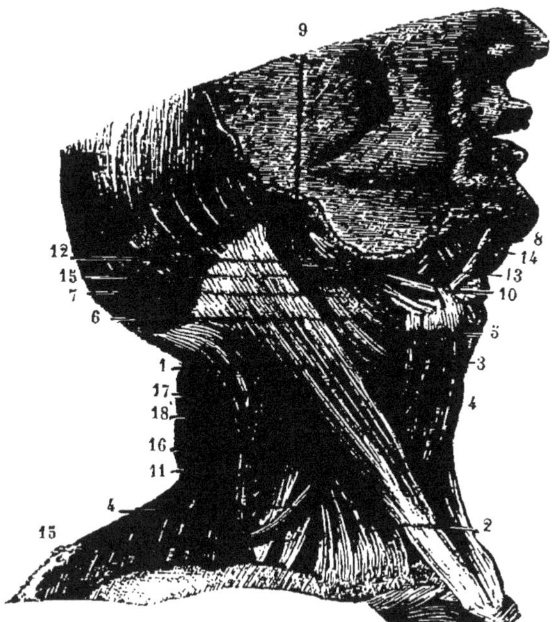

Fig. 2.

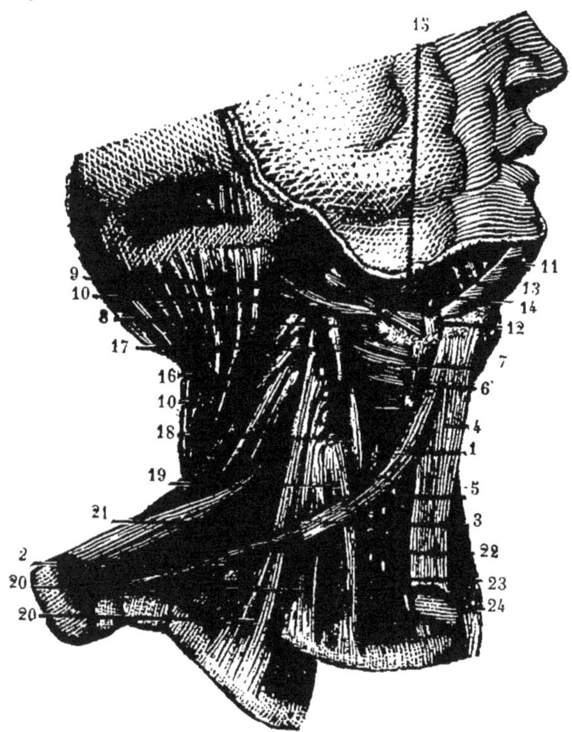

Muscles du cou.

J.-B Baillière et fils.

PLANCHE XLIII

Muscles du cou, région linguale.

Fig. 1. — Muscles de la langue. *Couche superficielle.* — 1. Muscle génio-glosse. — 2. Myo-glosse, portion qui s'insère au corps de l'os hyoïde. — (Basio-glosse). — 3. Le même muscle, portion qui s'insère à la grande corne de l'os hyoïde (cérato-gloss)e. — 4. Stylo-glosse. — 5. Son faisceau inférieur en partie recouvert par le basio-glosse. — 6. Son faisceau moyen. — 7. Palato-glosse. — 8. Pharyngo-glosse, partie inférieure. — 9. Le même, partie supérieure. — 10. Lingual inférieur. — 11. Ligament stylo-hyoïdien. — 12. Constricteur moyen du pharynx. — 13. Stylo-pharyngien. — 14. Génio-hyoïdien. — 15. Os hyoïde. — 16. Apophyse mastoïde. — 17. Constricteur inférieur du pharynx. — 18. Muscle thyro-hyoïdien.

Fig. 2. — Muscles de la langue. *Couche profonde.* — 1. Muscle génio-glosse. — 2. Pharyngo-glosse. — 3. Lingual inférieur coupée. — 4. Stylo-glosse. — 5. Son faisceau inférieur coupé. — 6. Son faisceau moyen. — 7. Son faisceau supérieur. — 8. Palato-glosse. — 9-9. Muscle stylo-pharyngien coupé. — 10. Ligament stylo-hyoïdien. — 11. Muscle génio-glosse. — 12. Constricteur moyen du pharynx coupé et renversé. — 13-14. Cérato-glosse, basio-glosse coupés et renversés pour laisser voir leur insertion à l'os hyoïde.

Fig. 1.

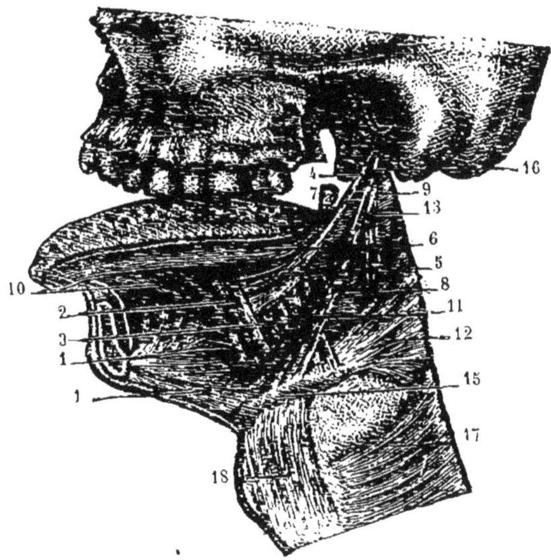

Fig. 2.

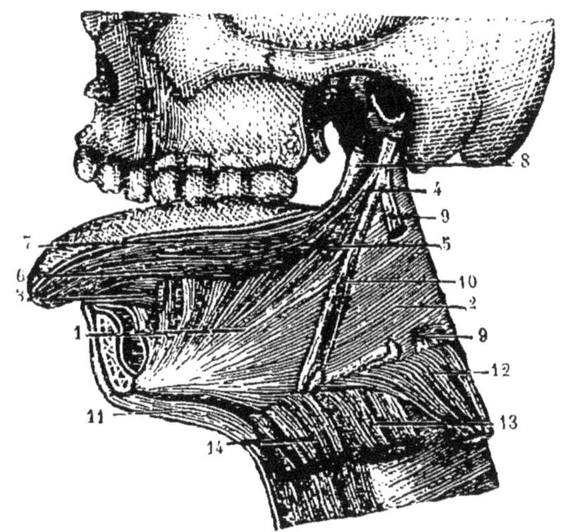

Muscles du cou, région linguale.

J.-B. Baillière et fils.

PLANCHE XLIV

Muscles du cou et du larynx.

Fig. 1. — MUSCLES DU COU. — 1. Muscle thyro-hyoïdien. — 2. Génio-hyoïdien. — 3. Génio-glosse. — 4. Mylo-hyoïdien.

Fig. 2. — MUSCLES DU COU. — 1. Muscle thyro-hyoïdien. — 2. Sterno-thyroïdien. — 3. Ligament crico-thyroïdien.

Fig. 3. — MUSCLES DU LARYNX. *Vue postérieure.* — 1. Muscle aryténo-épiglottique. — 2. Muscle aryténoïdien. — 3. Muscle crico-aryténoïdien postérieur.

Fig. 4. — MUSCLES DU LARYNX. *Vue latérale.* — 1. Crico-aryténoïdien postérieur. — 2. Thyro-aryténoïdien. — 3. Crico-aryténoïdien latéral. — 4. Aryténo-épiglottique.

Fig. 5. — MUSCLES DU LARYNX. *Vue antérieure.* — 1. Thyro-hyoïdien. — 2. Thyro-aryténoïdien. — 3. Crico-thyroïdien. Du côté gauche, le cartilage thyroïde a été scié et renversé, ce qui permet de voir l'insertion du muscle sur sa face postérieure. — 4. Crico-aryténoïdien latéral. — 5. Coupe du cartilage thyroïde destinée à montrer l'insertion du muscle crico-thyroïdien sur sa face postérieure.

Fig. 1.

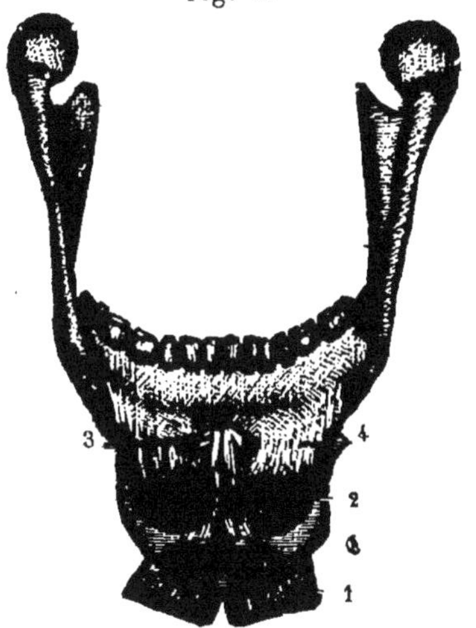

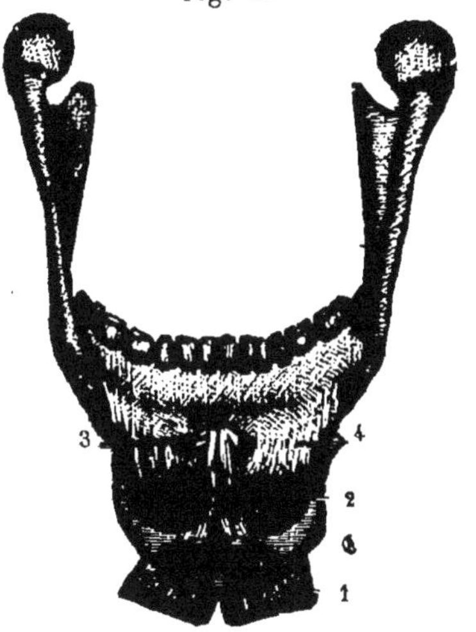

Fig. 2.

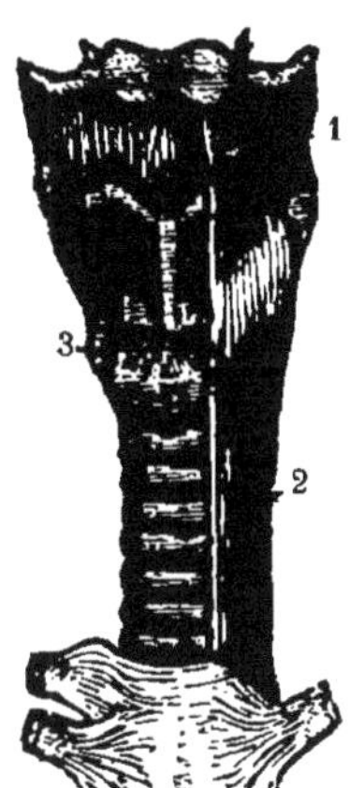

Fig. 3.

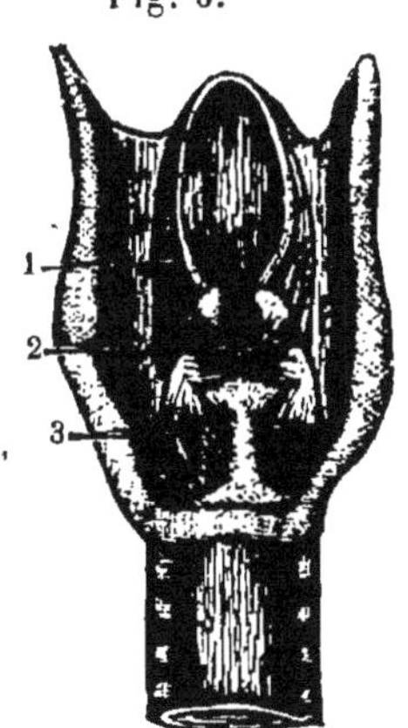

Fig. 4.

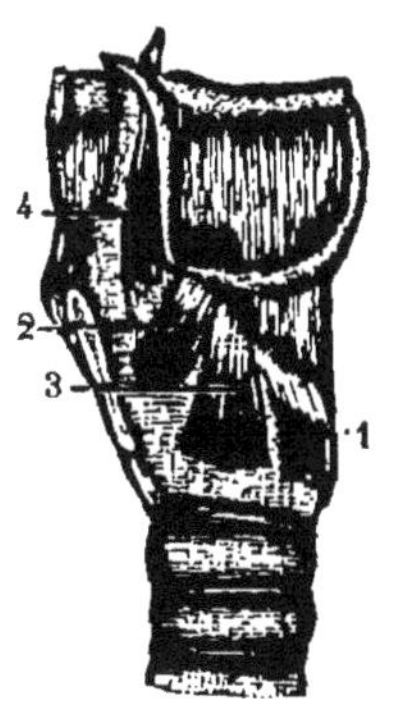

Fig. 5.

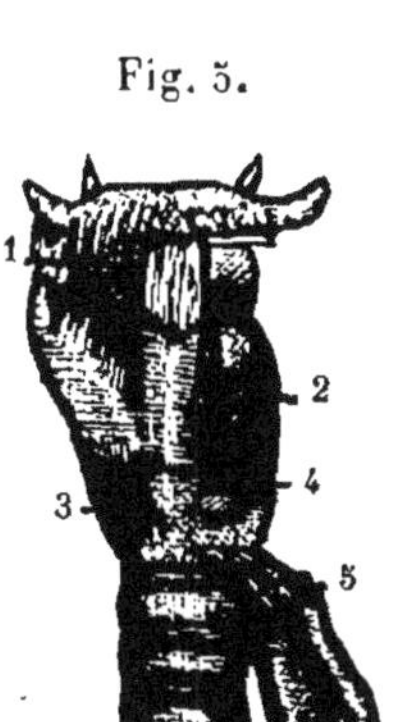

Muscles du cou et du larynx.

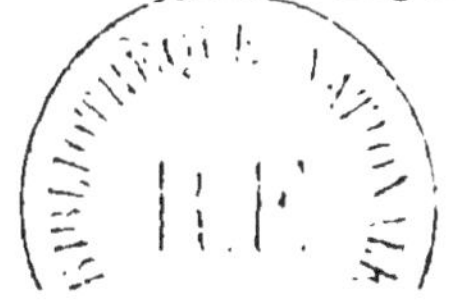

PLANCHE XLV

Muscles pharyngiens.

Fig. 1. — MUSCLES PHARYNGIENS. — 1. Muscle constricteur supérieur du pharynx. — 2. Constricteur moyen. — 3. Constricteur inférieur. — 4-4. Muscle stylo-pharyngien. — 5-5. Muscle pétro-pharyngien. — 6. Œsophage. — 7. Trachée.

Fig. 2. — MUSCLES PHARYNGIENS. *Voile du palais.* — 1. Muscle stypharyngien, son insertion à l'apophyse styloïde. — 2. Son insertion inférieure. — 3. Constricteur supérieur du pharynx. — 4. Constricteur inférieur coupé et renversé pour laisser voir l'insertion inférieure du stylo-pharyngien. Le constricteur moyen du même côté a été, dans le même but, totalement enlevé. — 5. Constricteur supérieur du côté droit. — 6. Aponévrose céphalo-pharyngienne. — 7. Muscle péristaphylin interne. — 8. Luette. — 9. Muscle pharyngo-staphylin. — 10. Muscle stylo-pharyngien. — 11. Muqueuse pharyngienne. — 12. Ouverture postérieure des fosses nasales. — 13. Amygdale droite. — 14. Langue. — 15. Epiglotte. — 16. Œsophage. — 17. Trachée.

Fig. 1.

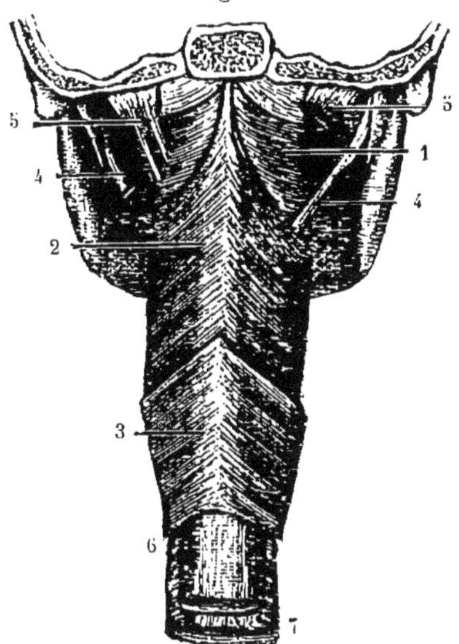

Fig. 2.

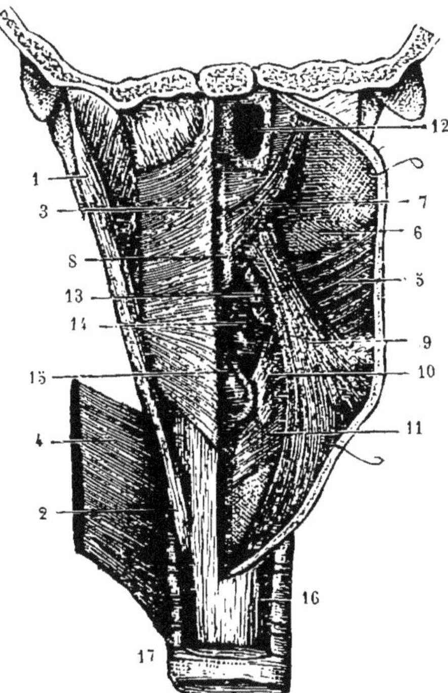

Muscles pharyngiens.

J.-B. Baillière et fils.

PLANCHE XLVI

Muscles profonds du cou.

Fig. 1. — Muscles scalènes. — 1. Muscle grand droit antérieur de la tête. — 2. Muscle long du cou. — 3. Ses faisceaux obliques internes ou supérieurs. — 4. Ses faisceaux longitudinaux ou internes. — 5. Ses faisceaux obliques externes ou inférieurs. — 6-6. Scalène postérieur. — 7. Insertion de son faisceau postérieur à la deuxième côte. — 8. Le scalène postérieur s'insérant par des bandelettes tendineuses aux apophyses transverses des six dernières vertèbres cervicales. — 9. Faisceau antérieur du scalène postérieur prenant insertion sur la première côte. — 10-11. Scalène antérieur. — 12. Petit droit antérieur de la tête. — 13. Droit latéral. — 14. Intertransversaire antérieur du cou.

Fig. 2. — Muscles angulaire de l'omoplate et grand complexus. — 1. Muscle grand complexus. — 2. Interstice fibreux transversal situé entre — 1 — son tiers supérieur et — 3 — ses deux tiers inférieurs. — 3. Portion du même muscle située au-dessous de l'interstice fibreux transversal. — 4. Bandelette fibreuse longitudinale située sur le bord interne du grand complexus et dont l'extrémité inférieure — 6 — reste indépendante. — 5-5. Insertion du même muscle aux apophyses transverses des vertèbres dorsales. — 6. Languette terminale de la bandelette fibreuse longitudinale de ce muscle. — 7. Angulaire de l'omoplate. — 8-8. Insertions de ce muscle aux apophyses transverses des quatre ou cinq premières vertèbres cervicales.

Fig. 3. — Muscles intertransversaires du cou. — 1. Intertransversaire antérieur. — 2. Intertransversaire postérieur.

Fig. 4. — Muscles inter-épineux du cou. — 1. Faisceau gauche du muscle inter-épineux du cou. — 2. Son faisceau droit.

Fig. 5. — 1. Intertransversaire des lombes.

Fig. 1.

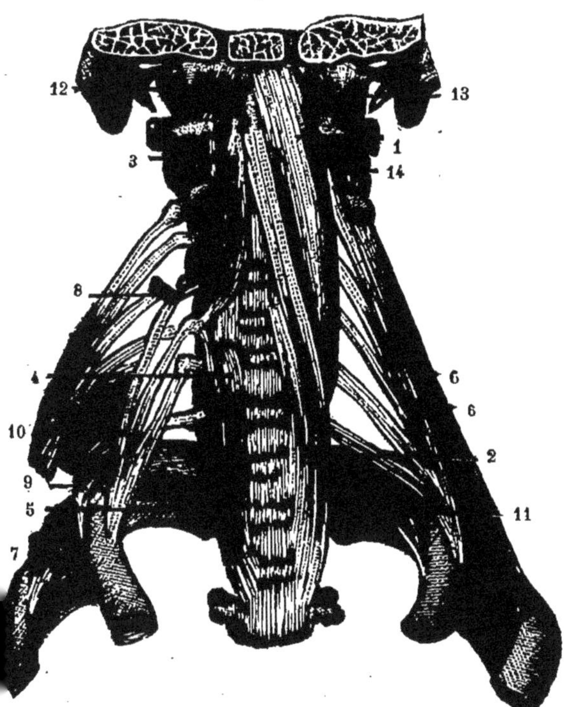

Fig. 2.

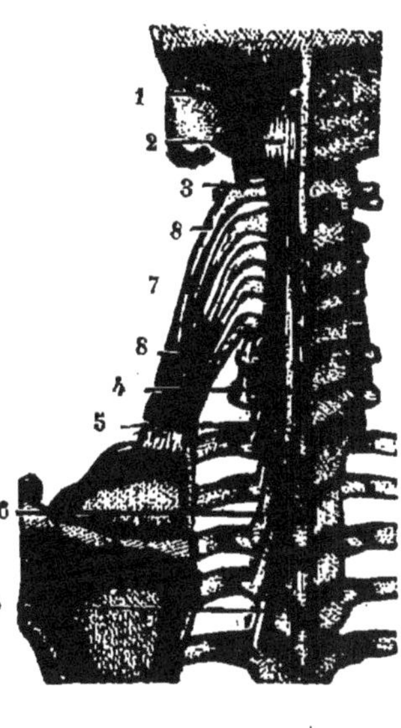

Fig. 3.

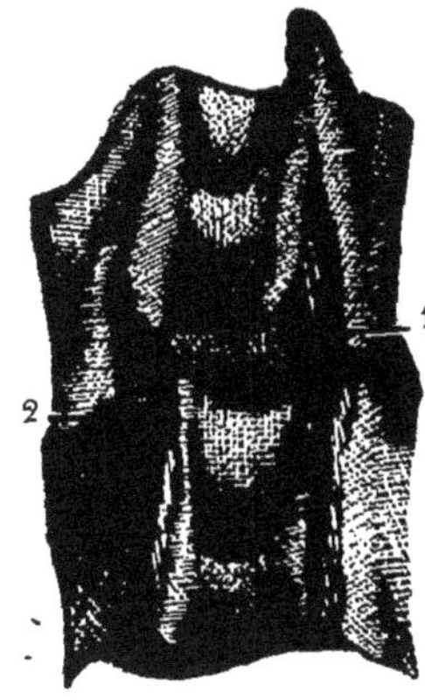

Fig. 4.

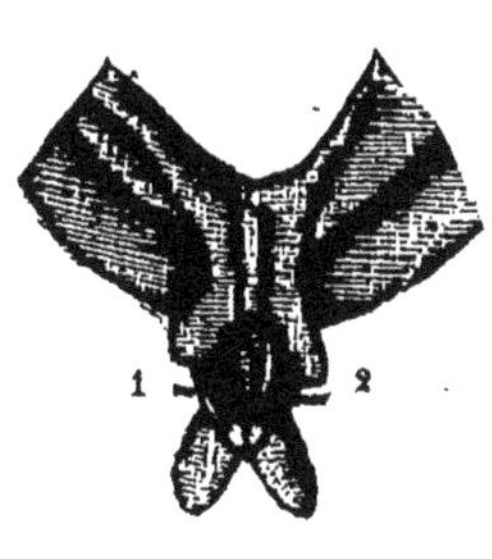

Fig. 5.

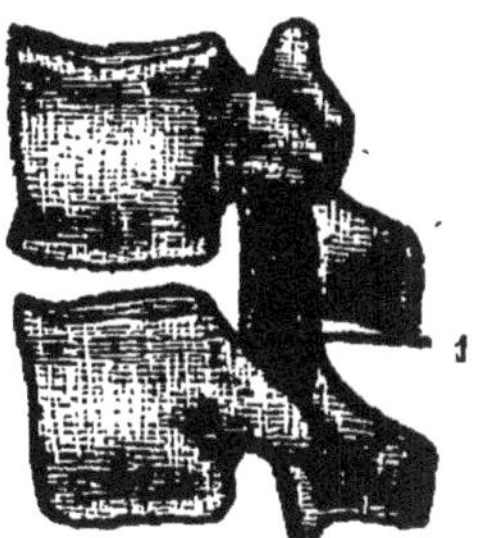

Muscles profonds du cou.

J.-B. Baillière et fils.

PLANCHE XLVII

Aponévroses du cou.

Fig. 1. — COUPE DE L'APONÉVROSE CERVICALE SUPERFICIELLE AFIN DE LAISSER VOIR LE TRIANGLE SUS-CLAVICULAIRE. — 1. Lambeau renversé de l'aponévrose superficielle. — 2. Muscle trapèze. — 3. Muscle sterno-cléido-mastoïdien. — 4. Aponévrose cervicale profonde. — 5. Aponévrose massétérine.

Fig. 2. — COUPE HORIZONTALE DU COU AU NIVEAU DE LA RÉGION SOUS-HYOÏDIENNE. — 1. Peau. — 2. Muscle peaucier. — 3. Veine jugulaire externe. — 4. Aponévrose superficielle. — 5. Muscle sterno-cléido-mastoïdien. — 6. Muscle sterno-hyoïdien. — 7. Muscle thyro-hyoïdien. — 8. Muscle omoplat-hyoïdien. — 9. Colonne fibreuse antérieure. — 10. Epiglotte. — 11. Coupe de la membrane thyro-hyoïdienne. — 12. — Coupe du constricteur supérieur du pharynx. — 13. Muqueuse pharyngienne. — 14. Artère carotide. — 15. Veine jugulaire interne. — 16. Nerf pneumogastrique. — 17. Aponévrose cervicale profonde. — 18. Muscle long du cou. — 19. Grand droit antérieur de la tête. — 20. Scalène antérieur. — 21. Scalène postérieur. — 22. Tronc de l'artère vertébrale et apophyse transverse de la vertèbre cervicale. — 23. Gouttière vertébrale, muscles transversaires-épineux. — 24. Petit complexus. — 25. Grand complexus. — 26. Muscle angulaire de l'omoplate. — 27. Muscle splénius. — 28. Trapèze.

Fig. 1.

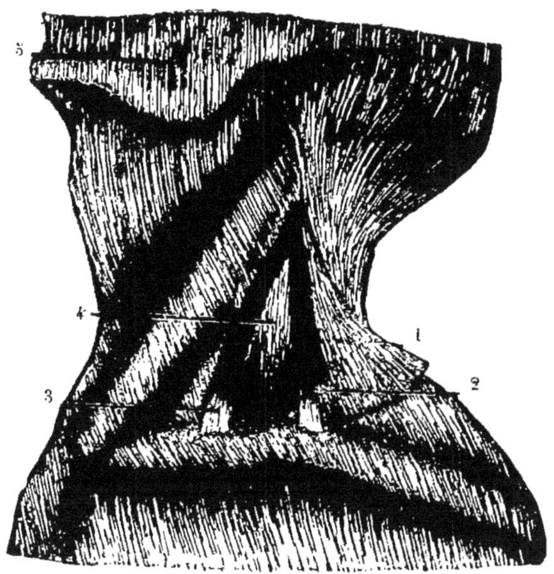

Fig. 2.

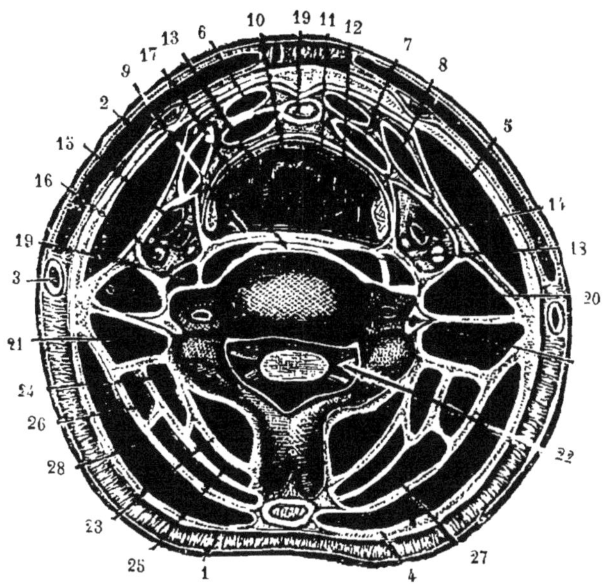

Aponévroses du cou.

J.-B. Baillière et fils.

PLANCHE XLVIII

Région latérale du tronc, couche superficielle.

Fig. 1. — 1. Muscle grand oblique de l'abdomen. — 2. Grand pectoral. — 3. Trapèze. — 4. Grand dorsal. — 5. Grand dentelé. — 6. Peaucier. — 7. Sterno-cléido-mastoïdien. — 8. Sous-épineux. — 9. Petit rond. — 10. Grand rond. — 11. Grand fessier. — 12. Tenseur du fascia-lata. — 13. Deltoïde.

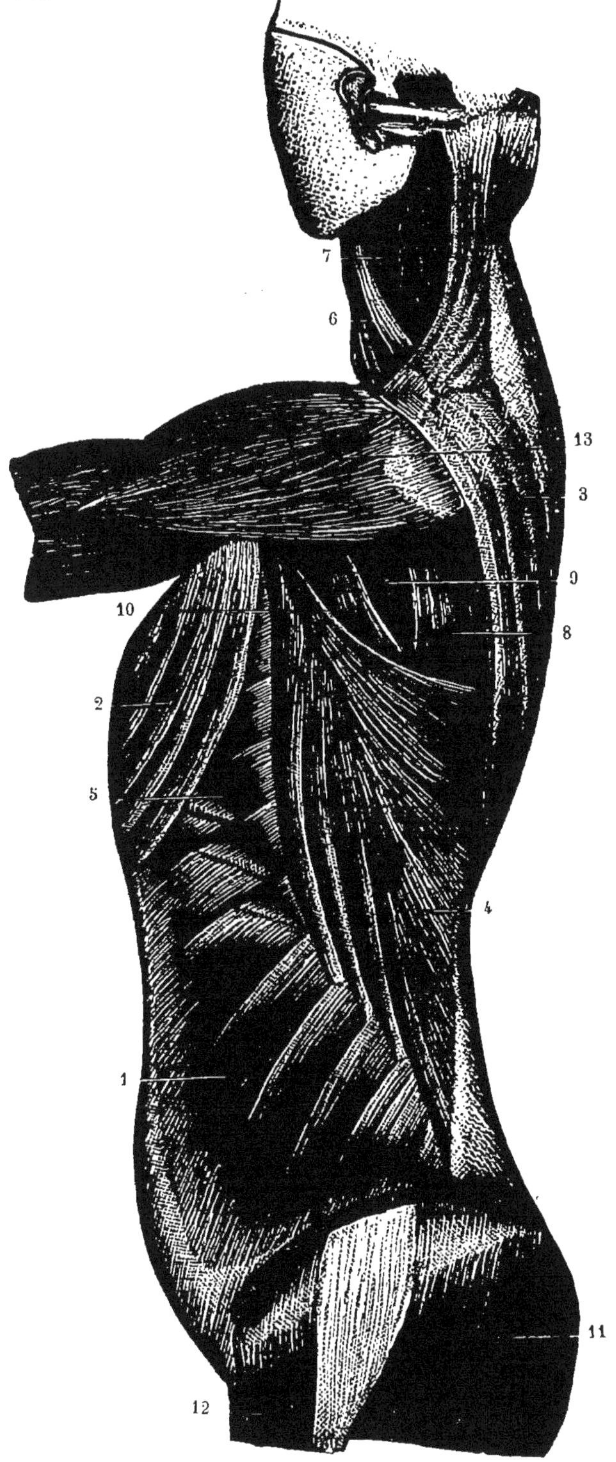

Muscles de la région latérale du tronc, couche superficielle.

J.-B. Baillière et fils.

PLANCHE XLIX

Muscles superficiels des régions dorsale et lombaire.

Fig. 1. — 1. Trapèze. — 2. Aponévrose par laquelle il s'insère aux apophyses épineuses du dos, du cou, ainsi qu'au ligament cervical postérieur. — 3. Aponévrose par laquelle il s'attache à l'épine de l'omoplate. — 4. Grand dorsal. — 5. Le même coupé pour laisser voir les digitations du petit dentelé inférieur. — 6. Aponévrose lombo-sacrée. — 7. Grand complexus. — 8-8. Ligament cervical postérieur. — 9. Splénius de la tête. — 10. Muscle angulaire de l'omoplate. — 11. Petit dentelé supérieur. — 12. Rhumboïde. — 13. Sus-épineux. — 14. Sous-épineux. — 15. Petit rond. — 16-16. Grand rond. — 17. Grand dentelé. — 18. Petit dentelé inférieur. — 19. Intercostaux externes. — 20. Grand oblique de l'abdomen. — 21. Portion moyenne ou acromiale du deltoïde. — 22. Sa portion antérieure ou claviculaire. — 23-23. Sa portion postérieure ou spinale. — 24. Muscle grand fessier.

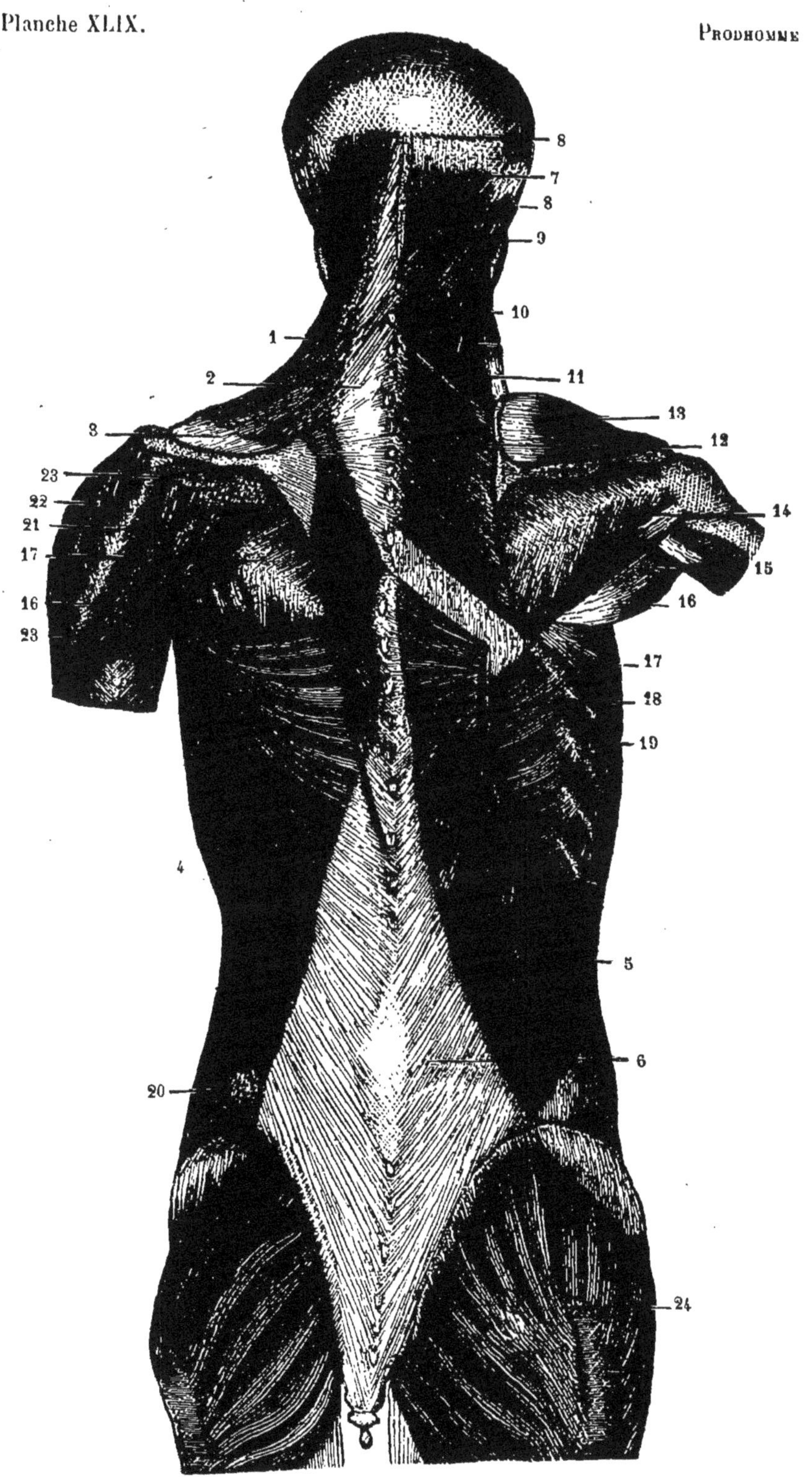

Muscles superficiels des régions dorsale et lombaire.

J.-B. Baillière et fils.

PLANCHE L

Muscles profonds de la région lombo-dorsale.

Fig. 1. — 1. Splénius de la tête. — 2. Section du splénius de la tête et du grand complexus pour laisser voir les insertions du splénius du cou. — 3. Splénius du cou. — 4. Ligament cervical postérieur. — 5. Grand complexus. — 6. Petit dentelé supérieur. — 7. Petit dentelé inférieur. L'aponévrose qui unit les petits dentelés supérieur et inférieur a été coupée en partie et enlevée à sa partie externe pour laisser voir les faisceaux de renforcement du sacro-lombaire. — 8. Sacro-lombaire, son faisceau inférieur. — 9. Ses faisceaux de renforcement. — 10. Attache inférieure de ces faisceaux. — 11-11. Leurs insertions supérieures. — 12-12. Aponévrose spinale. — 12'. La même coupée pour laisser voir les insertions du carré des lombes. — 13. Insertion du long dorsal aux apophyses épineuses des trois premières vertèbres lombaires. — 14. Faisceaux de terminaison internes superficiels de ce muscle s'attachant aux apophyses épineuses des vertèbres dorsales. — 15-15. Faisceaux de terminaison externes s'attachant aux côtes. — 16-16. Faisceaux de terminaison internes profonds, s'attachant aux apophyses transverses. — 17. Muscle transverse de l'abdomen coupé pour laisser voir les insertions du carré des lombes. — 18. Muscle carré des lombes. — 19. Petit oblique dont l'aponévrose a été coupée et enlevée pour laisser voir le sacro-lombaire.

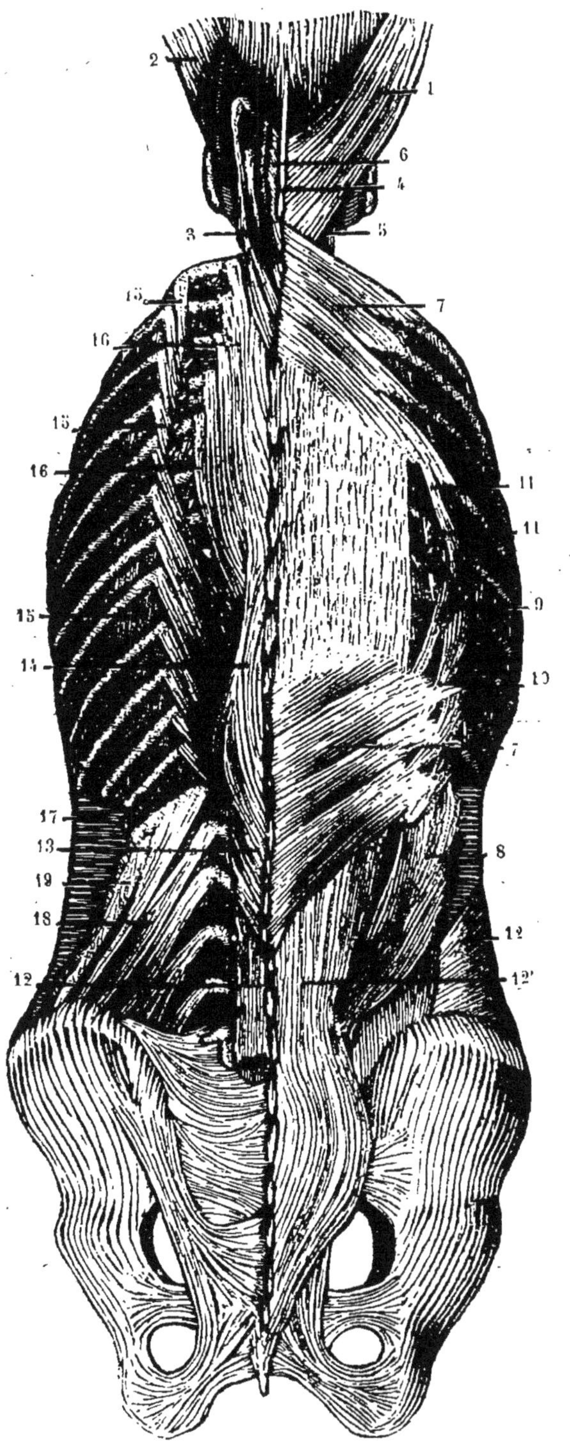

Muscles profonds de la région lombo-dorsale.

J.-B. Baillière et fils.

PLANCHE LI

Muscles de la région postérieure du tronc. Couche profonde.

Fig. 1. — 1. Muscle transversaire du cou. — 2. Grand droit postérieur de la tête. — 3. Petit droit postérieur de la tête. — 4. Grand oblique ou oblique inférieur de la tête. — 5. Petit oblique ou oblique supérieur de la tête. — 6. Inter-épineux du cou. — 7. Muscle sacro-lombaire. — 8. Long dorsal. — 9-9. Transversaire épineux du cou, du dos, des lombes. — 10. Petit complexus. — 11. Digitations tendineuses de ce muscle par lesquelles il s'insère aux apophyses transverses des quatre dernières vertèbres cervicales.— 12-12. Aponévrose commune des muscles spinaux. — 13-13. Bandelette aponévrotique par laquelle le sacro-lombaire s'attache à l'angle de la côte. — 14. Surcostaux. — 15. Intercostaux externes. — 16. Grand oblique de l'abdomen. — 17. Petit oblique. — 18-18. Transverse de l'abdomen. — 19. Ligament sacro-coccygien. — 20. Grand ligament sacro-sciatique. — 21. Petit ligament sacro-sciatique.

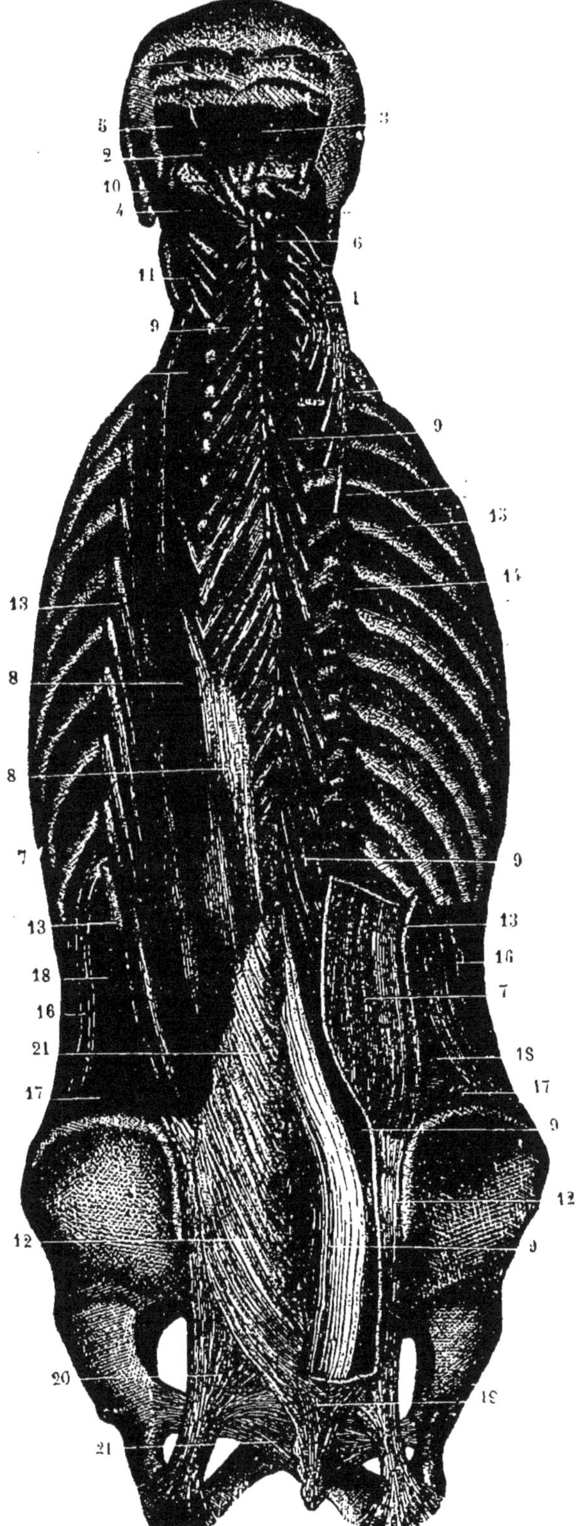

Muscles de la région postérieure du tronc, couche profonde.

J.-B. Baillière et fils.

PLANCHE LII

Région antérieure du tronc.

Fig. 1. — 1. Grand pectoral, portion de ce muscle qui s'insère à la clavicule. — 2. Portion de ce même muscle qui s'insère au sternum. — 3. Tendon du grand pectoral s'attachant à la lèvre externe de la gouttière bicipitale. — 4. Petit pectoral, son insertion au sommet de l'apophyse coracoïde. — 5-5-5. Languettes par lesquelles le petit pectoral s'attache au bord supérieur et à la face externe des troisième, quatrième et cinquième côtes. — 6. Muscle sous-clavier. — 7. Tendon du grand dorsal. — 8. Tendon du grand pectoral. — 9. Intercostaux externes. — 10. Intercostaux internes. — 11. Muscle grand oblique de l'abdomen. — 12. Gaine aponévrotique du droit abdominal. — 13. Droit de l'abdomen. — 14. Intersections aponévrotiques que l'on remarque à la face antérieure de ce muscle. — 15. Aponévrose du transverse de l'abdomen. — 16. Muscle pyramidal. — 17. Muscle transverse de l'abdomen. — 18. Fascia transversalis. — 19. Ligne blanche. — 20. Digitations du grand dentelé. — 21. Muscle obturateur externe.

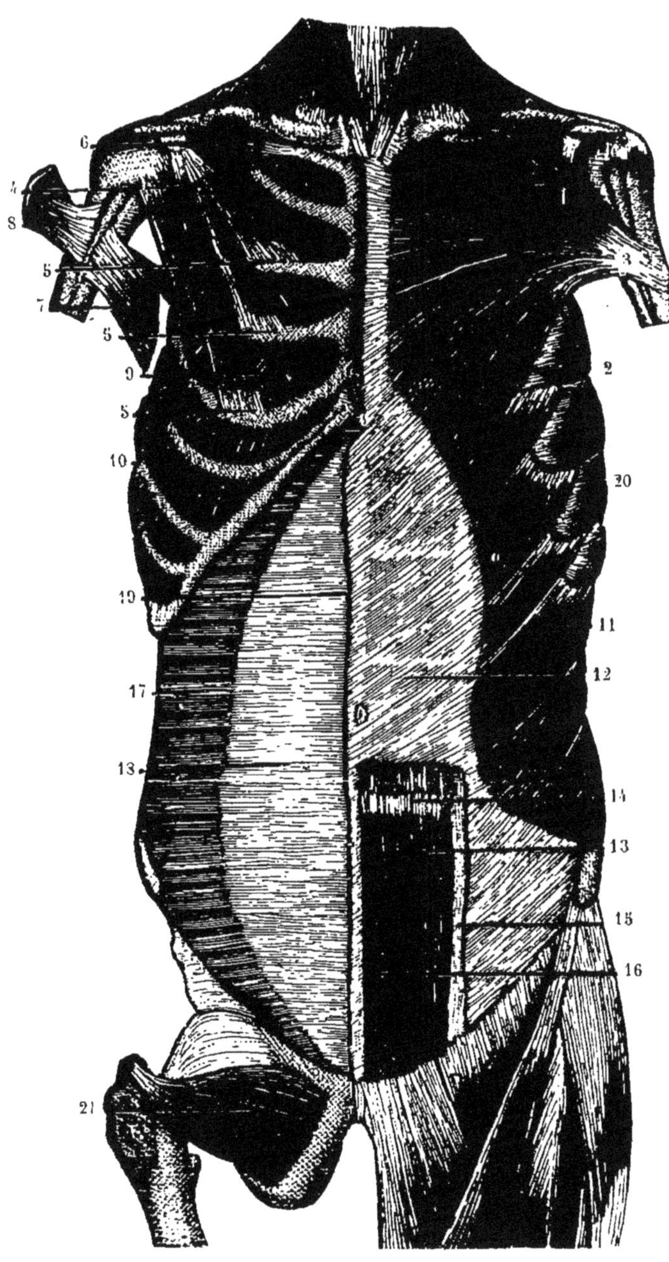

Région antérieure du tronc.

J.-B. Baillière et fils.

PLANCHE LIII

Muscles profonds de la région antérieure du tronc.

Fig. 1. — 1. Muscle grand droit de l'abdomen. — 2. Petit oblique de l'abdomen. — 3-4-5. Petit pectoral. — 6. Sous-clavier. — 7. Grand dentelé. — 8. Intercostaux internes. — 9. Intercostaux externes. — 10. Le trapèze coupé pour laisser voir les insertions de 16, la portion supérieure du grand dentelé. — 11. Apophyse coracoïde. — 12. Gouttière bicipitale. — 13. Grand rond. — 14. Grand dorsal. — 15. Son bord antérieur. — 16. Portion supérieure du grand dentelé. — 17-17. Sous-scapulaire. — 18. Section de la gaine aponévrotique du muscle grand droit abdominal. — 19. Epine iliaque antérieure et supérieure. — 20. Symphyse pubienne et ligament suspenseur de la verge. — 21. Muscle obturateur externe. — 22. Carré des lombes. — 23. Grand psoas. — 24. Petit psoas. — 25. Muscle iliaque. — 26. Tendons des muscles psoas et iliaque allant s'insérer au petit trochanter.

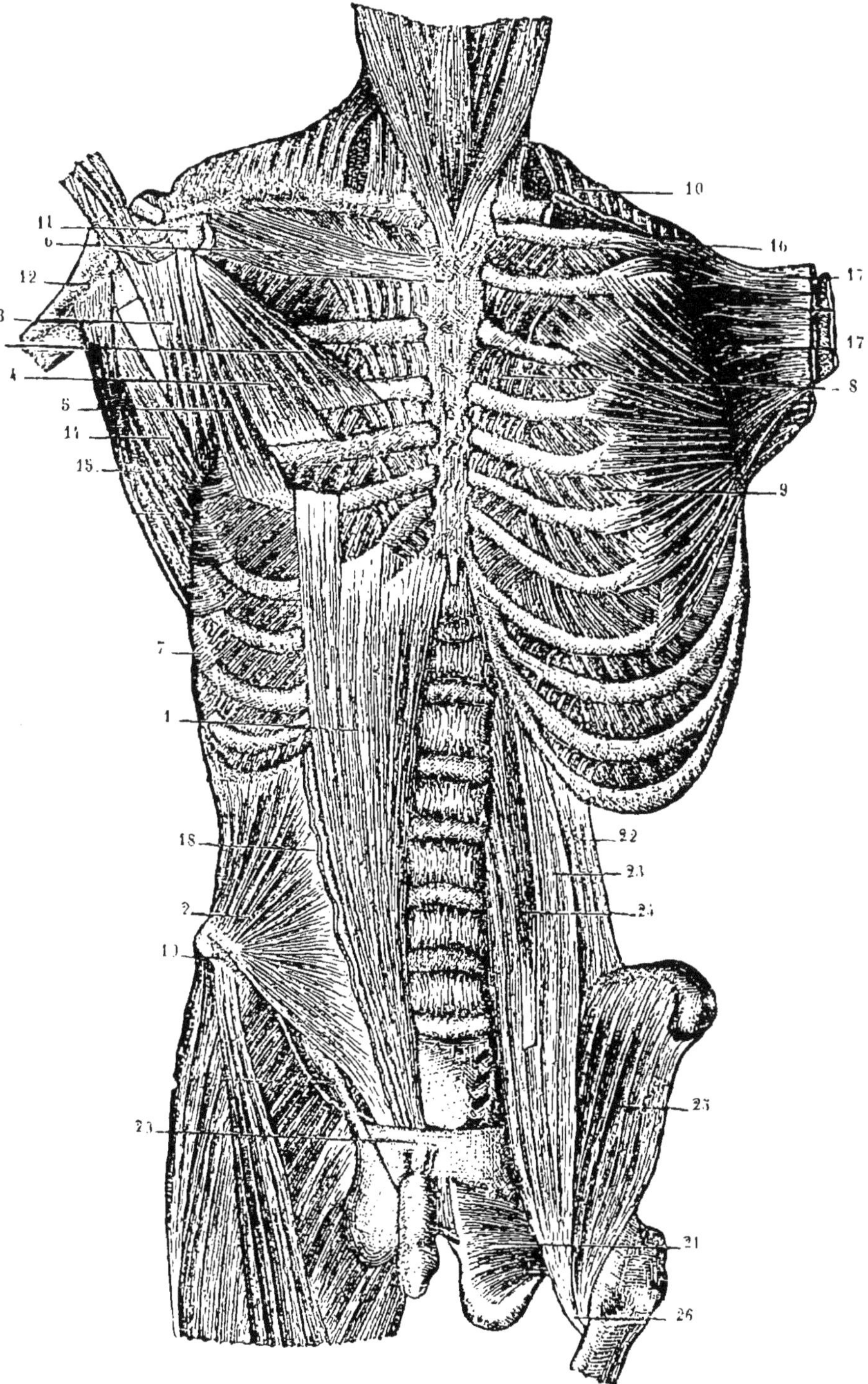

Muscles profonds de la région antérieure du tronc.

J.-B. Baillière et fils.

PLANCHE LIV

Région thoracique latérale, couche profonde. Triangulaire du sternum.

Fig. 1. — Région thoracique latérale. *Couche profonde.* — 1-2. Muscle grand dentelé, portion moyenne s'unissant d'une part à la seconde côte, de l'autre au bord spinal de l'omoplate. — c. Portion inférieure s'insérant, d'une part, aux côtes moyennes, de l'autre à l'angle inférieur de l'omoplate. — 4-5. Portion supérieure allant de la première et de la seconde côte à l'angle supérieur de l'omoplate. — 6. Muscles intercostaux externes. — 7. Muscles intercostaux internes. — 8. Muscle sous-scapulaire. — 9. Muscle grand rond.

Fig. 2. — Triangulaire du sternum. — 1-2-3. Triangulaire du sternum, languettes par lesquelles ce muscle s'insère à la face interne des sixième, cinquième, quatrième et troisième cartilages costaux. — 4. Appendice xiphoïde. — 5-6. Faisceaux charnus du diaphragme s'unissant à l'appendice xiphoïde. — 7. Diaphragme. — 8. Centre aponévrotique. — 9. Muscles intercostaux internes. — 10. Sterno-hyoïdien. — 11. Sterno-thyro-hyoïdien. — 12. Ligament sterno-claviculaire postérieur. — 13. Muscles intercostaux externes.

Fig. 1.

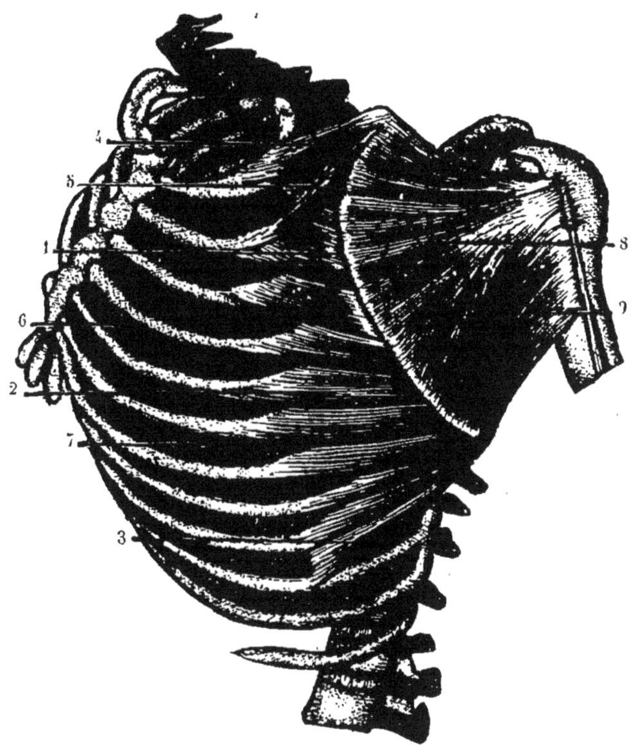

Fig. 2

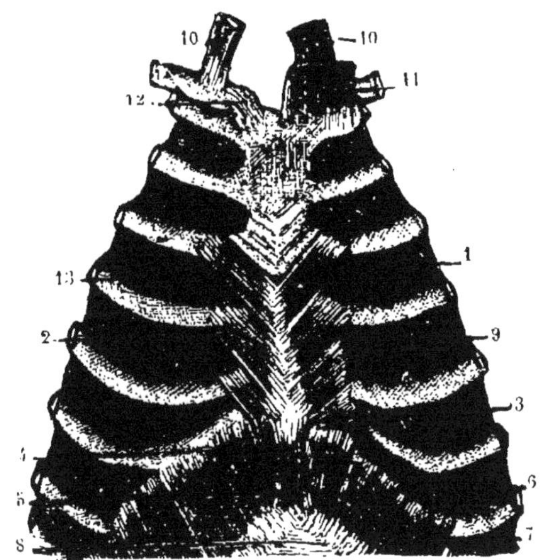

Région thoracique latérale, couche profonde.
Triangulaire du sternum.

J.-B. Baillière et fils.

PLANCHE LV

Diaphragme.

Fig. 1. — 1. Diaphragme, fibres charnues. — 2. Centre aponévrotique, foliole moyenne. — 3. Foliole droite. — 4. Foliole gauche. — 5. Pilier droit. — 6. Pilier gauche. — 7. Espace limité par les deux faisceaux 8 et 9 des piliers et donnant passage au nerf splanchnique. — 8. Faisceau du pilier droit passant au pilier gauche. — 9. Faisceau du pilier gauche passant au pilier droit. — 10. Veine cave inférieure. — 11. Œsophage. — 12. Aorte. — 13. Espace triangulaire que limitent les deux faisceaux qui s'attachent à l'appendice xiphoïde. — 14. Arcade aponévrotique formée par le feuillet antérieur du muscle transverse. — 15. La même en partie enlevée pour laisser voir : — 16 Le muscle carré des lombes. — 17. Insertion de ce muscle à la douzième côte. — 18. Muscle intertransversaire des lombes. — 19. Petit psoas. — 19. Grand psoas. — 20-20. Interstices situés entre les attaches vertébrales du psoas et destinés au passage des vaisseaux. — 21. Extrémité inférieure du muscle psoas dont le tendon se confond avec celui du muscle iliaque pour s'attacher au petit trochanter. — 22. Muscle iliaque. — 23. Attache des tendons du psoas et de l'iliaque au petit trochanter. — 24. Obturateur externe.

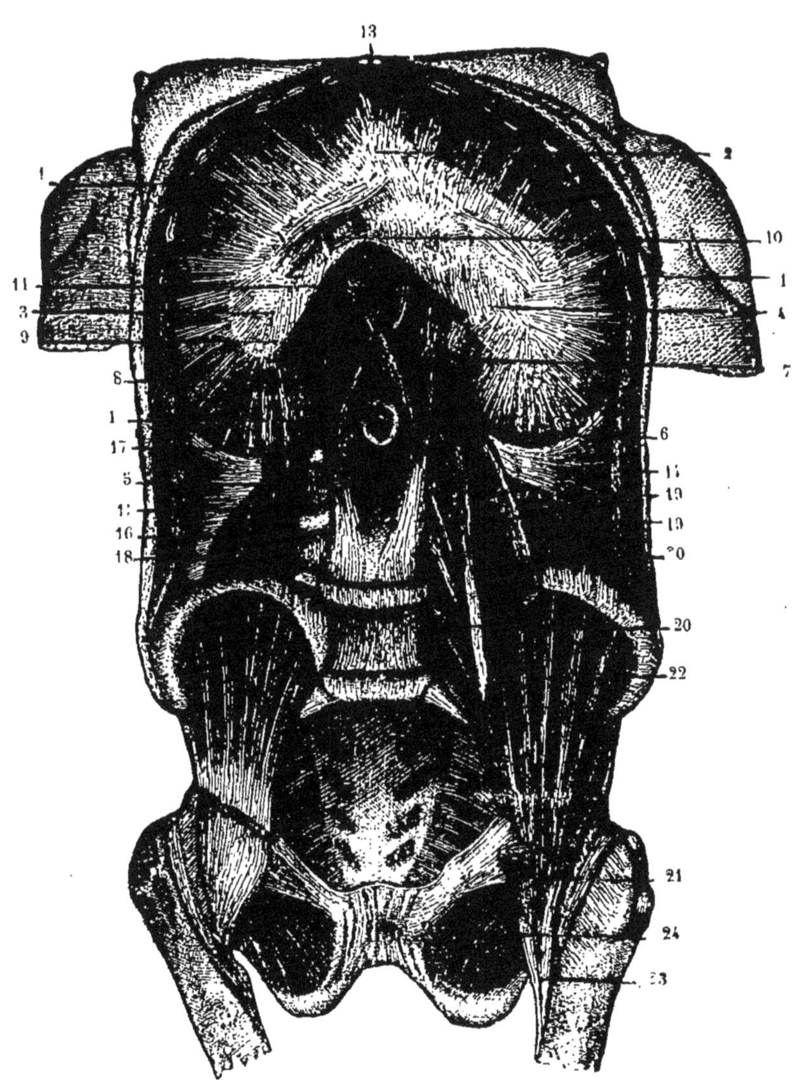

Diaphragme

J.-B. Baillière et fils.

PLANCHE LVI

Muscles de la région périnéale.

Fig. 1. — Région périnéale superficielle. (*Homme.*) — 1. Canal de l'urètre. — 2. Corps caverneux. — 3. Aponévrose moyenne du périnée. — 4. Muscle bulbo-caverneux. — 5. Muscle ischio-caverneux. — 6. Muscle transverse du périnée. — 7. Releveur de l'anus. — 8. Ischio-coccygien. — 9. Sphincter externe de l'anus. — 10. Grand ligament sacro-sciatique.

Fig. 2. — Région périnéale superficielle. (*Femme.*) — 1. Vulve. — 2. Clitoris. — 3. Méat urinaire. — 4. Muscle constricteur de la vulve. — 5. Ischio-caverneux. — 6. Transverse du périnée. — 7. Releveur de l'anus. — 8. Ischio-coccygien. — 9. Sphincter externe de l'anus. — 10. Grand ligament sacro-sciatique.

Fig. 3. — Région périnéale profonde. (*Homme.*) — 1-1. Canal de l'urètre. — 2. Corps caverneux sectionnés à leur passage sous les pubis. — 3. Muscle de Wilson. — 4. Muscle de Guthrie ou transverse profond du périnée. — 5. Bulbo-caverneux. — 6. Transverse superficiel du périnée. — 7. Releveur de l'anus. — 8. Ischio-coccygien. — 9. Sphincter externe de l'anus.

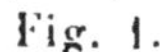
Fig. 1.

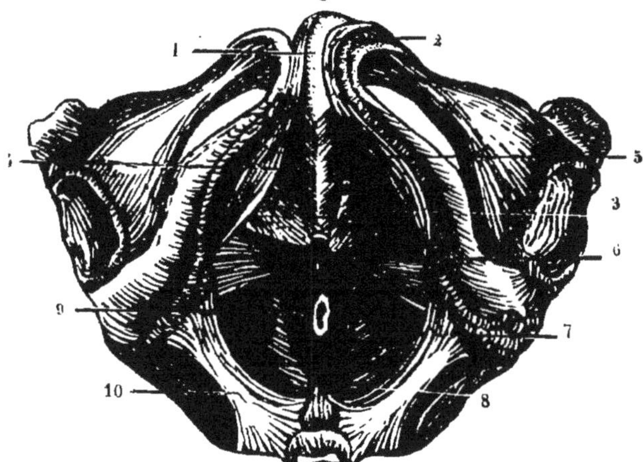

Fig. 2.

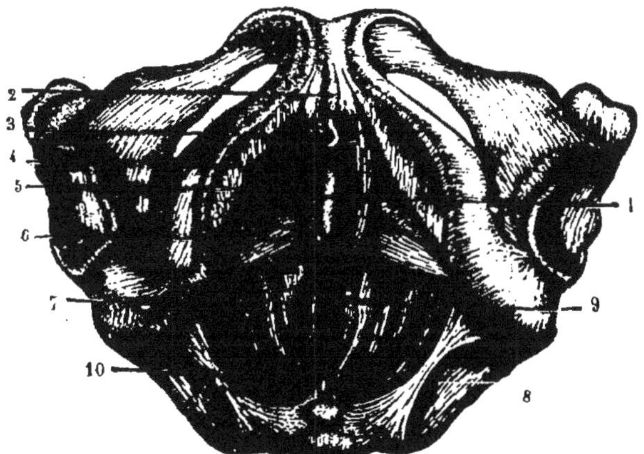

Fig. 3.

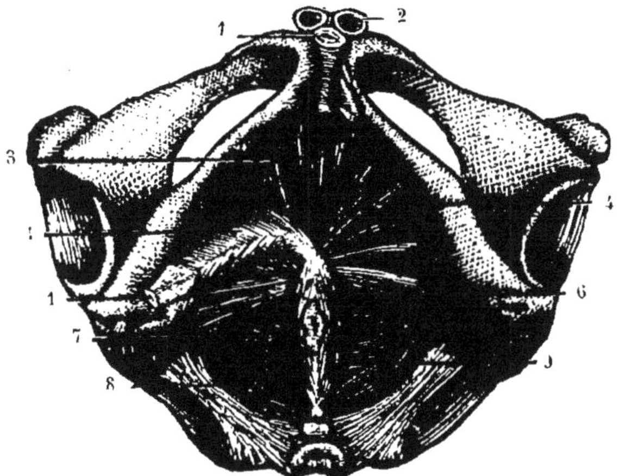

Muscles de la région périnéale.

J.-B. Baillière et fils.

PLANCHE LVII

Aponévroses de l'abdomen. Canal inguinal. Arcade crurale.

Fig. 1. — APONÉVROSES DE L'ABDOMEN. *Canal inguinal.* — 1. Enveloppe fibreuse du grand droit de l'abdomen. — 2. Fascia transversalis. — 3. Paroi antérieure du canal inguinal formée par l'aponévrose du : — 4. Prolongement aponévrotique que le fascia transversalis envoie au devant du ligament de Gimbernat. — 5. Grand oblique de l'abdomen. — 6. Petit oblique. — 7. Orifice interne du canal inguinal. — 8. Orifice externe du même canal. — 9. Gaine du psoas; elle a été en partie enlevée pour laisser voir le nerf crural. — 10. Psoas. — 11. Nerf crural. — 12. Artère fémorale. — 13. Veine fémorale. — 14. Veine saphène. — 15. Muscle psoas. — 16. Tendons réunis du psoas et de l'iliaque à leur insertion au petit trochanter.

Fig. 2. — ANNEAU CRURAL. — 1. Ligne blanche. — 2. Fascia transversalis. — 3. Bandelette iléo-pectinée. — 4. Ligament de Gimbernat. — 5. Fascia cribriformis. — 6. Veine saphène à son passage à travers le fascia cribriformis. — 7-8-9-10. Muscle psoas, vaisseaux et nerfs cruraux à leur passage dans l'anneau crural. — 11. Muscle pectiné.

Fig. 1.

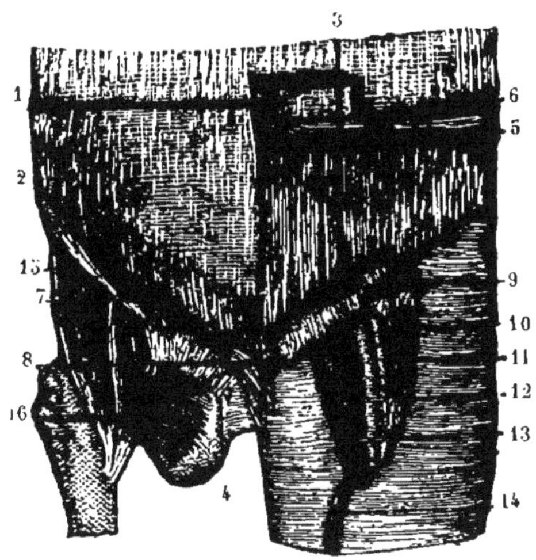

Fig. 2.

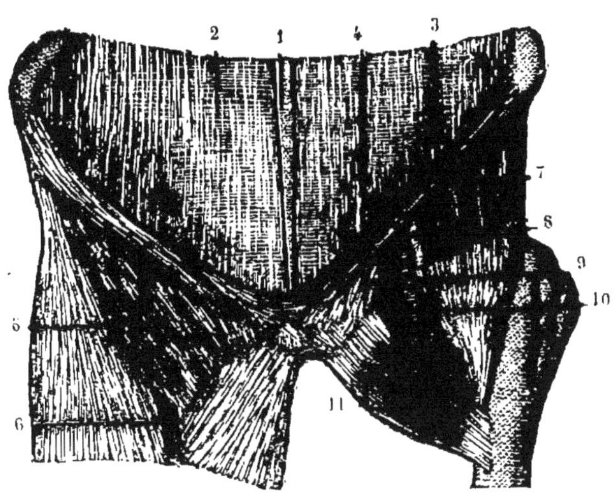

Aponévroses de l'abdomen. Canal inguinal. Arcade crurale.

J.-B. Baillière et fils.

PLANCHE LVIII

Muscles de l'épaule et du bras.

Fig. 1. — MUSCLES DE L'ÉPAULE. — 1. Deltoïde, portion acromiale. — 2. Portion spinale. — 3. Portion claviculaire. — 4. Brachial antérieur. — 5. Triceps brachial. — 6. Biceps brachial. — 7. Trapèze. — 8. Acromion.

Fig. 2. — MUSCLES DE L'ÉPAULE. — 1. Muscle sus-épineux. — 2. Sous-épineux. — 3. Epine de l'omoplate. — 4. Muscle grand rond. — 5. Petit rond. — 6. Tendon du grand pectoral. — 7. Tendon du grand dorsal.

Fig. 3. — MUSCLES DU BRAS. — 1-1. Portion externe du triceps brachial. — 2. Longue portion du même muscle. — 3. Son insertion au bord axillaire de l'omoplate. — 4. Portion interne du biceps brachial. — 5. Biceps. — 6. Brachial antérieur. — 7. Long supinateur. — 8. Premier radial externe. — 9. Olécrâne.

Fig. 1.

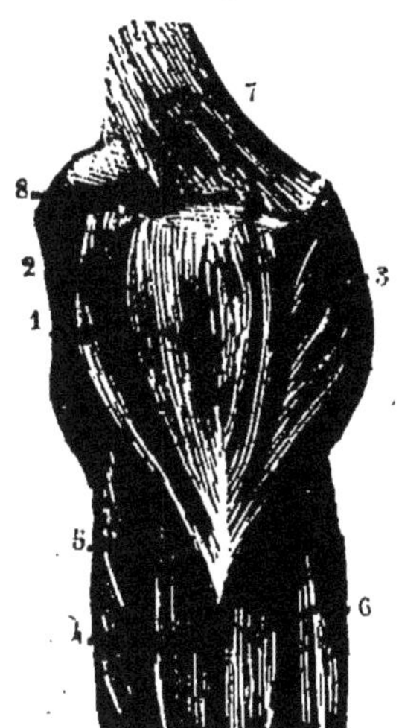

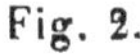
Fig. 2.

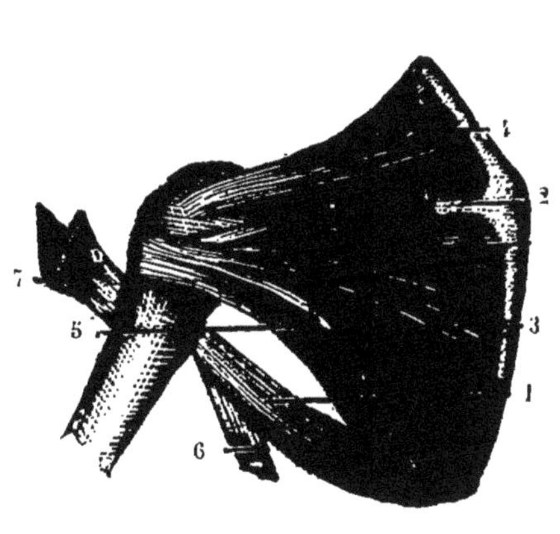

Fig. 3.

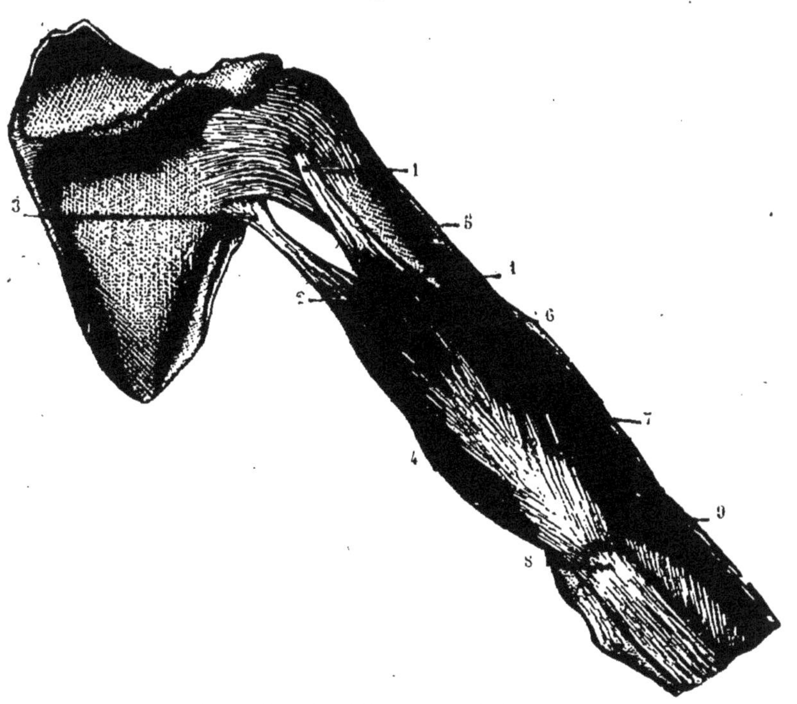

Muscles de l'épaule et du bras.

J.-B. Baillière et fils.

PLANCHE LIX

Muscles de l'épaule et du bras.

Fig. 1. — SOUS-SCAPULAIRE ET BICEPS BRACHIAL. — 1. Muscle sous-scapulaire. — 2. Muscle grand rond. — 3. Biceps brachial. — 4. Sa courte portion. — 5. Sa longue portion. — 6. Expansion aponévrotique partant du : — 7. Tendon du biceps brachial. — 8. Muscle coraco-huméral. — 9. Longue portion du triceps brachial. — 10. Portion interne du même muscle. — 11. Brachial antérieur. — 12. Tendon du grand pectoral.

Fig. 2. — BRACHIAL ANTÉRIEUR ET CORACO-HUMÉRAL. — 1. Muscle coraco-huméral. — 2. Courte portion du biceps. — 3. Tendons de ces deux muscles prenant insertion à l'apophyse coracoïde. — 4. Gouttière bicipitale. — 5. Empreinte deltoïdienne. — 6. Brachial antérieur. — 7. Son insertion inférieure au-dessous de l'apophyse coronoïde du cubitus.

Fig. 1.

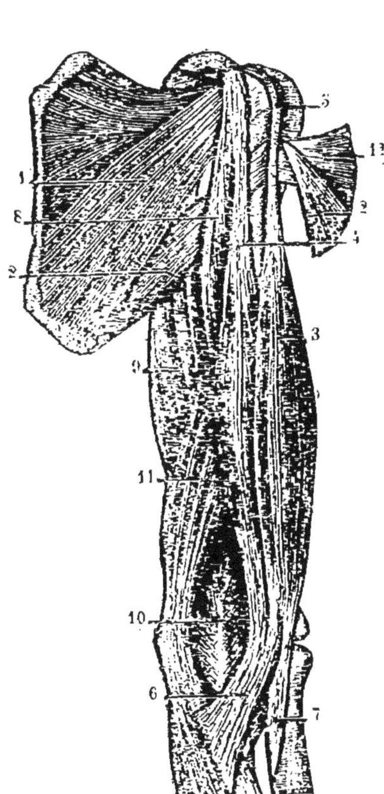

Fig. 2.

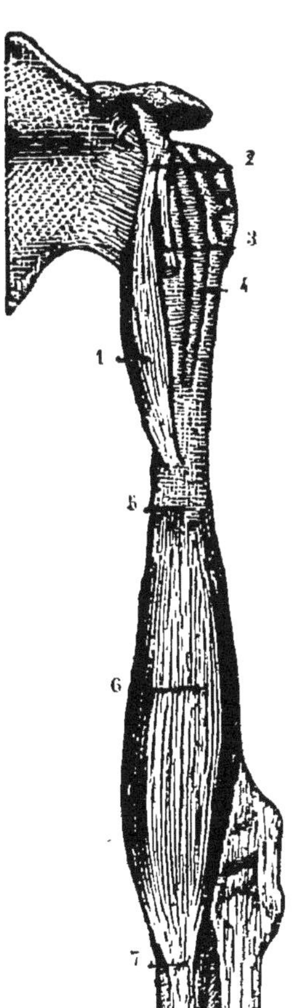

Muscles de l'épaule et du bras.

J.-B. Baillière et fils.

PLANCHE LX

Muscles de l'avant-bras, région antérieure.

Fig. 1 — Muscles de l'avant-bras. *Couche superficielle.* — 1. Biceps brachial. — 2. Tendon de ce muscle s'attachant à la tubérosité bicipitale du radius. — 3. Expansion fibreuse du tendon du biceps. — 4. Le triceps brachial. — 5. Brachial antérieur. — 6. Long supinateur. — 7. Grand pronateur. — 8. Grand palmaire. — 9. Palmaire grêle. — 10. Son extrémité inférieure se confondant avec l'aponévrose palmaire. — 11. Cubital antérieur. — 12. Fléchisseur superficiel des doigts. — 13. Long fléchisseur du pouce. — 14. Long abducteur du pouce. — 15. Attache inférieure de ce muscle. — 16. Court abducteur du pouce. — 17. Court fléchisseur du petit doigt. — 18. Abducteur du petit doigt. — 19. Muscles lombricaux. — 20. Tendon du fléchisseur superficiel des doigts. — 21. Tendon du fléchisseur profond. — 22. Long fléchisseur du pouce. — 23. Ligament annulaire du carpe.

Fig. 2. — Muscles de l'avant-bras. *Couche profonde.* — 1. Fléchisseur superficiel des doigts. — 2. Insertion supérieure de ce muscle. — 3. Arcade fibreuse formée par le tendon de ce muscle et sous laquelle passe l'artère cubitale. — 4. Tendon du long fléchisseur superficiel des doigts. — 5. Tendon du fléchisseur profond. — 6-6. Muscles lombricaux. — 7. Cubital antérieur. — 8. Adducteur du petit doigt. — 9. Court fléchisseur du petit doigt. — 10. Opposant du petit doigt. — 11. Long fléchisseur du pouce. — 12. Tendon de ce muscle allant s'insérer à la seconde phalange du pouce. — 13. Premier métacarpien. — 14. Adducteur du pouce. — 15. Court supinateur. — 16. Carré pronateur.

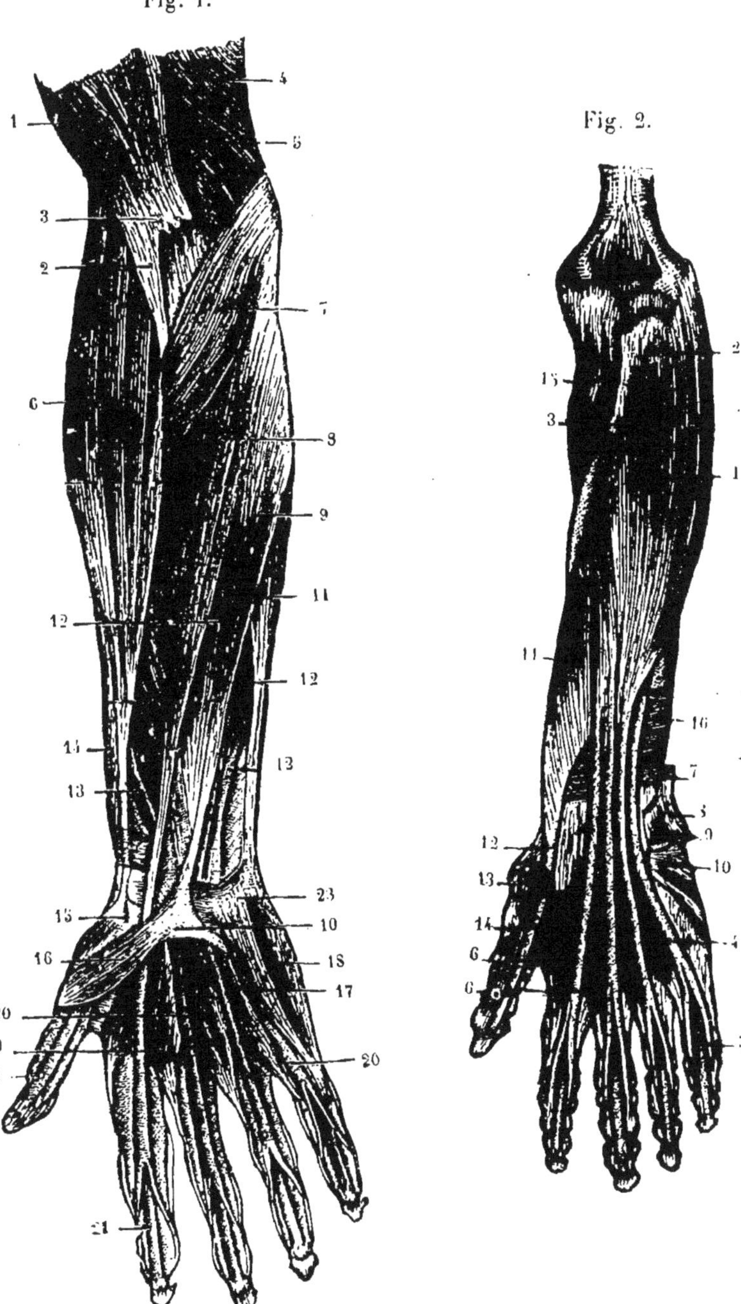

Muscles de l'avant-bras.

J.-B. Baillière et fils.

PLANCHE LXI

Muscles de l'avant-bras.

Fig. 1. — Muscles de la région antérieure de l'avant-bras. *Couche profonde.* — 1. Fléchisseur profond des doigts. — 2. Son insertion supérieure. — 3-3. Tendon de ce muscle. — 4. Long fléchisseur propre du pouce. — 5-5. Son tendon. — 6. Muscles lombricaux. — 7. Court abducteur du pouce. — 8. Abducteur du petit doigt. — 9. Court fléchisseur du petit doigt.

Fig. 2. — Muscles de la région postérieure de l'avant-bras. *Couche superficielle.* — 1-1. Long extenseur commun des doigts. — 2. Tendon de ce muscle s'attachant à la deuxième et à la troisième phalange. — 3. Point d'insertion de ce tendon à la deuxième phalange. — 4. Tendon de l'extenseur propre du petit doigt. — 5. Son insertion à la seconde phalange. — 6. Tendon de l'extenseur propre de l'index. — 7. Tendon de l'extenseur commun allant au petit doigt et se confondant inférieurement avec celui de l'extenseur propre. — 8-8. Long extenseur du pouce. — 9. Cubital postérieur. — 10. Son insertion au cinquième métacarpien. — 11. Cubital antérieur. — 12-12. Premier radial externe s'attachant au deuxième métacarpien. — 13. Anconé. — 14-14. Second radial externe s'attachant au troisième métacarpien. — 15-15. Court extenseur du pouce. — 16. Long supinateur. — 17. Triceps brachial. — 18. Ligament annulaire du carpe. — 19. Premier interosseux dorsal.

Fig. 1.

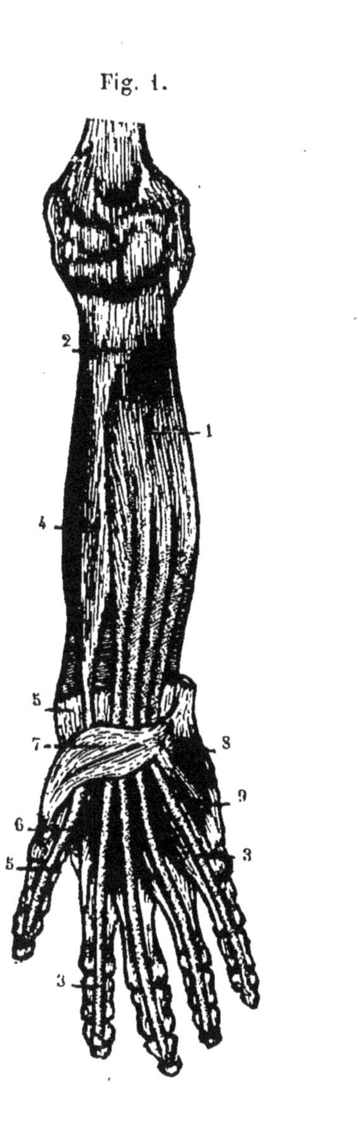

Fig. 2.

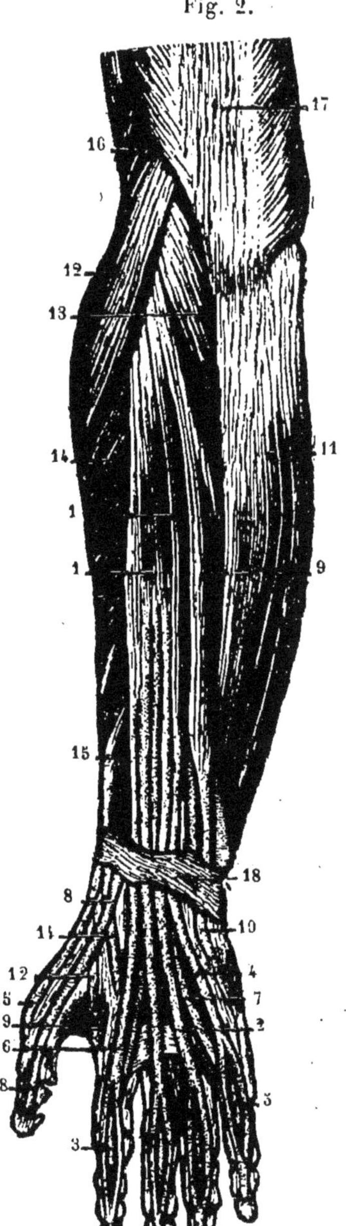

Muscles de l'avant-bras.

J.-B. Baillière et fils.

PLANCHE LXII

Muscles des régions interne et postérieure de l'avant-bras.

Fig. 1. — MUSCLES DE LA RÉGION POSTÉRIEURE DE L'AVANT-BRAS. *Couche profonde.* — 1. Long extenseur du pouce. — 2. Court extenseur du pouce. — 3. Tendons de ces deux muscles. — 4. Long abducteur du pouce. — 5. Extenseur propre de l'index. — 6. Tendon de ce muscle se confondant inférieurement avec celui de l'extenseur commun. — 7. Tendon de l'extenseur propre du petit doigt se confondant inférieurement avec celui de l'extenseur commun. — 8. Tendon de l'extenseur commun. — 9. Long fléchisseur commun des doigts. — 10. Cubital antérieur. — 11. Tendon commun des muscles superficiels qui s'attachent à l'épitrochlée. — 12. Anconé. — 13. Court supinateur. — 14. Tendon du second radial externe. — 15. Tendon du premier radial externe. — 16. Interosseux.

Fig. 2. — MUSCLES DE LA RÉGION ANTI-BRACHIALE EXTERNE. — 1. Long supinateur. — 2. Son insertion inférieure au-dessus de l'apophyse styloïde du radius. — 3. Premier radial externe. — 4. Son insertion inférieure à l'extrémité supérieure du troisième métacarpien. — 5. Second radial externe. — 6. Son insertion inférieure à l'extrémité supérieure du troisième métacarpien. — 7. Cubital postérieur. — 8. Son insertion supérieure. — 9. Triceps brachial. — 10. Son insertion à l'olécrâne.

Fig. 1.

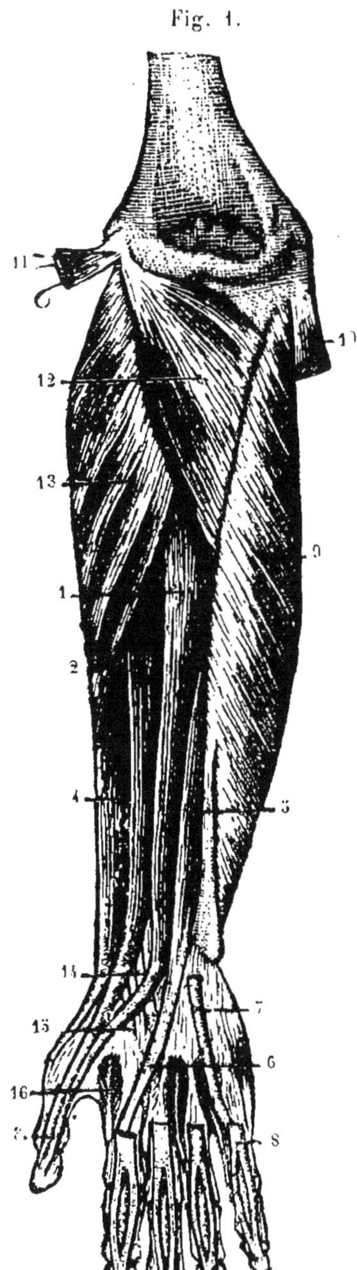

Fig. 2.

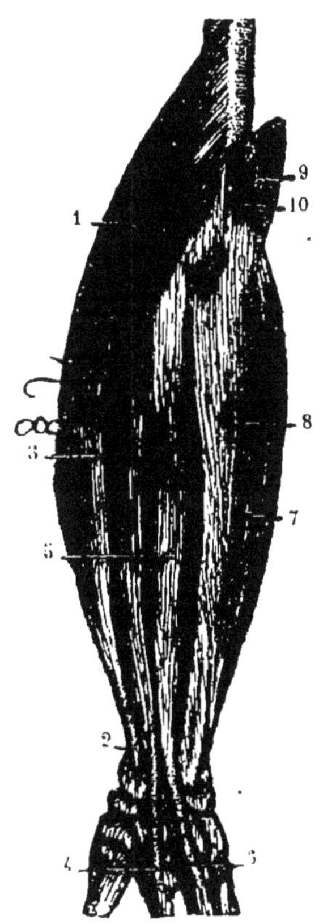

Muscles des régions interne et postérieure de l'avant-bras.

J.-B. Baillière et fils.

PLANCHE LXIII

Muscles de l'avant-bras et de la main.

Fig. 1. — MUSCLES SUPERFICIELS DE LA RÉGION ANTI-BRACHIALE EXTERNE. — 1-1. Long supinateur. — 2. Son insertion au radius. — 3. Palmaire grêle. — 4. Aponévrose palmaire. — 5. Grand palmaire. — 6. Court abducteur du pouce. — 7. Grand pronateur. — 8. Ligament annulaire du carpe.

Fig. 2. — MUSCLES PROFONDS DE LA RÉGION ANTI-BRACHIALE EXTERNE. — 1-1. — Long supinateur. — 2. Premier radial externe. — 3. Second radial externe. — 4. Court supinateur. — 5. Muscle carré pronateur.

Fig. 3. — MUSCLES SUPERFICIELS DE LA MAIN ET APONÉVROSE PALMAIRE. — 1. Aponévrose palmaire. — 2. Court abducteur du pouce. — 3. Opposant du pouce. — 4. Ligament annulaire du carpe. — 5. Muscle palmaire cutané. — 6-6. Adducteur du petit doigt. — 7. Tendon du fléchisseur commun superficielle. — 8. Tendon du fléchisseur commun profond.

Fig. 4. — MUSCLES DE LA MAIN. RÉGION PALMAIRE SUPERFICIELLE. — 1. Court abducteur du pouce. — 2-2. Court fléchisseur du pouce. — 3. Adducteur du pouce. — 4. Adducteur du petit doigt. — 5. Court fléchisseur du petit doigt. — 6. Muscles lombricaux. — 7. Tendon des muscles lombricaux. — 8. Tendon du fléchisseur commun superficiel des doigts. — 9. Premier interosseux palmaire.

Fig. 1.

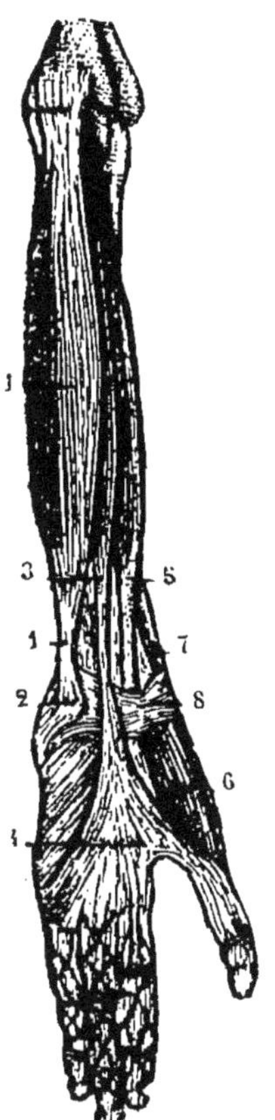

Fig. 2.

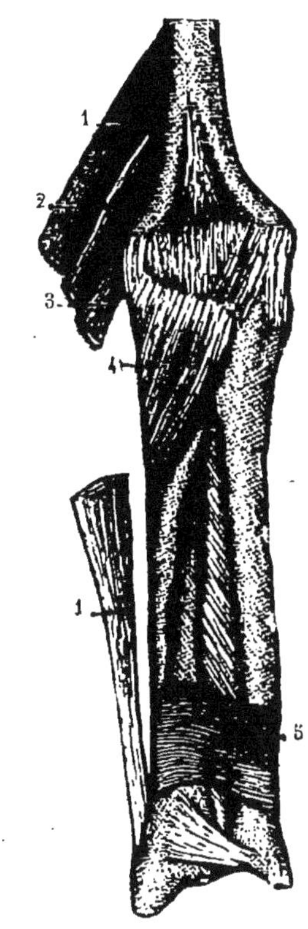

Fig. 4.

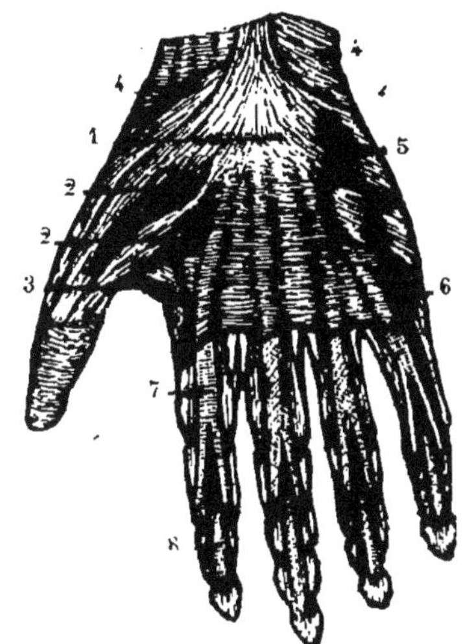

Fig. 3.

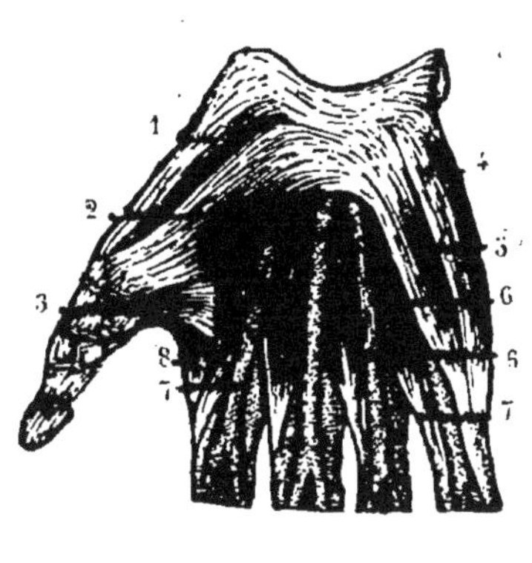

Muscles de l'avant-bras et de la main.

J.-B. Baillière et fils.

PLANCHE LXIV

Muscles de la main. Aponévroses du bras et de l'avant-bras.

Fig. 1. — MUSCLES DE LA MAIN, RÉGION PALMAIRE PROFONDE. — 1. Adducteur du pouce. — 2. Opposant du pouce. — 3. Opposant du petit doigt. — 4. Interosseux palmaire. — 5. Interosseux dorsal. — 6. Tendon du premier interosseux dorsal.

Fig. 2. — MUSCLES DE LA FACE DORSALE DE LA MAIN. *Couche profonde.* — 1-1. Tendon du court extenseur du pouce. — 2-2. Tendon du long extenseur du pouce. — 3. Tendon du premier radial externe. — 4. Tendon du deuxième radial externe. — 5. Tendon du cubital postérieur. — 7. Tendon de l'extenseur propre de l'index. — 7. Interosseux dorsaux. — 8. Tendon de l'extenseur propre du petit doigt.

Fig. 3. — TENDONS DES FLÉCHISSEURS COMMUNS SUPERFICIELS ET PROFONDS. — 1. Tendon du fléchisseur commun superficiel des doigts. — 2. Languettes terminales de ce tendon allant s'insérer sur les bords de la seconde phalange. — 3. Tendon du fléchisseur commun profond.

Fig. 4. — COUPE TRANSVERSALE DU BRAS DANS SON TIERS SUPÉRIEUR. — 1. Peau. — 2. Aponévrose brachiale. — 3. Veine céphalique. — 4-4. Veine basilique. — 5. Artère et veines humérales, nerf médian. — 6. Artère radiale, veines et nerf. — 7. Humérus. — 8-8. Deltoïde. — 9. Triceps. — 10. Courte portion du biceps. — 11. Longue portion du biceps. — 12. Coraco-brachial. — 13. Brachial antérieur.

Fig. 5. — COUPE TRANSVERSALE DE L'AVANT-BRAS. — 1. Peau. — 2. Veine radiale antérieure. — 3. Aponévrose anti-brachiale. — 4. Veine cubitale postérieure. — 5. Vaisseaux et nerfs cubitaux. — 6-6. Vaisseaux et nerfs radiaux postérieurs. — 7. Vaisseaux et nerfs radiaux antérieurs. — 8. Vaisseaux et nerfs cubitaux. — 9. Radius. — 10. Cubitus. — 11. Muscle long supinateur. — 12. Radial antérieur. — 13. Palmaire grêle. — 14. Fléchisseur superficiel. — 15. Cubital antérieur. — 16. Fléchisseur profond. — 17. Rond pronateur. — 18. Premier radial externe. — 19. Second radial externe. — 20. Extenseur commun des doigts. — 21. Extenseur propre de l'index. — 22. Cubital postérieur. — 23. Extenseur propre du petit doigt. — 24. Long abducteur du pouce. — 25. Anconé.

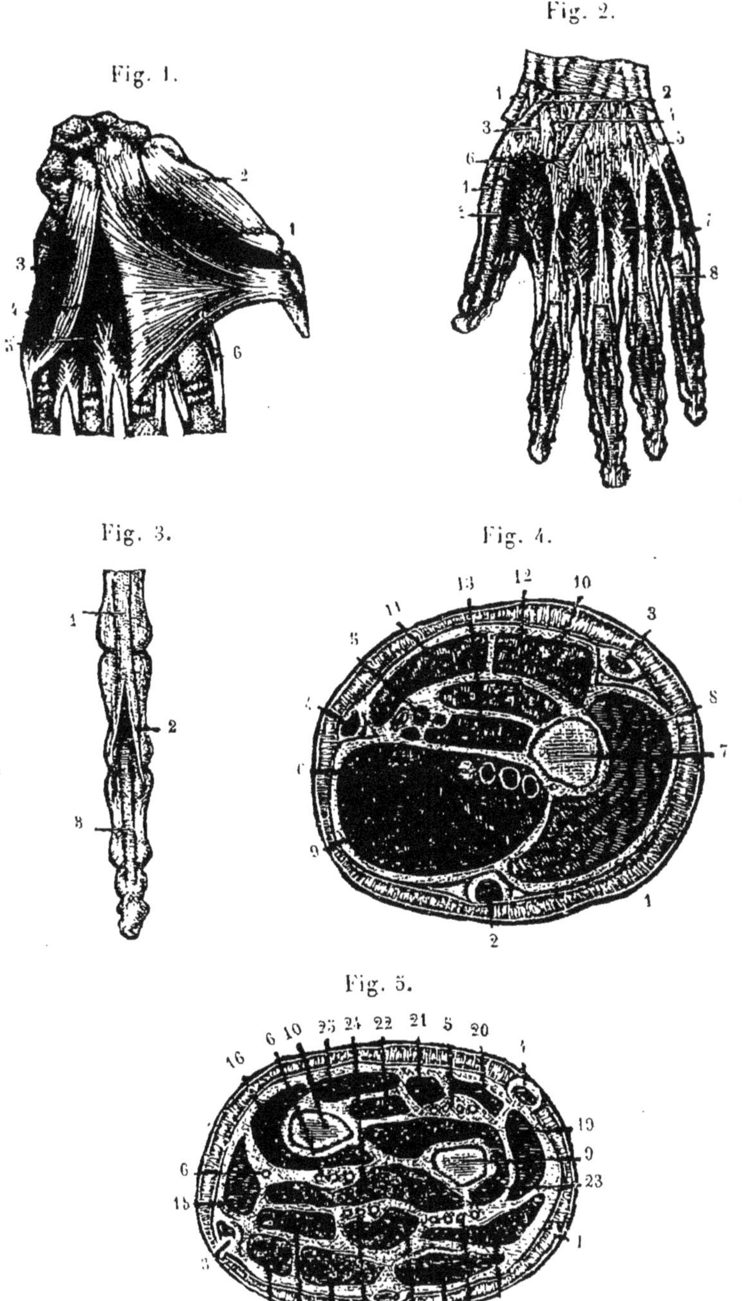

Muscles de la main. Aponévroses du bras et de l'avant-bras.

J.-B. Baillière et fils.

PLANCHE LXV

Muscles du bassin et de la cuisse.

Fig. 1. — MUSCLES DE LA RÉGION FESSIÈRE SUPERFICIELLE. — 1. Muscle grand fessier. — 2. Insertion de ce muscle à la ligne rugueuse qui s'étend du grand trochanter à la ligne âpre du fémur. — 3, 4. Insertion interne du même muscle. — 5. Moyen fessier. — 6. Aponévrose fémorale. — 7. Muscle droit interne. — 8. Demi-membraneux. — 9. Demi-tendineux. — 10. Biceps fémoral. — 11. Grand trochanter.

Fig. 2. — MUSCLES DE LA RÉGION FESSIÈRE. *Couche moyenne.* — 1. Muscle moyen fessier. — 2. Aponévrose crurale. — 3. Muscle pyramidal. — 4. Jumeau supérieur. — 5. Obturateur interne. — 6. Jumeau inférieur. — 7. Carré crural. — 8. Grand trochanter. — 9. Grand ligament sacro-sciatique.

Fig. 3. — MUSCLES DE LA RÉGION PELVI-TROCHANTÉRIENNE. — 1. Obturateur interne. — 2. Pyramidal. — 3. Petit ligament sacro-sciatique. — 4. Grand ligament sacro-sciatique. — 5. Facette auriculaire de l'os iliaque. — 6. Facette auriculaire du sacrum.

Fig. 4. — MUSCLES DE LA RÉGION FESSIÈRE. *Couche profonde.* — 1. Muscles de la région crurale postérieure. — 1'. Muscle petit fessier. — 2. Portion supérieure du moyen fessier. — 3. Muscle obturateur interne. — 4. Pyramidal. — 4'. Jumeau supérieur. — 5. Jumeau inférieur. — 6. Carré crural. — 7. Grand ligament sacro-sciatique. — 8. Grande échancrure sciatique. — 9. Grand trochanter. — 10. Vaste externe. — 11. Longue portion du biceps. — 11'. Courte portion du même muscle. — 12. Tendon inférieur de ce muscle s'attachant à la tête du péroné. — 13. Demi-tendineux. — 14. Interstice fibreux situé vers la partie moyenne de ce muscle. — 15. Tendon commun à la longue portion du biceps et au demi-tendineux s'insérant à la tubérosité de l'ischion. — 16. Demi-membraneux. — 17. Grand abducteur. — 18. Droit interne. — 19. Muscle couturier. — 20. Muscles jumeaux de la jambe.

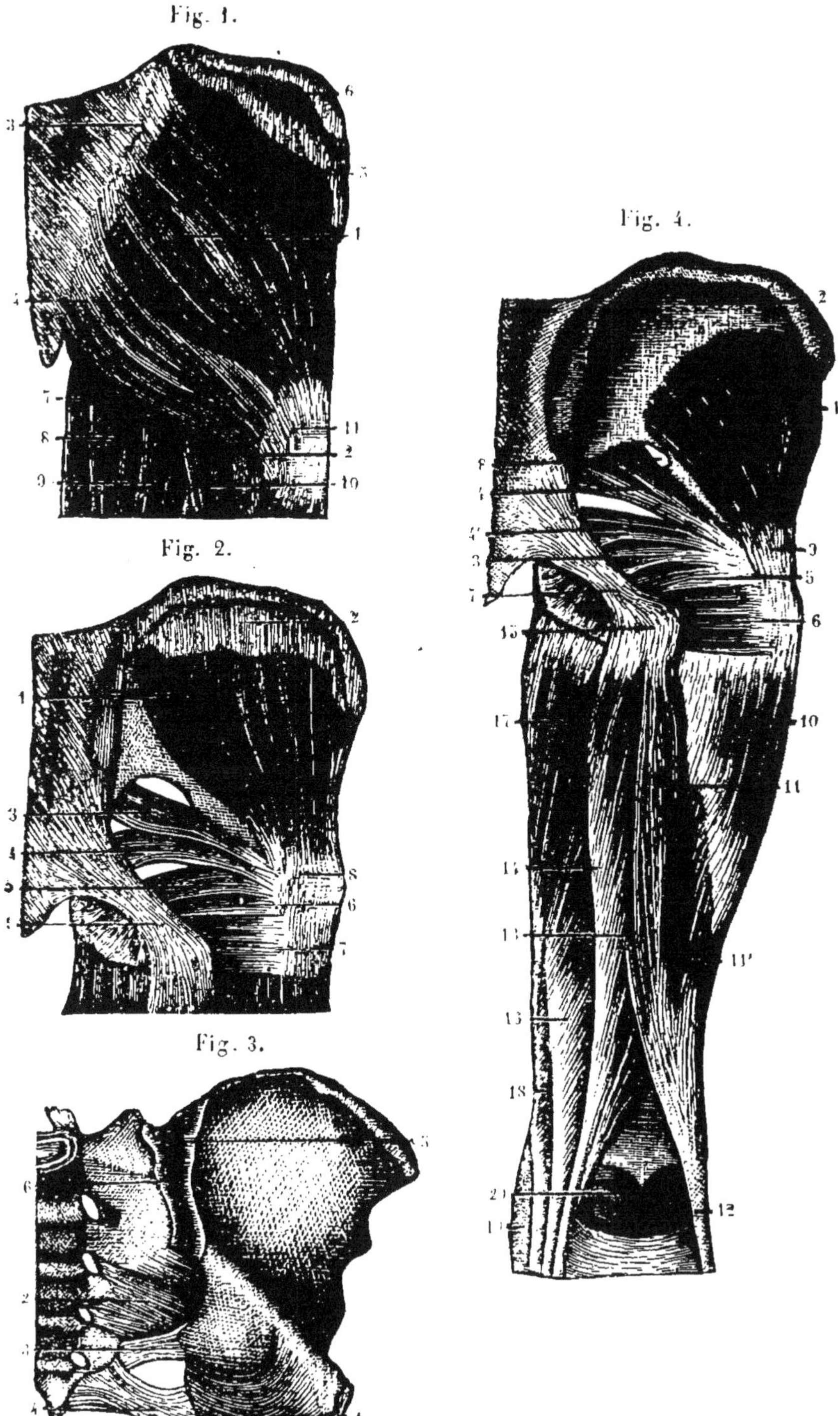

Muscles du bassin et de la cuisse.

J.-B. Baillière et fils.

PLANCHE LXVI

Muscles de la cuisse.

Fig. 1. — Muscles de la région postérieure de la cuisse. *Couche profonde.* — 1. Petit fessier. — 2. Pyramidal. — 3. Jumeau supérieur. — 4. Obturateur interne. — 5. Jumeau inférieur. — 6. Vaste externe. — 7. Courte portion du biceps. — 8. Longue portion du même muscle. — 9. Son tendon inférieur s'attachant à la tête du péroné. — 10. Demi-membraneux. — 11. Son tendon supérieur s'attachant à la tubérosité de l'ischion. — 12. Son tendon inférieur s'attachant à la tubérosité interne du tibia. — 13. Tendon coupé de la longue portion du biceps. — 14. Tendon coupé du demi-tendineux. — 15-15. Droit interne. — 16. Grand adducteur. — 17-17. Orifice livrant passage aux artères et veines perforantes.

Fig. 2. — Muscles de la région antérieure de la cuisse. *Couche superficielle.* — 1. Muscle couturier. — 2. Son tendon inférieur s'attachant à la face interne du tibia et se continuant par une expansion fibreuse avec l'aponévrose de la jambe. — 3. Droit antérieur de la cuisse. — 4. Vaste externe. — 5. Vaste interne. — 6. Tenseur du fascia lata. — 7. Bandelette fibreuse continuant le tendon de ce muscle et venant s'insérer à la tubérosité externe du tibia. — 8. Pectiné. — 9. Premier adducteur. — 10. Droit interne. — 11. Psoas. — 12. Muscle iliaque. — 13. Rotule.

Fig. 1. Fig. 2.

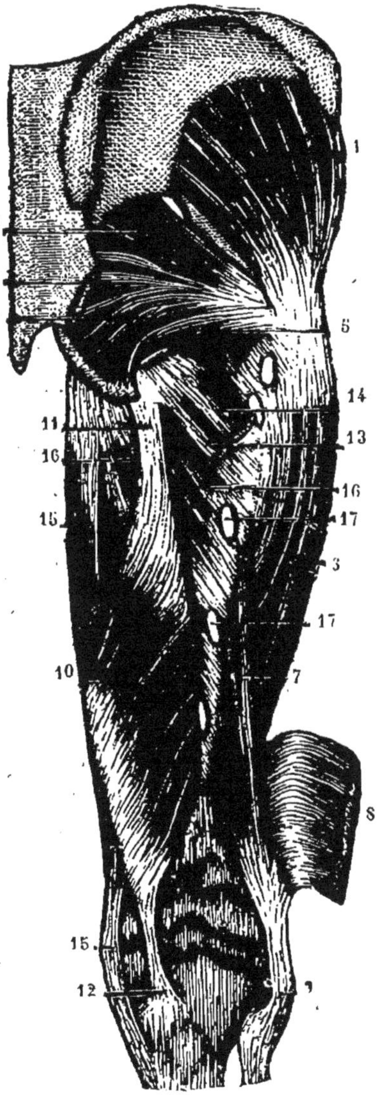

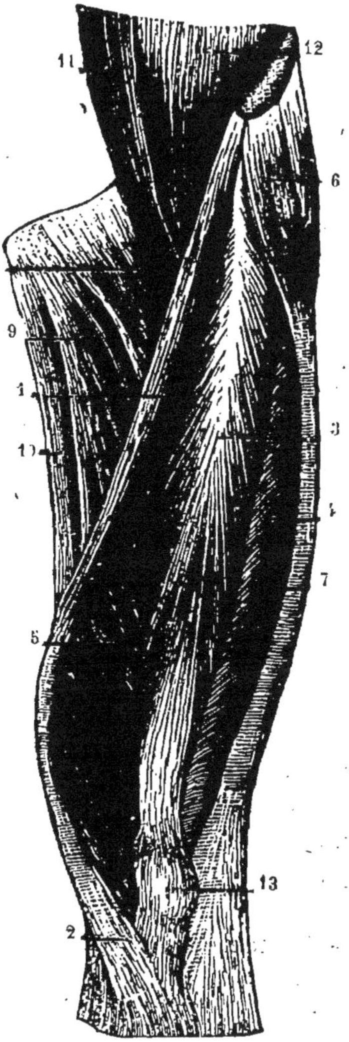

Muscles de la cuisse.

J.-B. Baillière et fils.

PLANCHE LXVII

Muscles de la région antérieure de la cuisse.

Fig. 1. — MUSCLES DE LA RÉGION ANTÉRIEURE DE LA CUISSE. *Couche moyenne.* — 1. Vaste externe. — 2. Vaste interne. — 3. Tendon du droit antérieur se confondant avec l'aponévrose du vaste interne pour s'insérer à la base de la rotule. — 4. Insertion supérieure du droit antérieur à l'épine iliaque antérieure et supérieure. — 5. Insertion du tenseur du fascia lata à une membrane aponévrotique située entre les deux épines iliaques antérieures. — 6. Tendon du couturier s'insérant à l'épine iliaque antérieure et supérieure. — 6'. Tendon inférieur du même muscle. — 7. Muscle pectiné, segment supérieur. — 8. Tendon supérieur du droit interne. — 9. Premier ou moyen adducteur. — 10. Petit adducteur. — 11. Obturateur externe. — 12. Ligament capsulaire de l'articulation corso-fémorale. — 13. Aponévrose du genou. — 14. Tendon inférieur du biceps crural.

Fig. 2. — MUSCLES DE LA RÉGION ANTÉRIEURE DE LA CUISSE. *Couche profonde.* — 1. Faisceau supérieur. — 2. Faisceau inférieur du petit adducteur. — 3. Portion moyenne. — 4. Portion inférieure du grand adducteur, — 5. Portion supérieure du même muscle. — 6. Segment renversé du premier ou moyen adducteur. — — 6' Segment inférieur du même muscle. — 7. Segment renversé du pectiné. — 7' Segment inférieur du même muscle. — 8. Obturateur externe. — 9. Orifices des vaisseaux perforants. — 10. Anneau du grand adducteur.

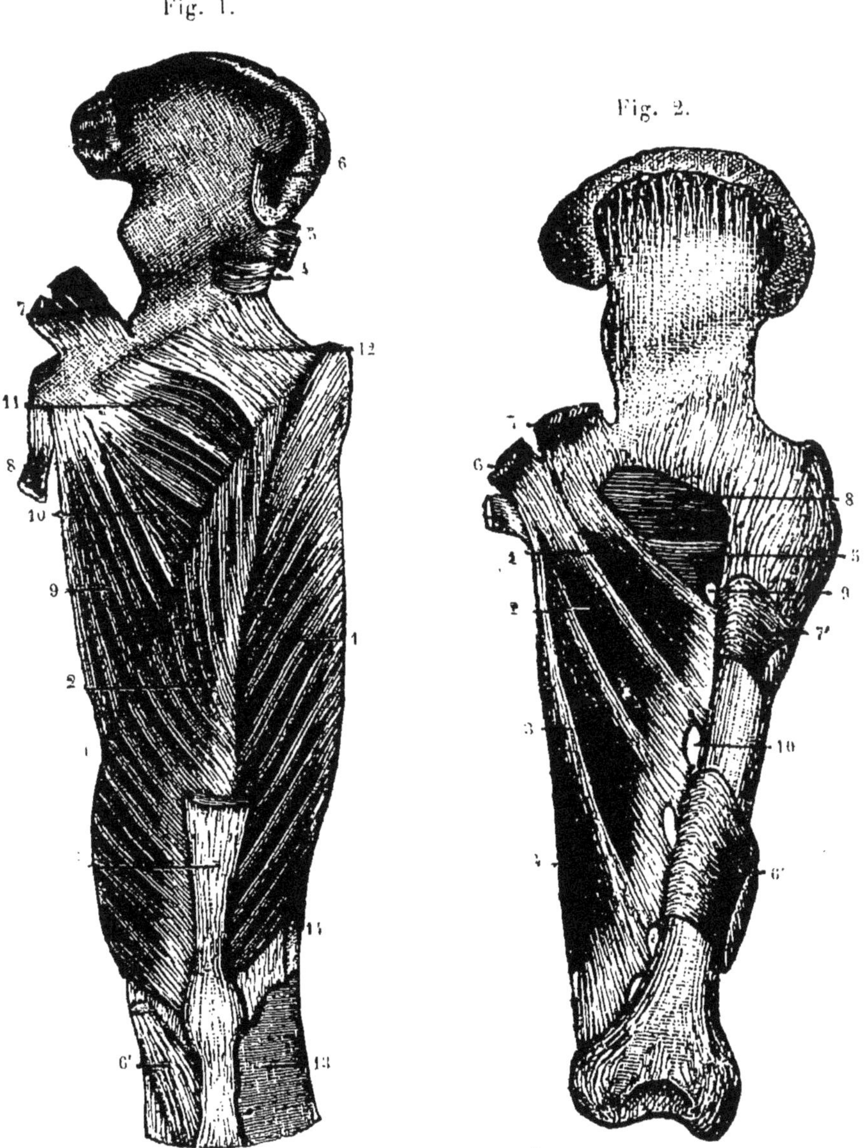

Muscles de la région antérieure de la cuisse.

J.-B. Baillière et fils.

PLANCHE LXVIII

Muscles des régions postérieure et latérale externe de la jambe.

Fig. 1. — MUSCLES DE LA RÉGION JAMBIÈRE POSTÉRIEURE. *Couche superficielle.* — 1. Jumeau interne. — 2. Son insertion au condyle interne du fémur. — 3. Jumeau externe. — 4. Son insertion au condyle externe. — 5. Plantaire grêle. — 6. Tendon d'Achille. — 7. Son insertion à la face postérieure du calcanéum. — 8. Tendon du plantaire grêle venant s'insérer à la face postérieure du calcanéum, côté interne. — 9. Tendon du court péronier latéral. — 10. Tendon du long péronier latéral. — 11. Tendon du fléchisseur commun des orteils.

Fig. 2. — MUSCLES DE LA RÉGION JAMBIÈRE POSTÉRIEURE. *Couche moyenne.* — 1. Plantaire grêle. — 2-2. Tendon de ce muscle. — 3. Muscle poplité. — 4. Soléaire. — 5. Tendon d'Achille. — 6. Court péronier latéral. — 7. Long péronier latéral. — 8. Fléchisseur commun des orteils. — 9. Insertion inférieure du biceps fémoral. — 10. Tendon inférieur du demi-membraneux. — 11. Du droit interne. — 12. Du jumeau interne. — 13. Du jumeau externe.

Fig. 3. — MUSCLES DE LA RÉGION POSTÉRIEURE DE LA JAMBE. *Couche profonde.* — 1. Muscle poplité. — 2. Son insertion au condyle externe du fémur et à la capsule de l'articulation fémoro-tibiale. — 3. Son insertion au tibia. — 4. Jambier postérieur. — 5. Long fléchisseur commun des orteils. — 6. Long fléchisseur propre du gros orteil. — 7. Long péronier latéral. — 8. Court péronier latéral. — 9. Face postérieure du calcanéum.

Fig. 4. — MUSCLES DE LA RÉGION LATÉRALE EXTERNE DE LA JAMBE. — 1. Long péronier latéral. — 2. Son tendon réfléchi derrière la malléole externe et allant s'attacher à la partie inférieure et externe de l'extrémité postérieure du cinquième métatarsien. — 3. Court péronier latéral. — 4. Son tendon inférieur s'attachant à l'extrémité postérieure du cinquième métatarsien. — 5. Tendon du péronier antérieur venant s'insérer à la partie supérieure de l'extrémité postérieure du cinquième métatarsien. — 6. Tendon de l'extenseur commun des orteils venant s'insérer à l'extrémité postérieure des deuxième et troisième phalanges. — 7. Soléaire. — 8. Tendon d'Achille. — 9-9. Jumeau. — 10. Abducteur du petit orteil.

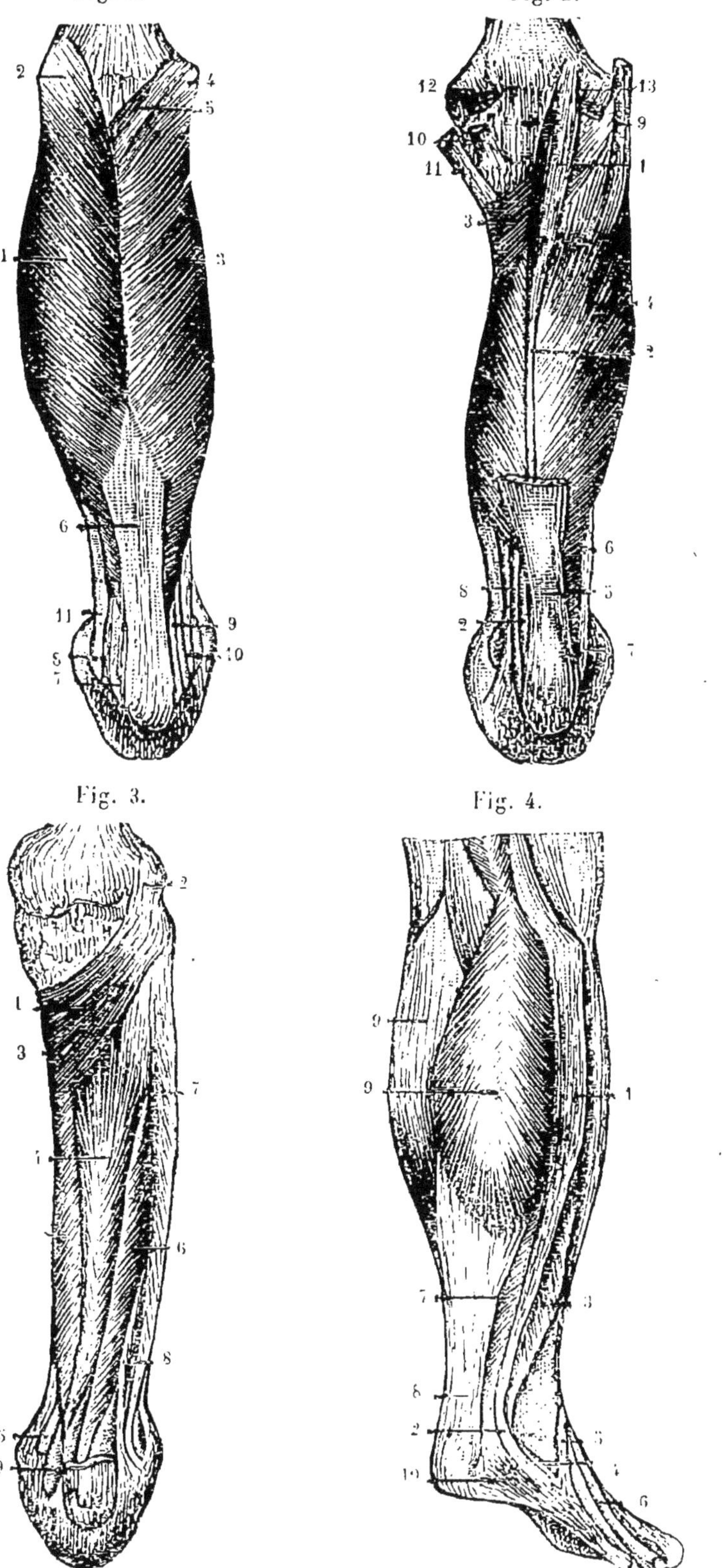

Muscles des régions postérieure et latérale externe de la jambe.

J. B. Baillière et fils

PLANCHE LXIX

Muscles de la jambe et du pied

Fig. 1. — Muscles de la région jambière antérieure. — 1. Jambier antérieur. — 2. Tendon de ce muscle s'insérant au premier cunéiforme. — 3. Extenseur commun des orteils. — 4. Tendon de ce muscle s'insérant aux deuxième et troisième phalanges des quatre derniers orteils. — 5. Extenseur propre du gros orteil. — 6. Péronier antérieur. — 7. Insertion de ce muscle aux deux derniers métatarsiens. — 8. Long péronier latéral. — 9. Jumeau interne. — 10. Soléaire. — 11. Long fléchisseur commun des orteils. — 12. Muscle pédieux. — 13. Ligament supérieur du tarse.

Fig. 2. — Muscles de la face dorsale du pied. — 1. Muscle pédieux. — 2. Son insertion au calcanéum. — 3. Tendon de ce muscle s'unissant au tendon de l'extenseur propre du gros orteil. — 4. Tendon de ce muscle s'unissant au tendon de l'extenseur commun. — 5. Extenseur commun des orteils. — 6. Interosseux.

Fig. 3. — Muscles du pied, couche superficielle de la face plantaire. — 1. Court fléchisseur commun des orteils. — 2. Son insertion au calcanéum. — 3. Tendon de ce muscle se bifurquant à son insertion à la deuxième phalange. — 4. Tendon du long fléchisseur commun passant sous celui du court fléchisseur pour venir s'attacher à la troisième phalange. — 5. Court adducteur du gros orteil. — 6. Son insertion au sésamoïde de la première phalange. — 7. Faisceau interne du court fléchisseur du gros orteil. — 8. Son faisceau externe. — 9. Tendon du long fléchisseur propre du gros orteil. — 10. Adducteur du petit orteil. — 11. Fléchisseur propre du petit orteil. — 12-12. — Lombricaux.

Fig. 4. — Muscles de la région plantaire. *Couche moyenne.* — 1. Calcanéum. — 2. Muscle accessoire du long fléchisseur commun des orteils. — 3. Faisceau interne du court fléchisseur du gros orteil. — 4. Faisceau externe du même muscle. — 5-5. Muscles lombricaux. — 6. Tendon du long fléchisseur commun. — 7-7. Tendon du long fléchisseur propre du gros orteil. — 8. Tendon du péronier latéral. — 9. Court fléchisseur du petit orteil. — 10. Interosseux.

Fig. 1.

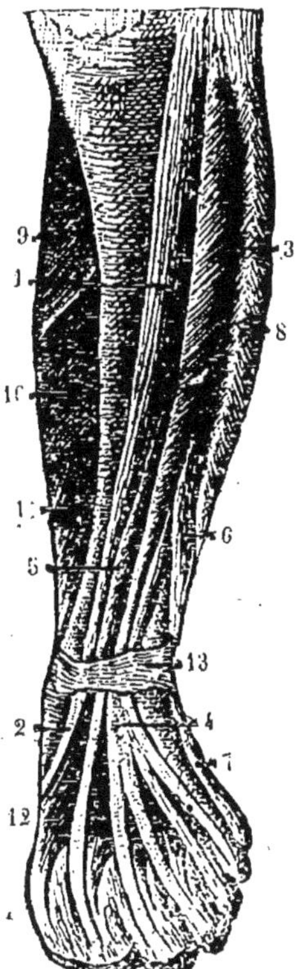

Fig. 2.

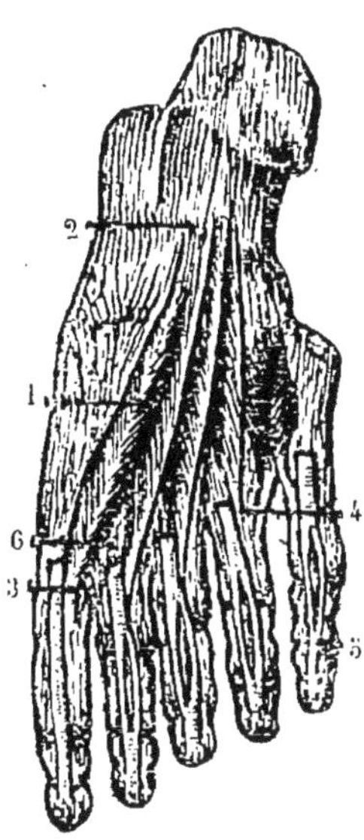

Fig. 3.

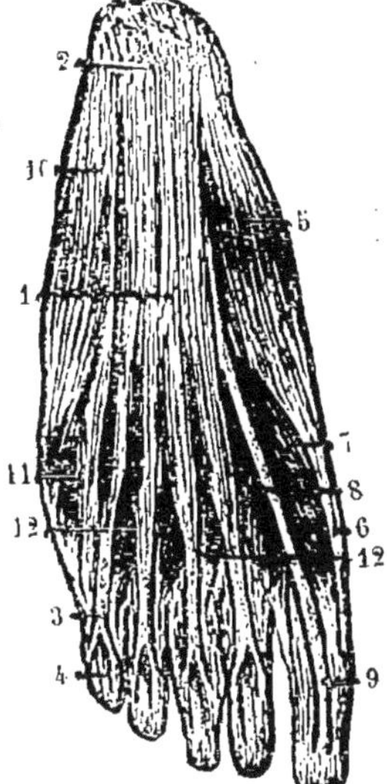

Fig. 4.

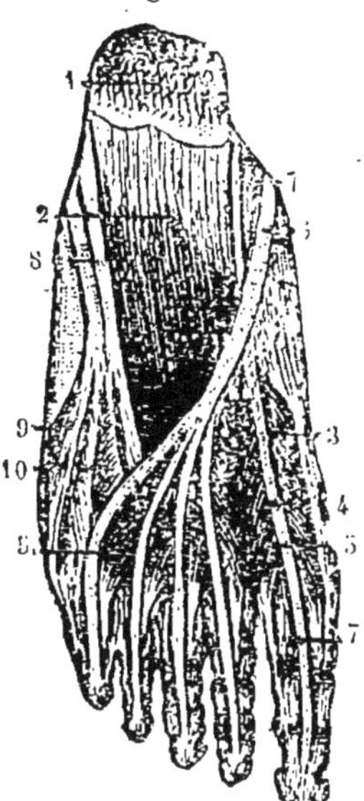

Muscles de la jambe et du pied.

J.-B. Baillière et fils.

PLANCHE LXX

Muscles du pied. Aponévrose du membre abdominal.

Fig. 1. — Muscles de la région plantaire. *Couche profonde.* — 1. Abducteur oblique du gros orteil. — 2. Abducteur transverse du gros orteil. — 3. Interosseux plantaires. — 4. Tendons de ces muscles se fixant au tubercule interne de la première phalange.

Fig. 2. — Aponévrose plantaire moyenne. — 1. Aponévrose plantaire moyenne. — 2. Son insertion aux tubérosités du calcanéum. — 3. Division de cette aponévrose en cinq bandelettes qui vont s'insérer aux cinq métatarsiens. — 4. Tendons des fléchisseurs. — 5. Court adducteur du gros orteil. — 6. Insertion de ce muscle au sésamoïde de la première phalange. — 7. Abducteur du petit orteil.

Fig. 3. — Coupe transversale de la cuisse gauche. — 1. Fémur. — 2. Muscle droit antérieur de la cuisse. — 3. Vaste interne. — 4. Couturier. — 5. Vaste externe. — 6. Demi-membraneux. — 7. Demi-tendineux. — 8. Biceps fémoral. — 9. Grand adducteur. — 10. Droit interne. — 11. Petit adducteur. — 12. Moyen adducteur. — 13-13. Vaisseaux et nerfs cruraux. — 14. Veine saphène externe. — 15. Nerf sciatique.

Fig. 4. — Coupe de la jambe gauche. — 1. Tibia. — 2. Péroné. — 3. Jambier antérieur. — 4. Long extenseur commun des orteils. — 5. Long péronier latéral. — 6. Soléaire. — 7. Long fléchisseur propre du gros orteil. — 8. Jumeau interne. — 9. Jumeau externe. — 10. Long fléchisseur commun des orteils. — 11. Vaisseaux et nerfs tibiaux. — 12. Vaisseaux et nerfs péroniers.

Fig. 1.

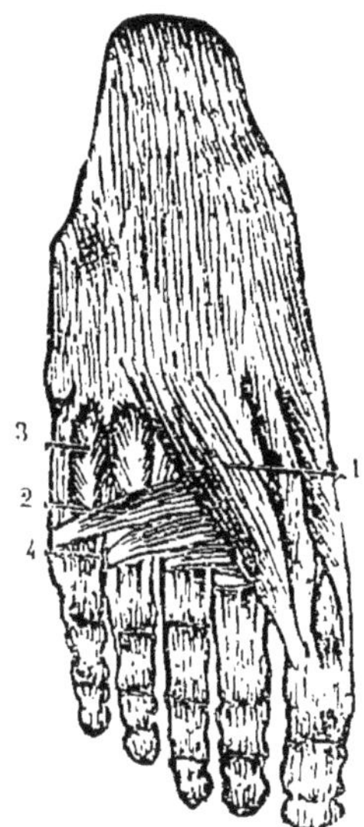

Fig. 2.

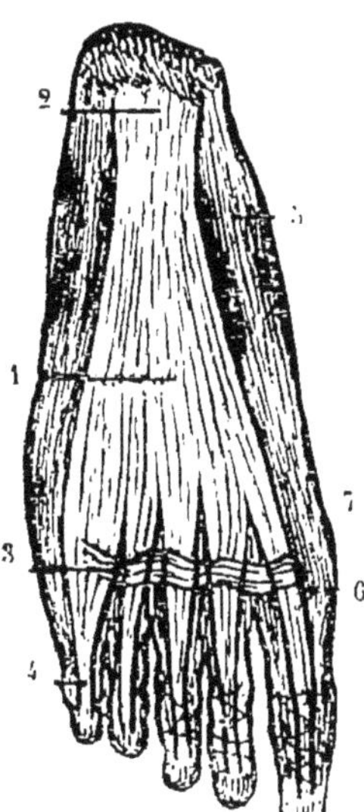

Fig. 3.

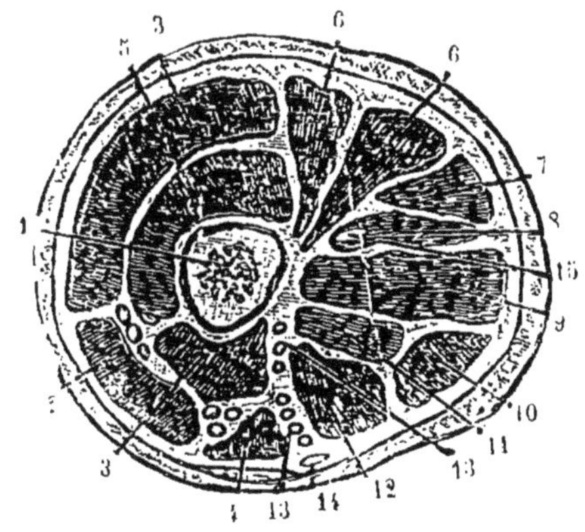

Fig. 4.

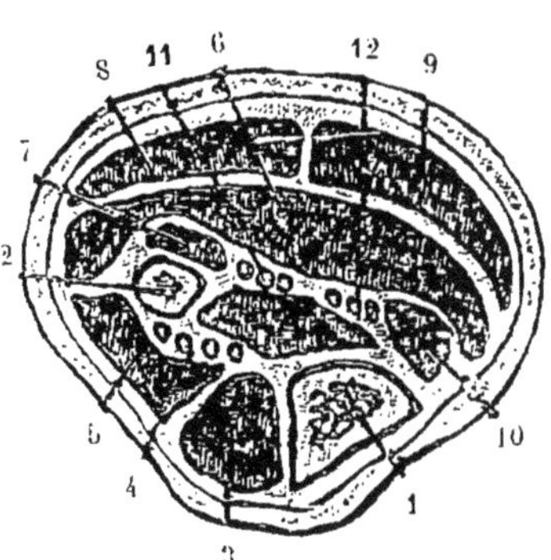

Muscles du pied. Aponévrose du membre abdominal.

J.-B. Baillière et fils

PLANCHE LXXI

Cœur.

Fig. 1. — FACE ANTÉRIEURE DU CŒUR. — 1. Ventricule droit. — 2. Ventricule gauche. — 3. Oreillette droite. — 4. Oreillette gauche. — 5. Aorte. — 6. Artère pulmonaire. — 7. Veine cave supérieure. — 8. Artère coronaire.

Fig. 2. — FACE POSTÉRIEURE DU CŒUR. — 1. Ventricule droit. — 2. Ventricule gauche. — 3. Oreillette droite. — 4. Oreillette gauche. — 5. Aorte. — 6. Branche droite de l'artère pulmonaire. — 7. Branche gauche de la même artère. — 8. Veine pulmonaire gauche. — 8'. Veine pulmonaire droite. — 9. Veine cave inférieure. — 10. Artère coronaire. — 11. Veine coronaire.

Fig. 3. — CAVITÉ DU VENTRICULE GAUCHE. — 1. Cloison interventriculaire. — 2. Coupe de l'aorte à son origine. — 3. Valvules sigmoïdes. — 4. Valvule mitrale. — 5. Sa colonne charnue droite. — 6. Sa colonne charnue gauche. — 7. Aréoles formées par l'entre-croisement des colonnes charnues. — 8. Ventricule droit. — 9. Artère pulmonaire. — 10. Cavité de l'oreillette gauche. — 11. Veine pulmonaire.

Fig. 4. — CAVITÉ DU VENTRICULE DROIT. — 1. Valvule tricuspide. — 2. Colonnes charnues qui par des bandelettes fibreuses s'attachent au bord libre de cette valvule. — 3. Colonnes charnues qui du bord libre de la valvule se rendent à la cloison interventriculaire. — 4-4. Infundibulum. — 5. Cloison interventriculaire. — 6. Artère pulmonaire. — 7. Section de cette artère pour montrer la valvule sigmoïde. — 8. Valvule sigmoïde. — 9. Aorte. — 10. Veine cave supérieure. — 11. Veine cave inférieure. — 12. Oreillette gauche. — 13. Oreillette droite.

Fig. 5. — FIBRES CHARNUES ET ANNEAUX FIBREUX DU CŒUR. — 1. Fibres unitives superficielles. — 2. Fibres propres du ventricule. — 3-3. Fibres unitives entourant les orifices auriculo-ventriculaires. — 4. Anneaux fibreux de l'orifice auriculo-ventriculaire droit. — 5. Valvule tricuspide. — 6. Valvule mitrale. — 7. Aorte. — 8. Artère pulmonaire.

Fig. 6. — FIBRES CHARNUES ET ANNEAUX FIBREUX DU CŒUR. — 1. Fibres unitives superficielles. — 2. Fibres propres du ventricule droit. — 3. Fibres unitives profondes. — 4. Faisceaux fibreux de l'oreillette droite. — 5. Faisceaux fibreux de l'oreillette gauche. — 6. Veine cave inférieure. — 7. Veine coronaire. — 8. Aorte. — 9. Artère pulmonaire. — 10. Veines pulmonaires gauches. — 11. Veines pulmonaires droites. — 12. Veine cave supérieure.

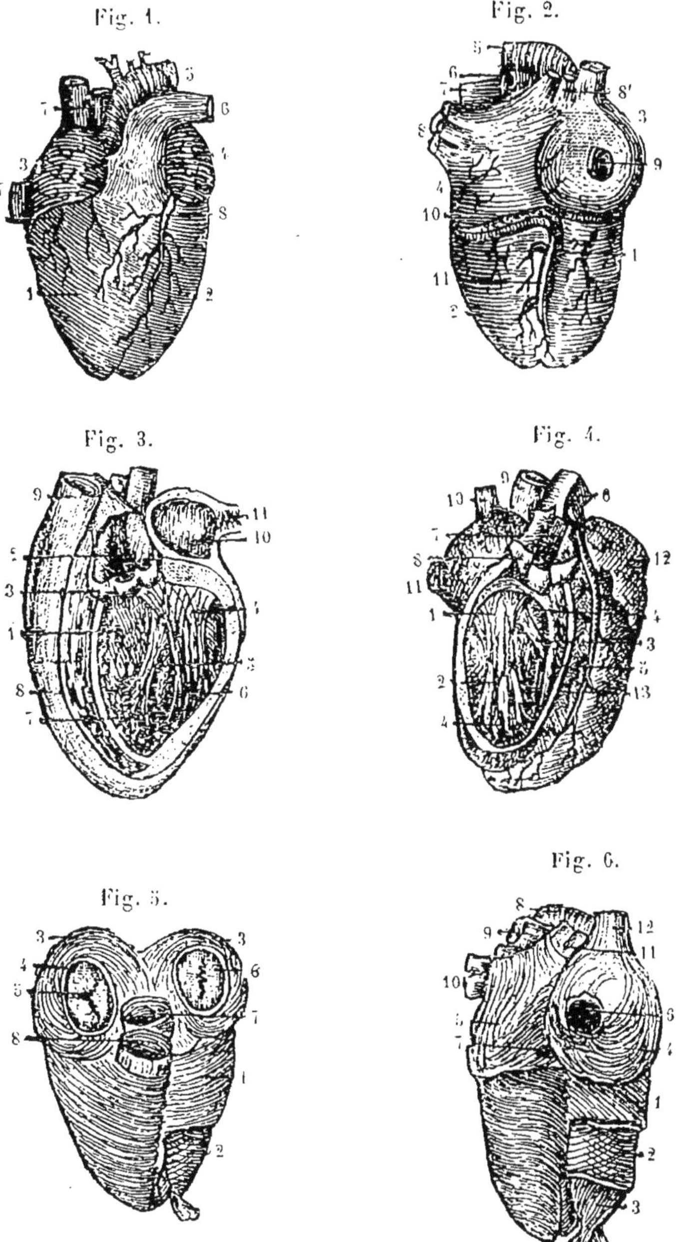

Cœur. Faces antérieure et postérieure. Cavités des ventricules.

J.-B. Baillière et fils.

PLANCHE LXXII

Cœur.

Fig. 1. — Conformation intérieure de l'oreillette droite. — 1. Aorte. — 2. Artère pulmonaire. — 3. Branche droite de cette artère. — 4. Oreillette gauche. — 5. Veines pulmonaires droites. — 6. Veines pulmonaires gauches. — 7. Orifice auriculo-ventriculaire droit et valvule tricuspide. — 8. Orifice de la veine cave supérieure. — 9, 10. Colonnes charnues et saillies musculaires qu'on rencontre vers la base de l'auricule droite et la recouvrant en partie. — 11. Fosse ovale. — 12. Orifice de la veine cave inférieure. — 13. Valvule d'Eustachi. — 14. Orifice de la grande veine coronaire. — 15. Valvule de Tébésius. — 16. Ventricule droit.

Fig. 2. — Conformation intérieure de l'oreillette gauche. — 1. Aorte. — 2. Branche droite de l'artère pulmonaire. — 3. Sa branche gauche. — 4. Orifice auriculo-ventriculaire gauche et valvule mitrale. — 5. Base du ventricule gauche. — 6. Face postérieure de l'oreillette gauche incisée et écartée. — 7. Cloison qui sépare les deux oreillettes. — 8. Orifice des veines pulmonaires droites. — 9. Orifice des veines pulmonaires gauches. — 10. Orifice par lequel l'oreillette gauche communique avec l'auricule gauche.

Fig. 3. — Crosse de l'aorte. Face postérieure du cœur. — 1. Crosse de l'aorte. — 2-2. Aorte thoracique. — 3. Tronc brachio-céphalique. — 4. Artère sous-clavière gauche. — 5. Artères bronchiques. — 6. Artères intercostales. — 7. Face postérieure du ventricule droit. — 8. Face postérieure de l'oreillette droite. — 9. Veine cave inférieure. 10. Veine cave supérieure. — 11. Face postérieure du ventricule gauche. — 12. Face postérieure de l'oreillette gauche. — 13. Artères coronaires. — 14. Veines pulmonaires droites.

Fig. 4. — Artères bronchiques. — 1. Aorte. — 2. Valvules sigmoïdes de l'aorte. — 3. Tronc brachio-céphalique. — 4. Sous-clavière gauche. — 5. Carotide gauche. — 6. Aorte thoracique. — 7. Artères intercostales. — 8-9. Artères bronchiques et leurs ramifications. — 10-11. Artères coronaires du cœur. — 12. Trachée-artère.

Fig. 1.

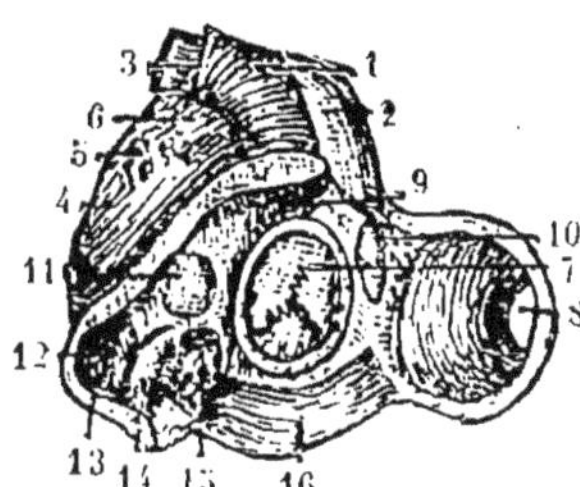

Fig. 2.

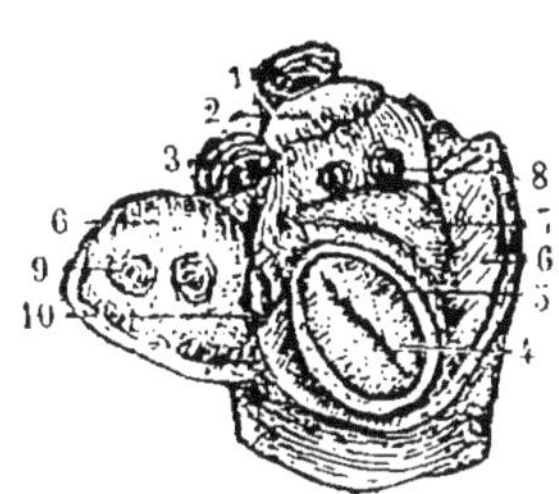

Fig. 3

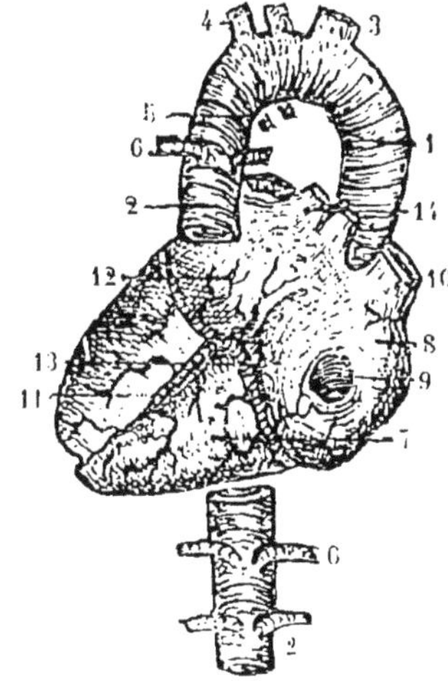

Fig. 4.

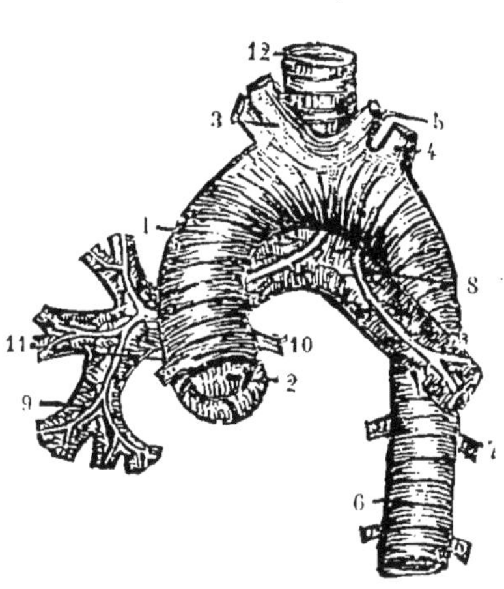

Cœur.

Conformation intérieure des oreillettes. — Crosse de l'aorte.
Artères bronchiques.

J.-B. Baillière et fils.

PLANCHE LXXIII

Artere carotide et ses branches.

Fig. 1. — Carotide externe. — 1. Aorte. — 2. Tronc brachio-céphalique. — 3. Carotide primitive. — 4. Carotide interne. — 5. Carotide externe. — 6. Temporale superficielle. — 7. Sa branche postérieure. — 8. Sa branche antérieure. — 9. Artère faciale. — 10. Occipitale. — 11. Branche terminale de l'occipitale s'anastomosant avec la branche postérieure de la temporale superficielle. — 12. Auriculaire postérieure. — 13. Maxillaire interne. — 14. Artère sous-mentale. — 15. Labiale inférieure. — 16. Labiale supérieure. — 17. Artère de l'aile du nez. — 18. Artère frontale interne. — 19. Artère frontale externe. — 20. Linguale. — 21. Artère buccale, branche de la maxillaire interne. — 22. Thyroïdienne supérieure. — 23. Sous-clavière. — 24. Mammaire interne. — 25. Scapulaire postérieure. — 26. Scapulaire supérieure. — 27. Thyroïdienne inférieure. — 28. Vertébrale.

Fig. 2. — Maxillaire interne. — 1. Carotide externe. — 2. Maxillaire interne à son passage par le trou sphéno-palatin. — 3. Alvéolaire. — 4. Sphéno-palatine. — 5. Temporale profonde antérieure. — 6. Temporale profonde postérieure. — 7. Buccale. — 8. Dentaire inférieure. — 9. Massétérine. — 10. Occipitale. — 11. Auriculaire postérieure. — 12-13. Auriculaire antérieure. — 14. Faciale. — 15. Dentaire inférieure à sa sortie du canal dentaire. — 16. Frontale externe. — 17. Frontale interne. — 18-19-20-21. Méningée moyenne.

Fig. 1.

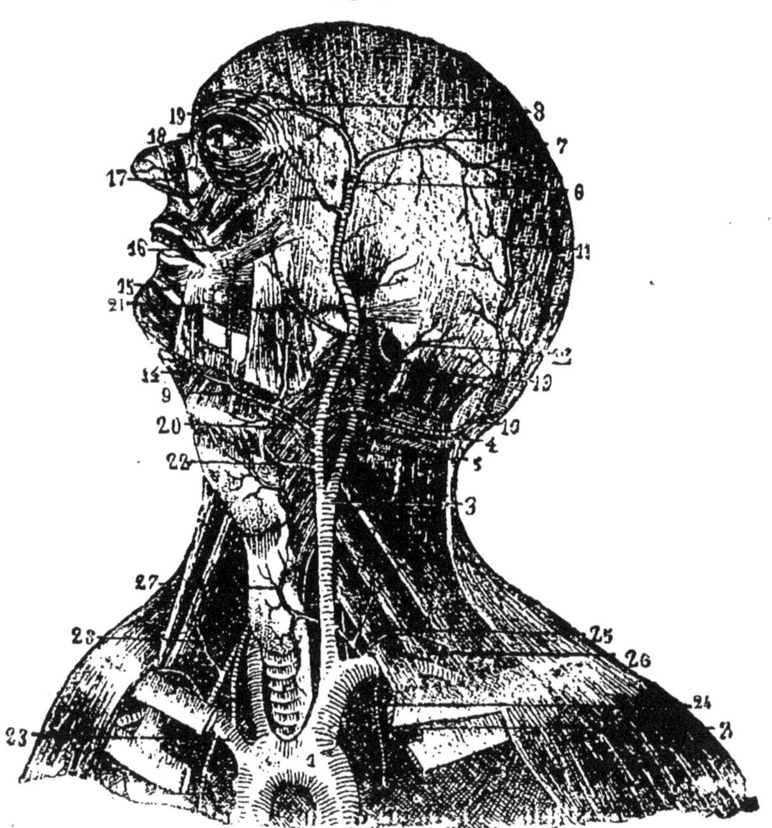

Fig. 2.

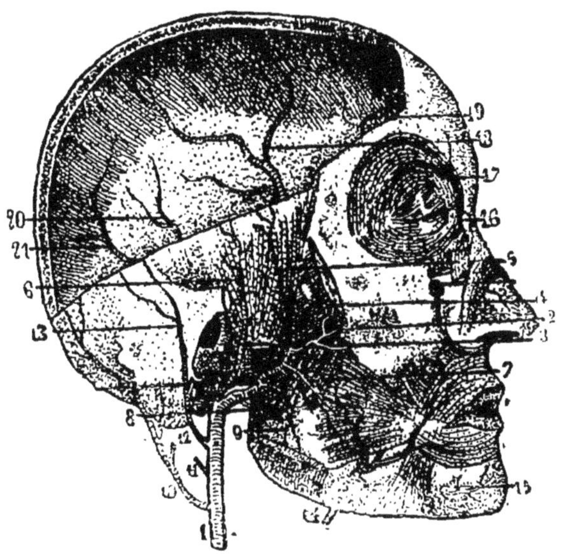

Artère carotide et ses branches.

J.-B. Baillière et fils.

PLANCHE LXXIV

Branches de la carotide externe.

Fig. 1. — MAXILLAIRE INTERNE. — 1. Carotide externe. — 2. Passage de la maxillaire interne dans la fente ptérygo-maxillaire. — 3. Rameaux externes de la nasale postérieure ou sphéno-palatine. — 4. Divisions de cette artère se rendant aux cornets et aux méats. — 5. Branche interne coupée de la sphéno-palatine. — 6. Alvéolaire. — 7. Temporale profonde antérieure. — 7. Temporale profonde postérieure. — 8. Palatine supérieure. — 9. Buccale. — 10. Ptérygoïdiennes. — 11. Dentaire inférieure. — 12. Massétérine. — 13. Auriculaire antérieure. — 14. Branche externe de la nasale antérieure.

Fig. 2. — MAXILLAIRE INTERNE. — 1. Branche interne de la sphéno-palatine. — 2. Branche externe de la nasale antérieure. — 3. Sa branche interne. — 4. Palatine supérieure.

Fig. 3. — MAXILLAIRE INTERNE. — 1-2. Dentaire inférieure. — 3. Coupe du maxillaire inférieur destinée à montrer l'artère dentaire à son passage dans le canal du même nom.

Fig. 4. — ARTÈRE LINGUALE. — 1. Carotide primitive. — 2. Artère linguale. — 3. Dorsale de la langue. — 4. Artère canine. — 5. Muscle génio-glosse. — 6. Muscle lingual inférieur. — 7. Coupe du maxillaire inférieur. — 8. Muscle constricteur supérieur du pharynx. — 9. Stylo-glosse. — 10. Palato-glosse. — 11. Constricteur moyen du pharynx. — 12. Thyro-hyoïdien. — 13. Génio-hyoïdien.

Fig. 5. — ARTÈRE SOUS-ORBITAIRE. — 1. Carotide interne. — 2. Artère ophthalmique. — 3. Artère frontale interne. — 4. Nasale. — 5. Artère palpébrale. — 6. Branche musculaire du petit oblique. — 7. Branche musculaire du grand oblique. — 8. Muscle droit interne. — 9. Artères ciliaires longues. — 10. Ciliaires courtes. — 11. Artère lacrymale. — 12. Sous-orbitaire. — 13. La même à sa sortie du trou sous-orbitaire. — 14. Dentaire antérieure. — 15. Branche orbitaire de la sous-orbitaire. — 16-17. Dentaire postérieure.

Fig. 1.

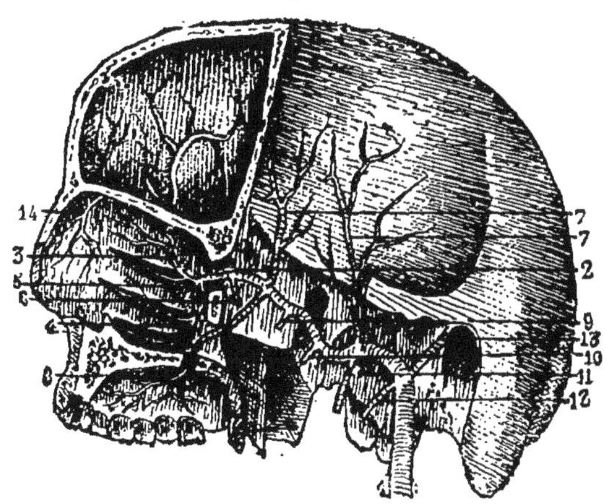

Fig. 2.

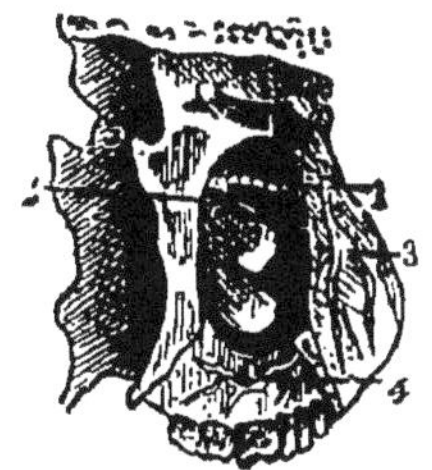

Fig. 3.

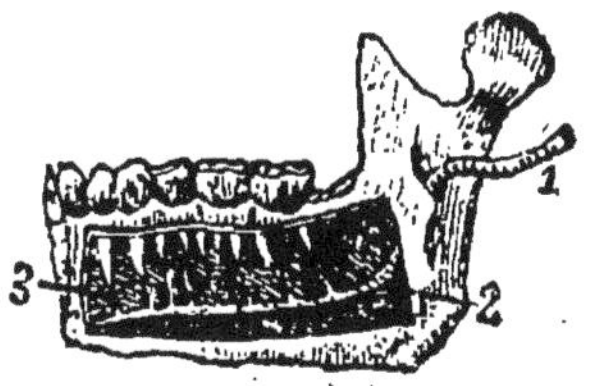

Fig. 4.

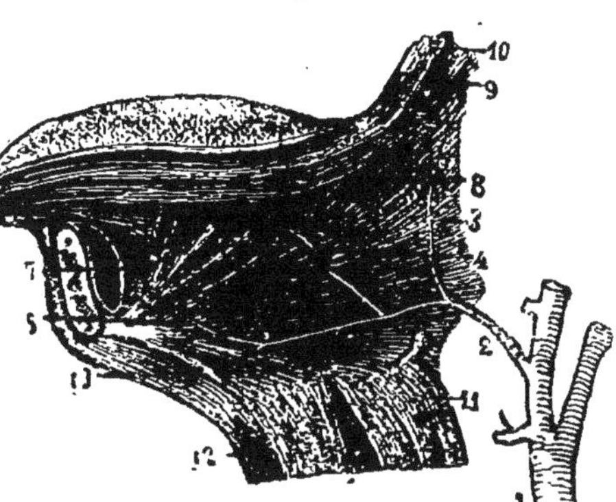

Fig. 5.

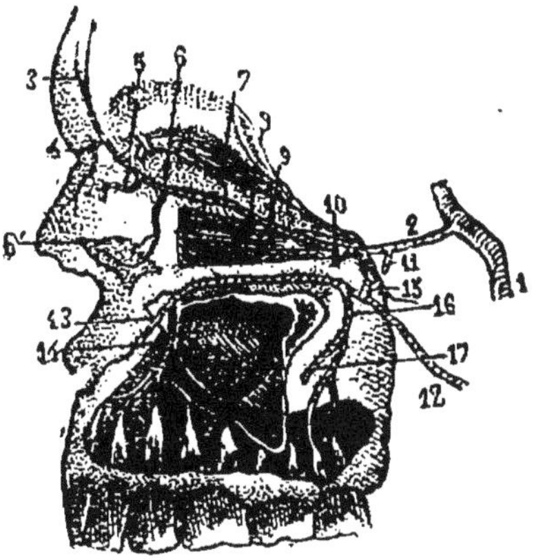

Branches de la carotide externe.

J.-B. Baillière et fils,

PLANCHE LXXV

Carotide interne et ses branches.

Fig. 1. — ARTÈRE OPHTHALMIQUE. — 1. Artère carotide interne. — 2. Artère ophthalmique. — 3. Artère lacrymale. — 4. Sus-orbitaire. — 5. Centrale de la rétine. — 6-7. Artères ciliaires longues. — 8. Ciliaires courtes. — 9-10. Branches musculaires.

Fig. 2. — ARTÈRES DE L'ENCÉPHALE. — 1. Carotide interne. — 2. Communicantes postérieures. — 3. Artère choroïdienne. — 4. Cérébrale moyenne. — 5. Cérébrale antérieure. — 6. Artères communicantes antérieures. — 7. Cérébrale postérieure. — 8. Tronc basilaire. — 9. Cérébelleuse supérieure. — 10. Cérébelleuse inférieure. — 11. Spinale antérieure. — 12. Vertébrale. — 13. Branches médullaires de la vertébrale. — 14. Cérébelleuse inférieure et postérieure.

Fig. 1.

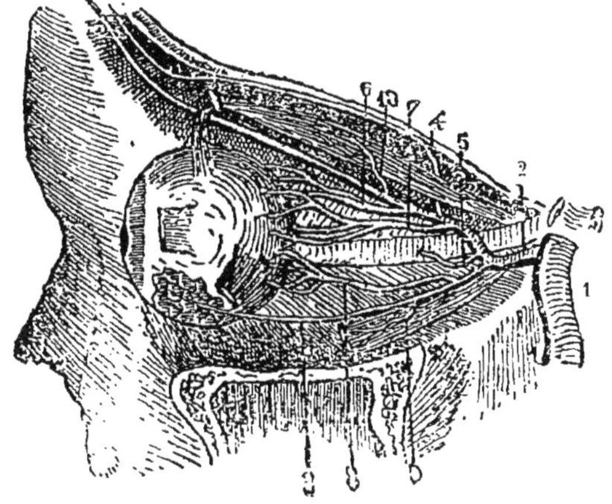

Fig. 2.

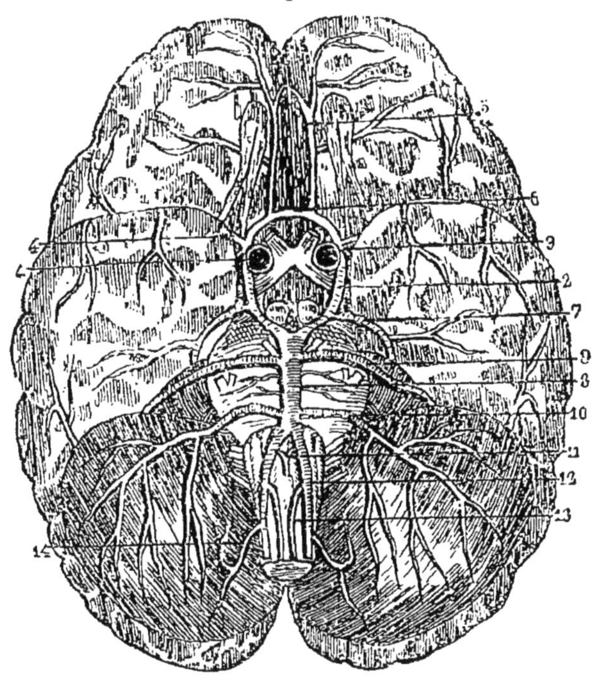

Carotide interne et ses branches.

J.-B. Baillière et fils.

PLANCHE LXXVI

Artère vertébrale. — Intercostale supérieure.
Aorte thoracique et ses branches.

Fig. 1. — ARTÈRE VERTÉBRALE. — 1. Sous-clavière. — 2. Vertébrale. — 3. Courbure verticale de cette artère. — 4. Courbure horizontale. — 5. Cervicale profonde. — 6. Branche anastomotique s'étendant de la vertébrale à la cervicale profonde. — 7. Thyroïdienne inférieure.

Fig. 2. — INTERCOSTALE SUPÉRIEURE. — 1. Sous-clavière. — 2, 3, 4. Branches de l'intercostale supérieure se rendant aux premier et deuxième espaces intercostaux. — 5. Mammaire interne. — 6. Cervicale profonde.

Fig. 3. — AORTE THORACIQUE. — 1. Crosse de l'aorte. — 2-2. Artère pulmonaire. — 3-3. Artère coronaire. — 4. Tronc brachio-céphalique. — 5. Sous-clavière gauche. — 6. Carotide gauche. — 7. Aorte thoracique. — 8. Artères œsophagiennes. — 9-9. Intercostales. — 10. Branches perforantes de ces artères. — 11. Œsophage.

Fig. 1.

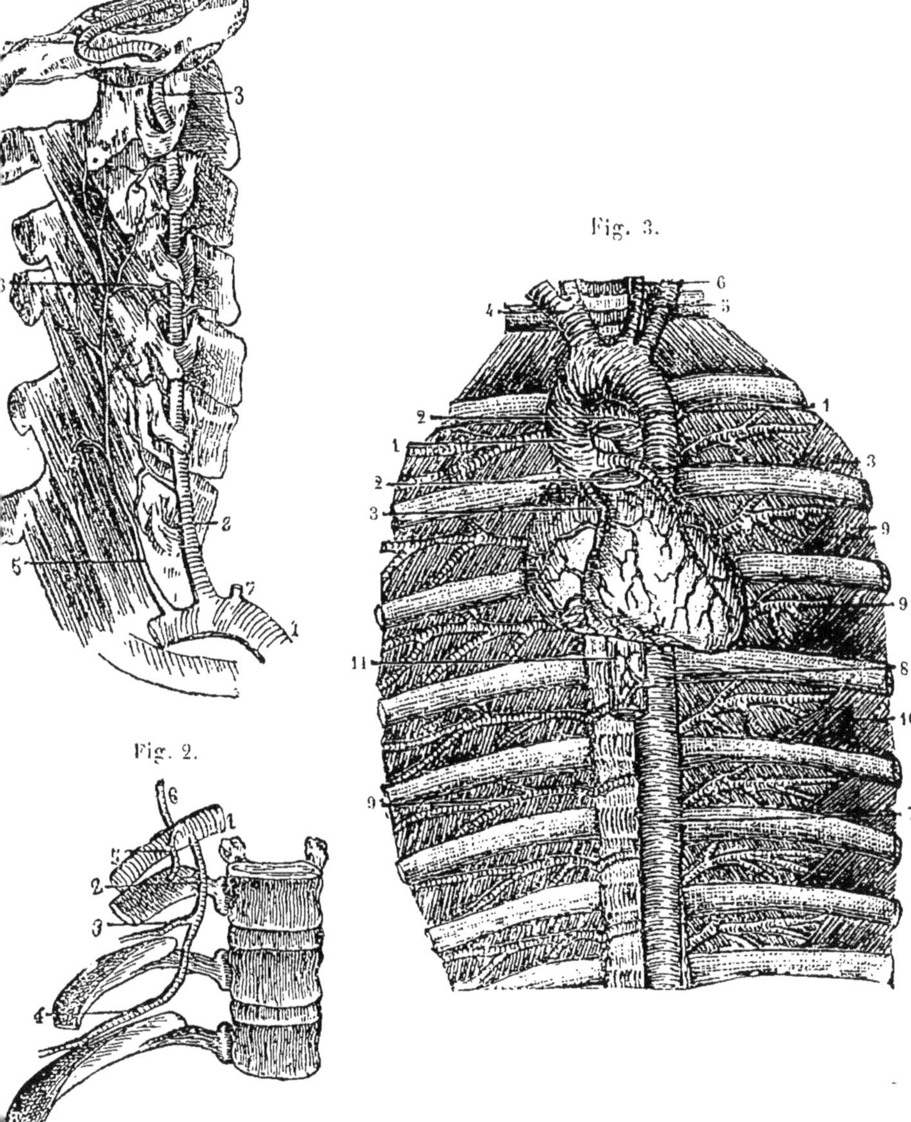

Artère vertébrale. — Intercostale supérieure. — Aorte thoracique et ses branches.

J.-B. Baillière et fils.

PLANCHE LXXVII

Artères du membre supérieur.

1. Point de terminaison de l'artère sous-clavière. — 2. Branche acromiale de l'artère axillaire. — 3. Acromio-thoracique. — 4. Thoracique antérieure. — 5. Thoracique inférieure. — 6. Circonflexe antérieure. — 7. Circonflexe postérieure. — 8. Sus-scapulaire. — 9. Scapulaire postérieure. — 10. Mammaire interne. — 11. Artère humérale. — 12, 13, 14. Branche musculaire externe de cette artère. — 15-16. Humérale profonde et ses branches. — 17. Musculaires internes. — 18. Humérale. — 19, 20, 21, 22, 23, 24, 25. Branches musculaires de l'humérale. — 26. Rameaux perforants de la mammaire interne. — 27. Sous-cutanée abdominale.

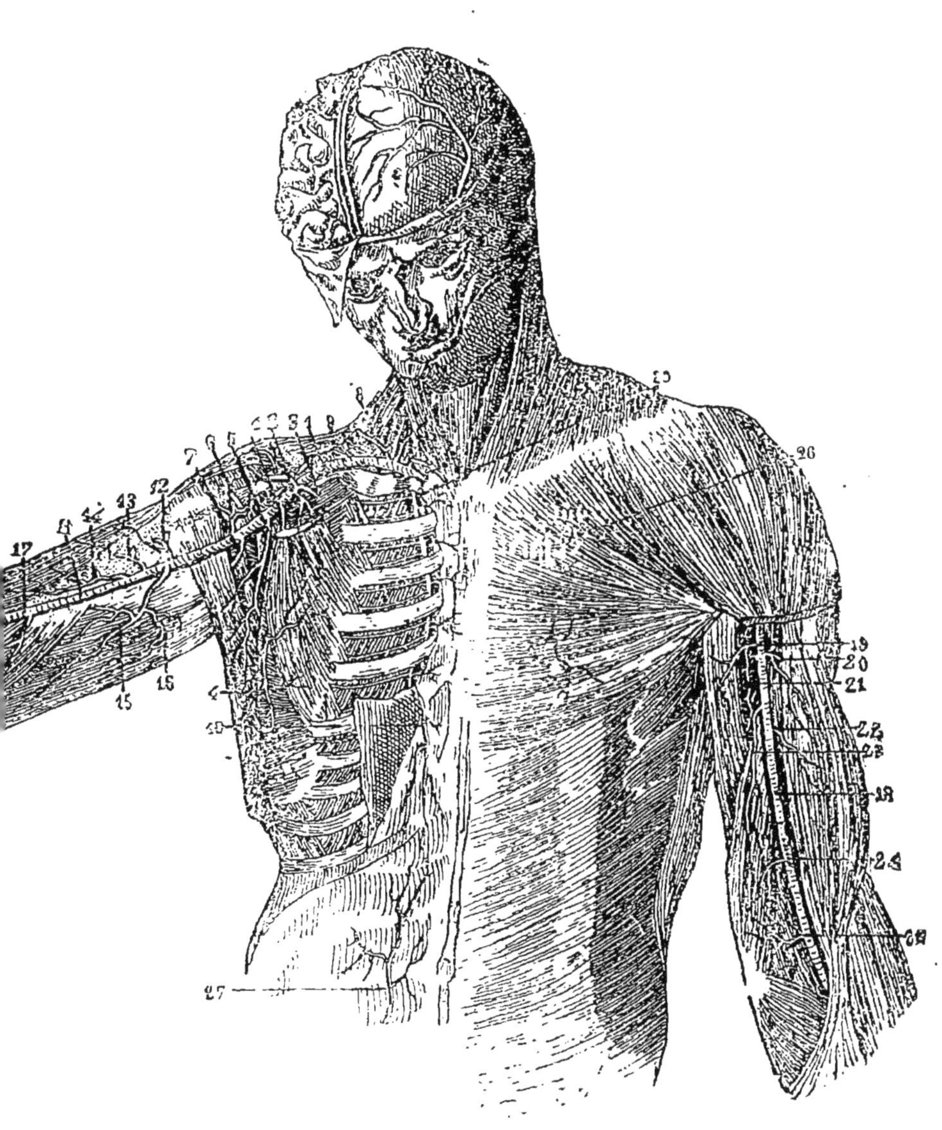

Artères du membre supérieur.

J.-B. Baillière et fils.

PLANCHE LXXVIII

Branches de la sous-clavière se distribuant à la région postérieure du tronc.

1. Scapulaire postérieure. — 2. Rameaux musculaires de cette artère se distribuant aux muscles de la région postérieure du cou. — 3. Branche sus-épineuse de la même artère. — 4. Circonflexe postérieure. — 5. Scapulaire inférieure. — 6. Branches perforantes des intercostales.

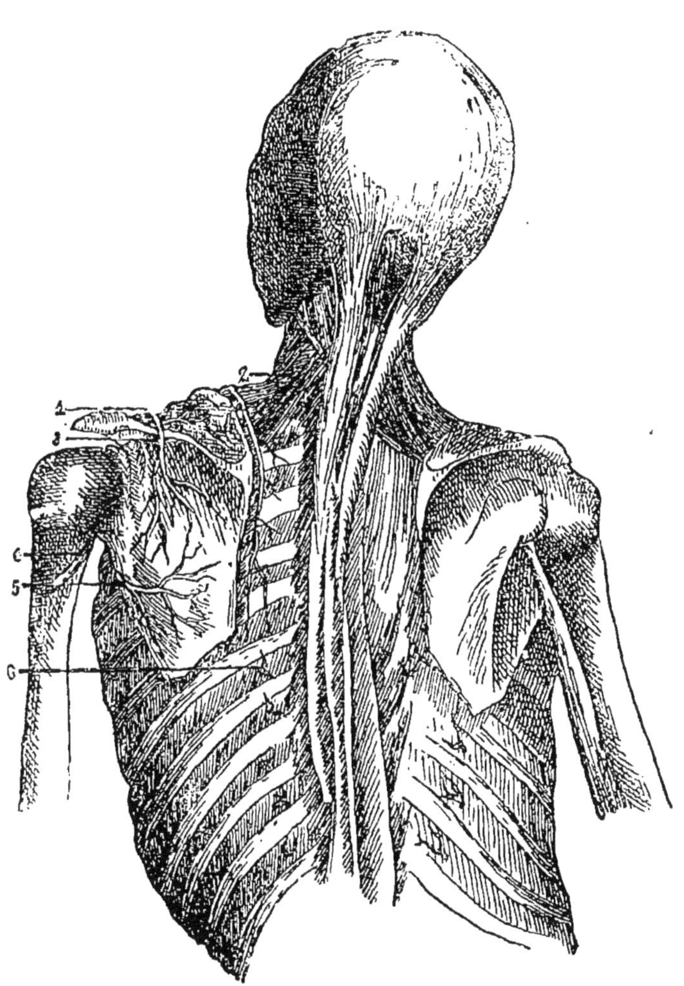

Branches de la sous-clavière se distribuant à la région postérieure du tronc.

J.-B. Baillière et fils.

PLANCHE LXXIX

Artères du membre supérieur.

Fig. 1. — Artères de l'avant-bras et de la main. — 1. Artère humérale. — 2. Collatérale interne. — 3. Artère humérale à son point de bifurcation. — 4-4. Artère radiale. — 5-5. Artère cubitale. — 6. Récurrente cubitale antérieure. — 7. Récurrente cubitale postérieure. — 8. Artère interosseuse. — 9. Radio-palmaire. — 10-10. Arcade palmaire profonde. — 11, 12, 13, 14. Branches digitales fournies par l'arcade palmaire superficielle. — 15, 16, 17, 18, 19, Artères interosseuses palmaires.

Fig. 2. — Artères du dos de la main. — 1. Artère interosseuse antérieure. — 2, 3. Artère transverse dorsale du carpe naissant de la radiale et s'anastomosant avec la transversale dorsale du carpe naissant de la cubitale. — 4. Artère radiale. — 5. Artère dorsale du métacarpe. — 6, 6, 6. Artères interosseuses dorsales du carpe. — 7. Artère perforante. — 8. Interosseuses du premier espace. — 9, 9, 9. Collatérales dorsales des doigts.

Fig. 1.

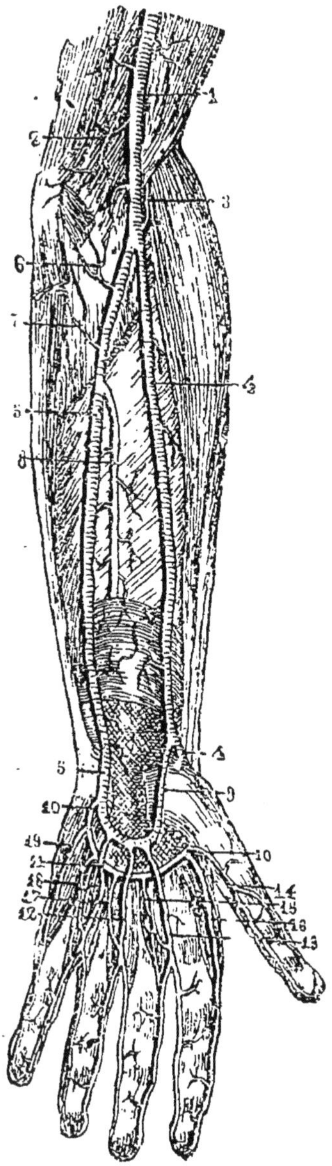

Fig. 2.

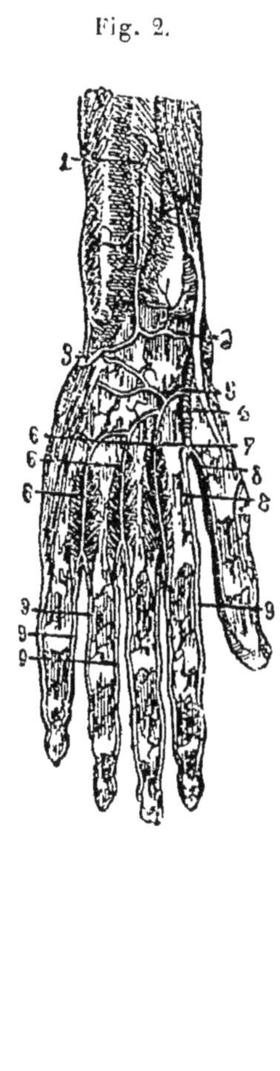

Artères du membre supérieur. — Artères de l'avant-bras et de la main. — Artères du dos de la main.

J.-B. Baillière et fils.

PLANCHE LXXX

Tronc cœliaque.

Fig. 1. — ESTOMAC SOULEVÉ POUR MONTRER LES ARTÈRES DE SA FACE INFÉRIEURE. — 1. Estomac. — 2. Foie. — 3. Pancréas. — 4. Duodénum. — 5. Fragment d'épiploon. — 6. Artères hépatiques. — 7. Artère splénique. — 8. Gastro-épiploïque droite. — 9. Gastro-épiploïque gauche. — 10-10. Coronaire stomachique. — 11-12. Branche pancréatico-duodénale de la gastro-épiploïque droite. — 13. Aorte. — 14. Diaphragmatique inférieure. — 15. Artère cystique. — 16. Rate.

Fig. 2. — TRONC CŒLIAQUE. — 1. Foie. — 2. Vésicule biliaire. — 3. Canal cystique. — 4. Estomac. — 5. Rate. — 6. Pancréas. — 7. Tronc cœliaque. — 8. Artère hépatique. — 9. Artère splénique. — 10. Coronaire stomachique. — 11. Artère pylorique. — 12. Anastomose de la coronaire stomachique avec la splénique. — 13. Branche droite de l'artère hépatique. — 14. Branche gauche de la même artère. — 15. Artère gastro-épiploïque droite. — 16. Sa branche pancréatico-duodénale. — 17. Artère cystique.

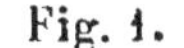
Fig. 1.

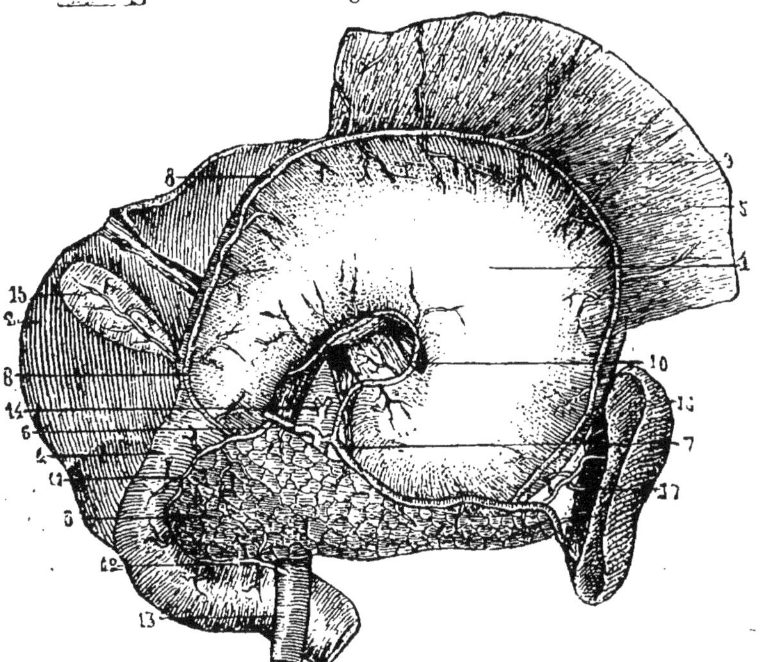

Fig. 2.

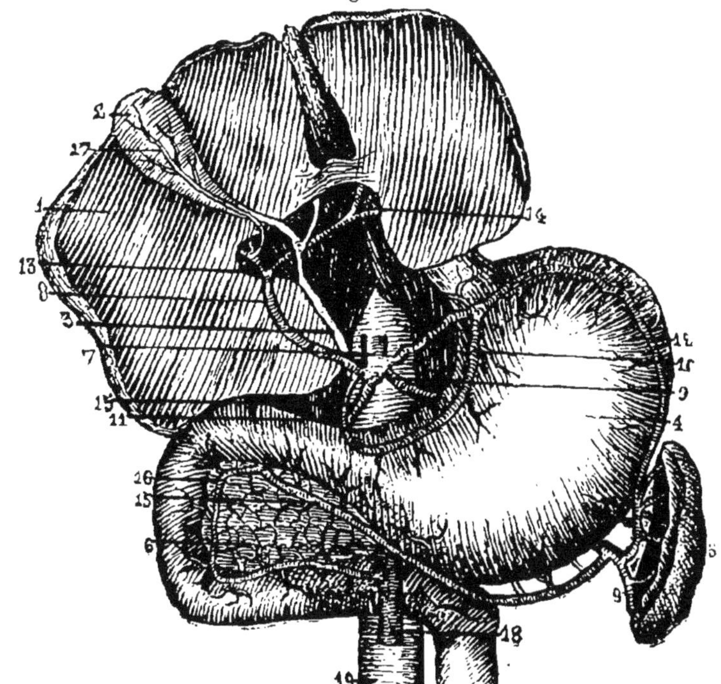

Tronc cœliaque.

J.-B. Baillière et fils.

PLANCHE LXXXI

Artère mésentérique supérieure.

1. Mésentérique supérieure. — 2. Première colique droite. — 3. Deuxième colique droite. — 4-5. Branches de terminaison et arcades de la mésentérique supérieure. — 6. Branche pancréatico-duodénale naissant de la première colique droite. — 7. Branches terminales et arcades de la première colique droite. — 8. Colon descendant. — 9. Duodénum. — 10. Terminaison de l'intestin grêle. — 11. Cæcum. — 12. Côlon transverse. — 13. Pancréas. — 14. Appendice cæcal. — 15. Intestin grêle.

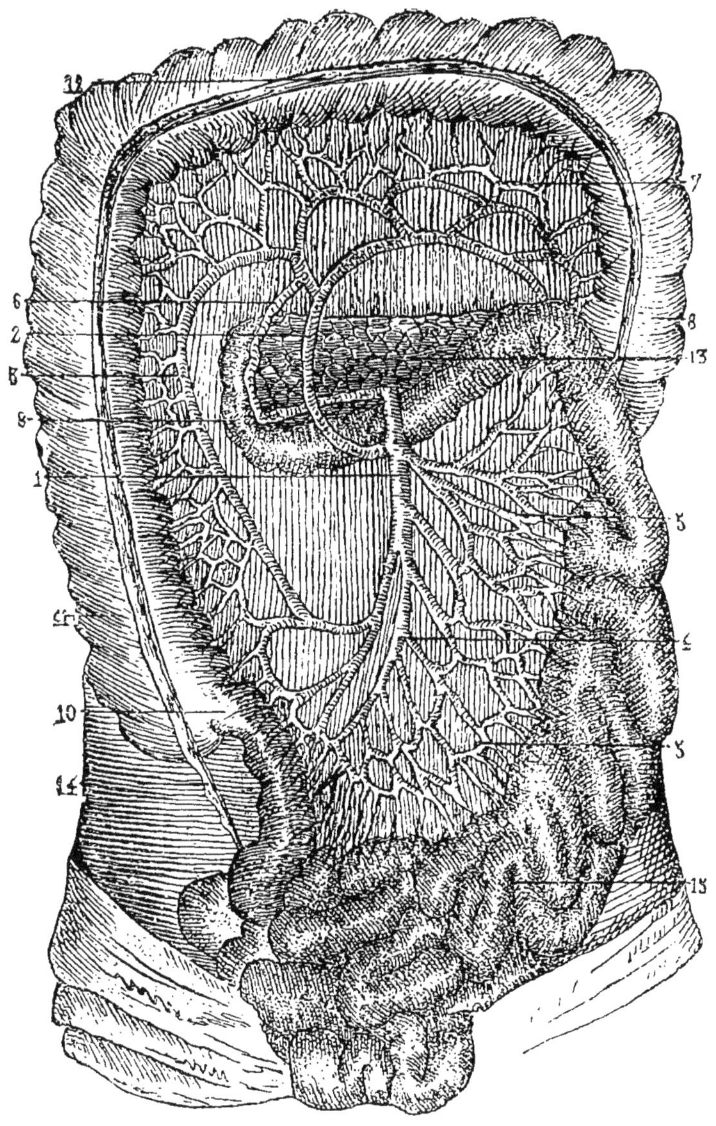

Artère mésentérique supérieure.

J.-B. Baillière et fils.

PLANCHE LXXXII

Mésentérique inférieure. — Coliques droite et gauche.

1. Aorte. — 2. Mésentérique inférieure. — 3. Colique gauche supérieure. — 4. Colique gauche moyenne. — 5. Colique gauche inférieure. — 6, 7. Branches terminales et arcades de cette dernière. — 8. Mésentérique supérieure. — 9-10. Première colique droite s'anastomosant avec la première colique gauche. — 11. Branches terminales et arcades de la première colique droite. — 12. Branche pancréatico-duodénale. — 13. Le mésentère coupé et renversé pour laisser voir la mésentérique inférieure. — 14. Branches terminales et arcades de la mésentérique supérieure. — 15. Partie terminale du gros intestin. — 16-17. L'intestin grêle et le mésentère coupés et renversés pour laisser voir l'artère mésentérique supérieure à son passage en avant du duodénum.

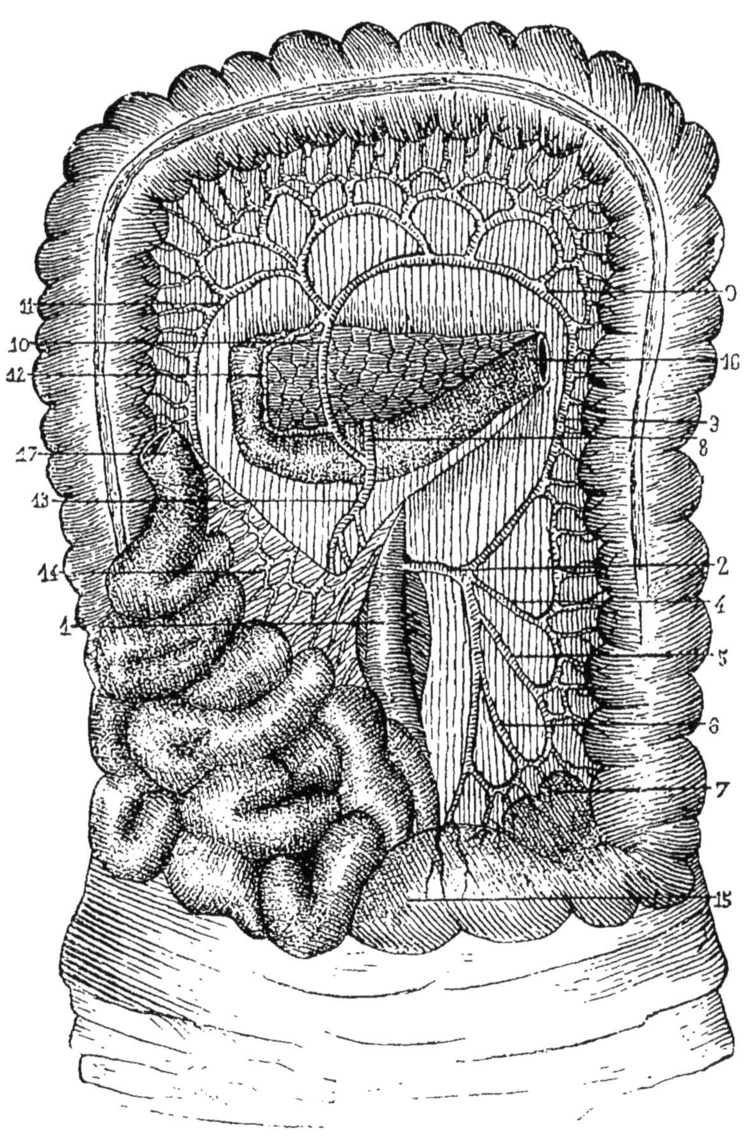

Mésentérique inférieure. — Coliques droite et gauche.

J.-B. Baillière et fils.

PLANCHE LXXXIII

Aorte abdominale et ses branches.

1. Aorte. — 2. Iliaque primitive. — 3. Iliaque externe. — 4. Iliaque interne. — 5-5. Diaphragmatique inférieure. — 6. Branche interne de la même artère. — 7. Tronc cœliaque. — 8. Artère mésentérique supérieure. — 9. Artère rénale. — 10. Artère spermatique. — 11. Mésentérique inférieure. — 12. Circonflexe iliaque. — 13. Épigastrique. — 14. Sacrée moyenne. — 15. Scapulaire supérieure. — 16. Rein. — 17. Uretère. — 18. Vessie. — 19. Centre phrénique. — 20. Veine cave inférieure. — 21. Œsophage. — 22. Piliers du diaphragme. — 23. Muscle droit antérieur de l'abdomen. — 24-25. Tenseur du fascia lata. — 26. Couturier. — 27. Pectiné. — 28. Droit interne de la cuisse.

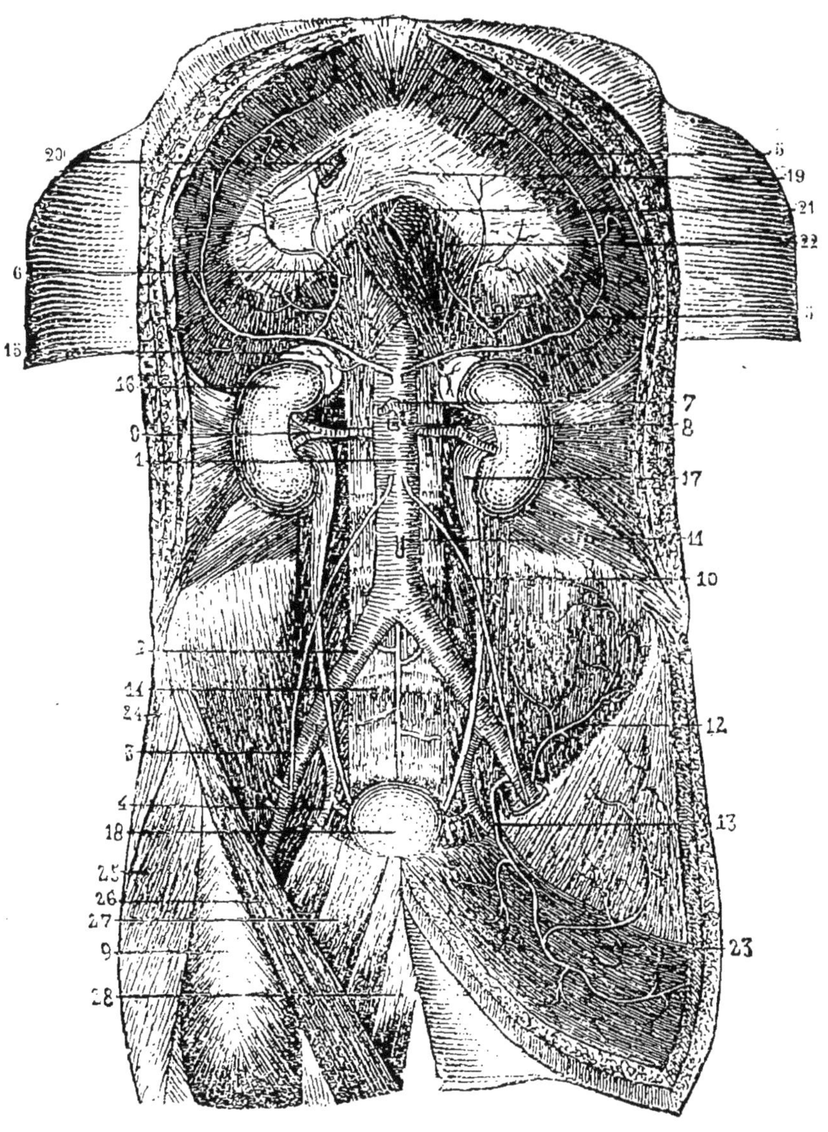

Aorte abdominale et ses branches.

J.-B. Baillière et fils.

PLANCHE LXXXIV

Artères hypogastrique et honteuse interne.

Fig. 1. — Hypogastrique et ses branches. — 1. Aorte. — 2. Iliaque primitive gauche. — 3. Iliaque primitive droite. — 4. Iliaque externe. — 5. Obturatrice. — 6. Ombilicale. — 7. Vésicale supérieure. — 7'. Vésicale inférieure. — 7". Vésicale moyenne. — 8. Tronc de l'hypogastrique ou iliaque interne. — 9. Honteuse interne envoyant une branche à la vessie. — 10. Artère utérine. — 11. Hémorrhoïdale moyenne. — 12. Ischiatique. — 13. Fessière. — 14. Rameaux que cette artère fournit au trou de conjugaison. — 15. Sacrée moyenne. — 16. Sacrée latérale. — 17. Épigastrique.

Fig. 2. — Honteuse interne et ses branches. — 1. Artère honteuse interne. — 2. Artère pénienne. — 3. Dorsale de la verge. — 4. Branche périnéale. — 5-6. Hémorrhoïdale inférieure. — 7. Transverse du périnée.

Planche LXXXIV. PRODHOMME.

Fig. 1.

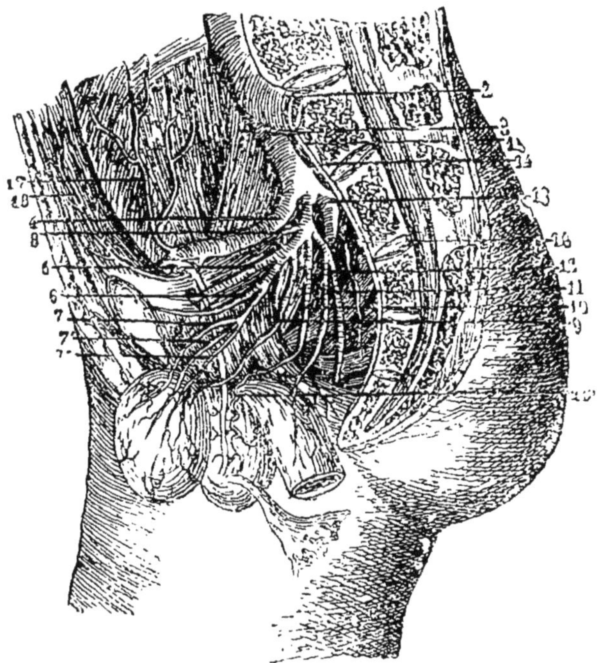

Fig. 2.

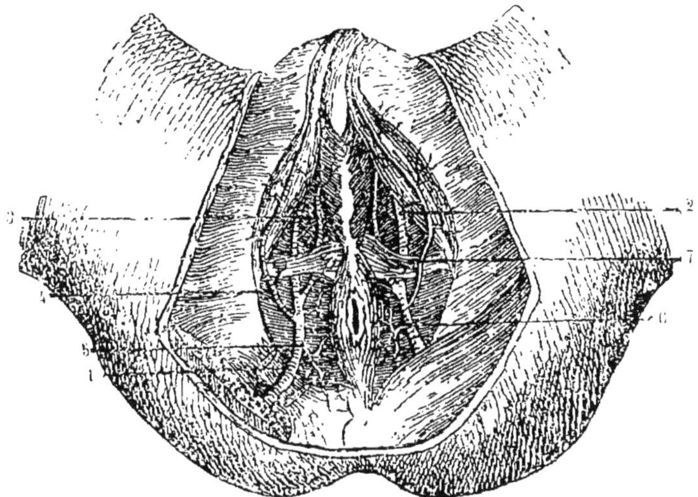

Artères hypogastrique et honteuse interne.

J.-B. Baillière et fils.

PLANCHE LXXXV

Artères du membre inférieur.

Fig. 1. — Région antérieure. — 1. Artère fémorale. — 2. Fémorale profonde. — 3. Sous-cutanée abdominale. — 4. Honteuse externe. — 5. Branche musculaire interne. — 6-6. Perforantes. — 7. Fémorale superficielle. — 8. Grande anastomotique. — 9. Tibiale antérieure. — 10. Récurrente tibiale. — 11. Malléolaire interne. — 12. Malléolaire externe. — 13. Artère du métatarse. — 14. Artère du premier espace interosseux.

Fig. 2. — Région postérieure. — 1. Artère fémorale. — 2. Ischiatique. — 3. Branche musculaire inférieure de cette artère. — 4. Circonflexe interne. — 5, 5, 5. Première, deuxième et troisième perforantes. — 6. Artère poplitée. — 7. Articulaire supérieure externe. — 7. Articulaire supérieure interne. — 8-8. Artères jumelles. — 9-10. Branches musculaires se rendant aux jumeaux de la jambe. — 11. Péronière. — 12. Tibiale antérieure. — 13. Passage de cette artère dans l'anneau fibreux du jambier postérieur. — 14. Point de bifurcation de l'artère péronière. — 15. Péronière postérieure.

Fig. 3. — Artère pédieuse. — 1. Artère pédieuse. — 2. Plantaire externe. — 3. Plantaire interne. — 4. Arcade plantaire. — 5, 5, 5. Interosseuses. — 6. Perforantes. — 7. Collatérales.

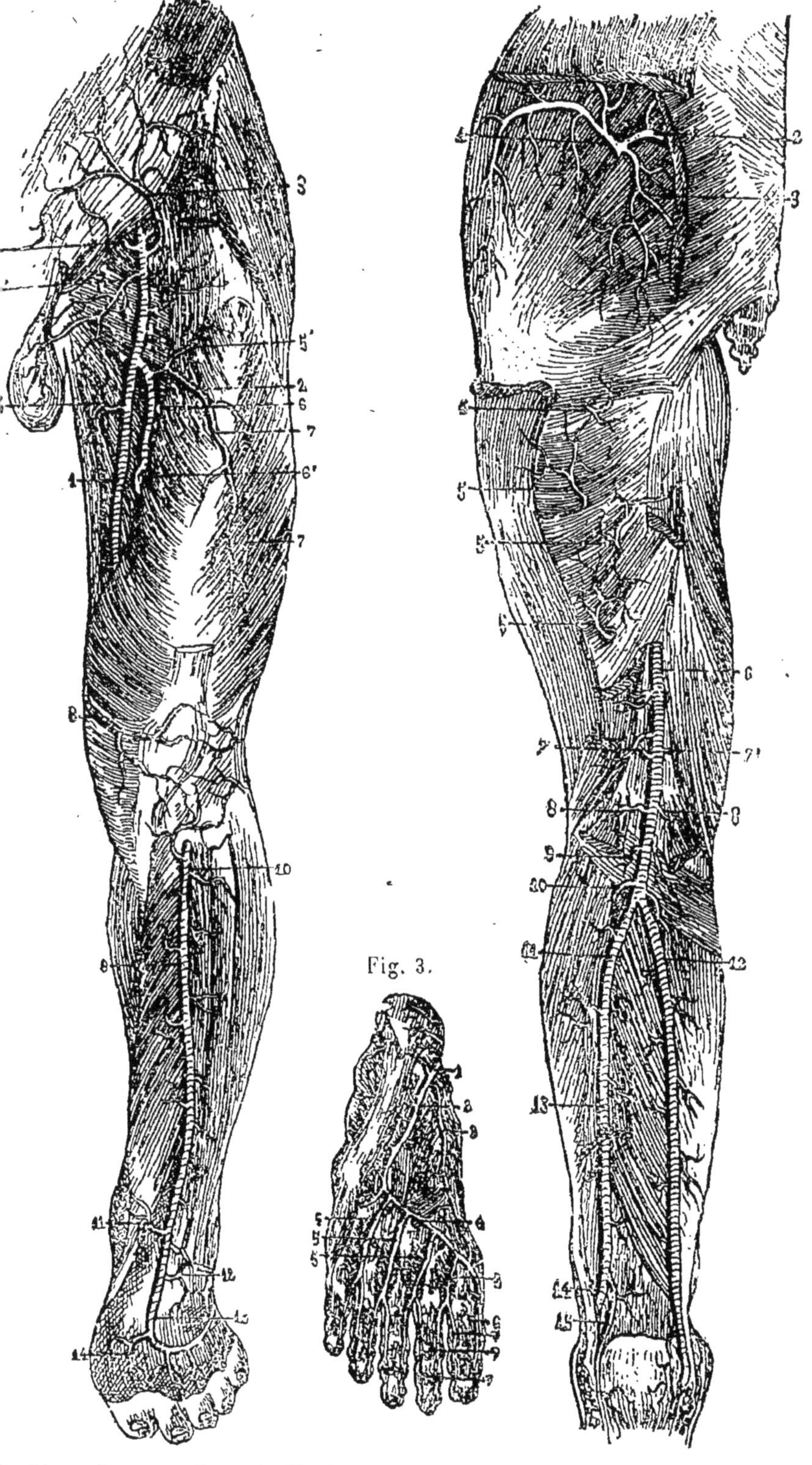

[A]rtère du membre inférieur. — Région antérieure et région postérieure.

PLANCHE LXXXVI

Veines superficielles de la tête et du cou. — Coupe des sinus.

Fig. 1. — VEINES SUPERFICIELLES DE LA TÊTE ET DU COU. — 1. Veine cave supérieure. — 2. Veine sous-clavière droite. — 3-4. Veine jugulaire interne. — 5. Veine temporale superficielle. — 6. Veine jugulaire antérieure. — 7. Veine faciale. — 8. Veine occipitale. — 9. Aponévrose excisée pour laisser voir, 10, la temporale moyenne. — 11. Veine préparate. — 12. Veines scapulaires. — 13. Veine jugulaire externe.

Fig. 2. — COUPE DES SINUS. — 1. Sinus longitudinal supérieur. — 2. Pressoir d'Hérophile. — 3. Sinus droit. — 4. Veine de la pie-mère. — 5-6. Sinus latéral droit. — 7-8. Sinus occipital postérieur. — 9. Plexus veineux du canal rachidien. — 10. Sinus coronaire. — 11. Faulx du cervelet. — 12. Veine scapulaire. — 13. Veine jugulaire externe.

Fig. 1.

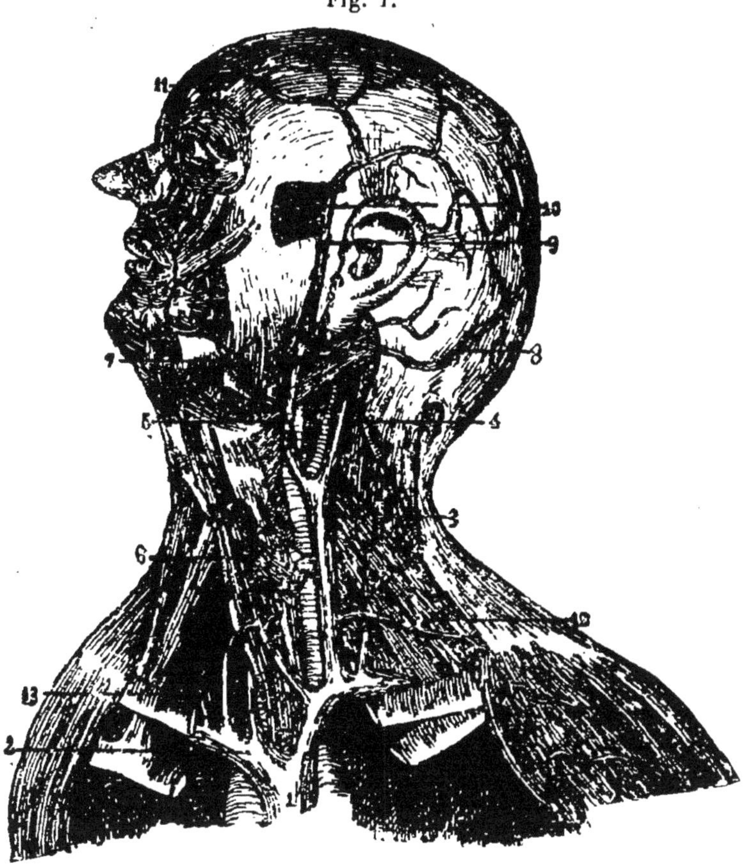

Fig. 2.

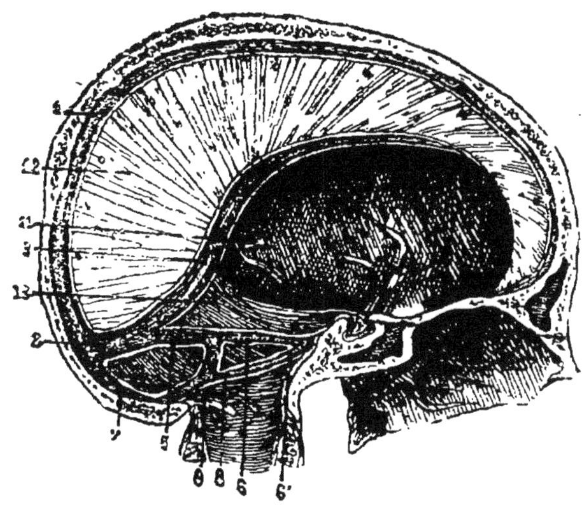

Veines superficielles de la tête et du cou. — Coupe des sinus.

J.-B. Baillière et fils.

PLANCHE LXXXVII

Veines cave supérieure, cave inférieure. — Veines du rachis.

Fig. 1. — Veines caves. — 1. Veine cave supérieure. — 2. Veine cave inférieure. — 3-4. Veines iliaques primitives. — 5-5. Veines iliaques internes. — 6. Veines sacrées latérales. — 7. Grande veine azygos. — 8. Veines lombaires. — 9. Mammaire interne. — 10. Veine intercostale supérieure. — 11. Veine demi-azygos. — 12. Sous-clavière gauche. — 13. Jugulaire externe. — 14. Jugulaire interne. — 15. Cervicale profonde. — 16. Jugulaire antérieure.

Fig. 2. — Veines caves. — 1. Veine cave inférieure. — 2. Veine rénale. — 3. Veine capsulaire.

Fig. 3. — Veines du rachis. — 1. Veines postérieures et superficielles du rachis. — 2. Sinus longitudinal antérieur. — 3. Sinus transverses antérieurs. — 4. Veines extérieures pénétrant dans le canal rachidien. La paroi postérieure du canal rachidien a été enlevée pour laisser voir les sinus longitudinaux et transverses.

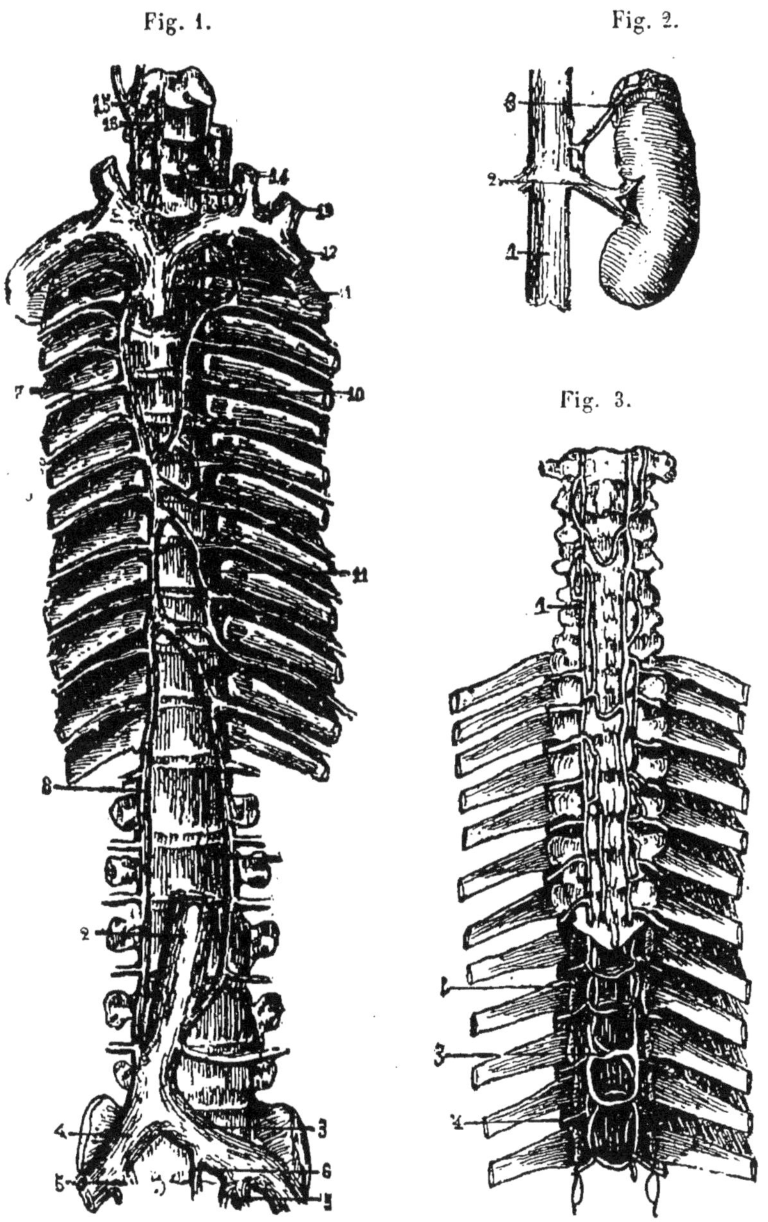

Veines cave supérieure, cave inférieure. — Veines du rachis.

J.-B. Baillière et fils.

PLANCHE LXXXVIII

Veines du membre supérieur.

Fig. 1. — 1. Veine axillaire. — 2. Veine basilique. — 3. Veine céphalique. — 4. Veine profonde du bras. — 5. Médiane basilique. — 6. Médiane céphalique. — 7. Veine médiane. — 8. Veine cubitale antérieure. — 9. Branches anastomotiques unissant la veine cubitale à la veine radiale.

Fig. 2. — 1. Veine céphalique. — 2. Veine basilique. — 3. Veine profonde du bras. — 4-5. Cubitale antérieure. — 6. Médiane basilique. — 7. Médiane céphalique. — 8. Radiale superficielle. — 9. Médiane commune. — 10. Artère brachiale. — 11. Nerf médian.

Fig. 3. — 1. Radiale. — 2. Salvatelle. — 3-3. Collatérales des doigts. — 4. Céphalique du pouce. — 5, 6, 7, 8. Branches anastomotiques.

Fig. 1.

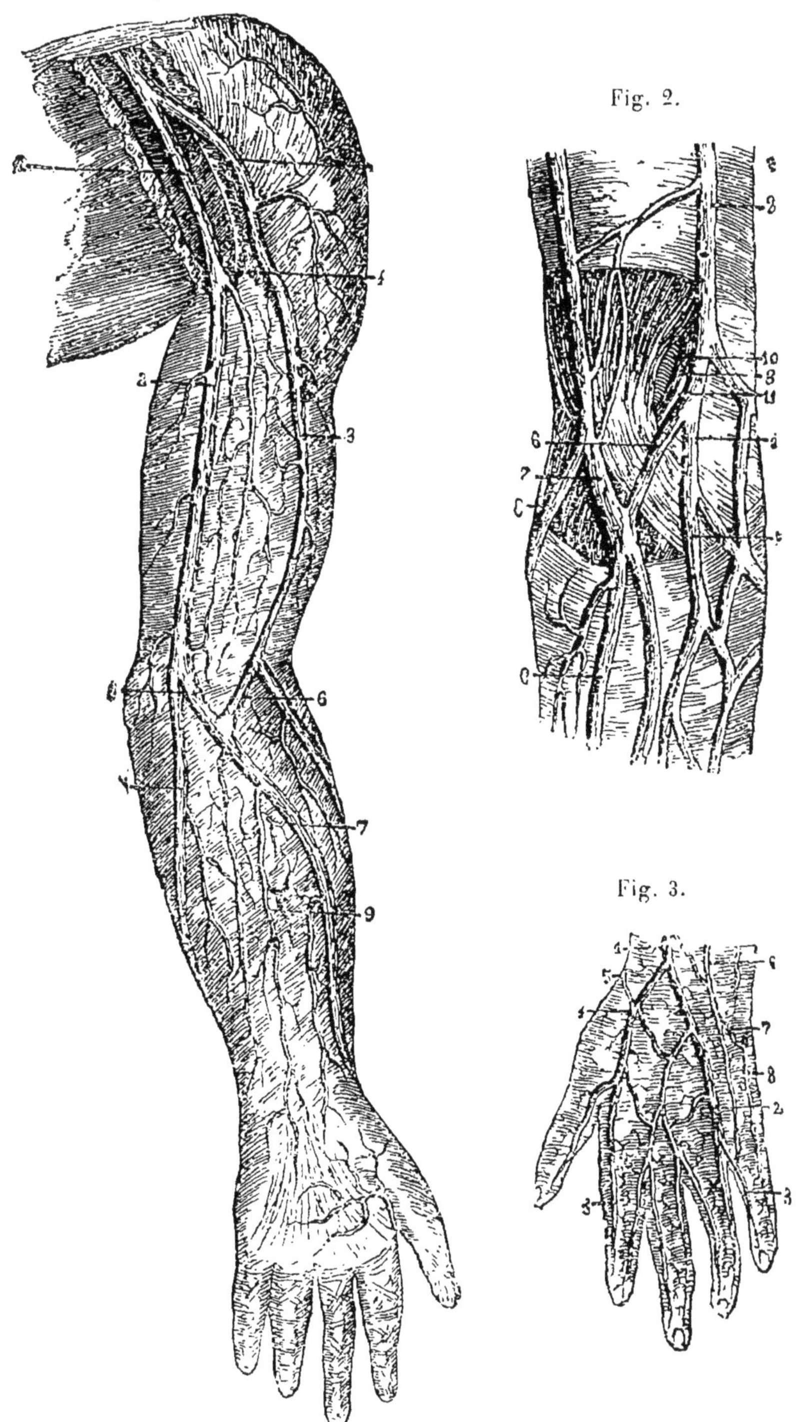

Veines du membre supérieur.

J.-B. Baillière et fils

PLANCHE LXXXIX.

Système de la veine-porte.

Fig. 1. — 1. Veine-porte. — 2. Sinus de la veine-porte. — 3. Branche de la veine-porte se rendant au lobe gauche du foie. — 4. Veine gastrique supérieure. — 5. Veine gastrique inférieure. — 6. Veine splénique. — 7. Petite mésaraïque. — 8. Grande mésaraïque. — 9. Veine colique droite. — 10. Branches de la grande mésaraïque venant de l'intestin grêle. — 11. Veine ombilicale. — 12. Canal de communication entre la veine ombilicale et la veine cave inférieure. — 13. Foie. — 14. Vésicule biliaire. — 15. Estomac. — 16. Rate. — 17. Pancréas. — 18. Côlon ascendant. — 19. Côlon descendant. — 20. Intestin grêle.

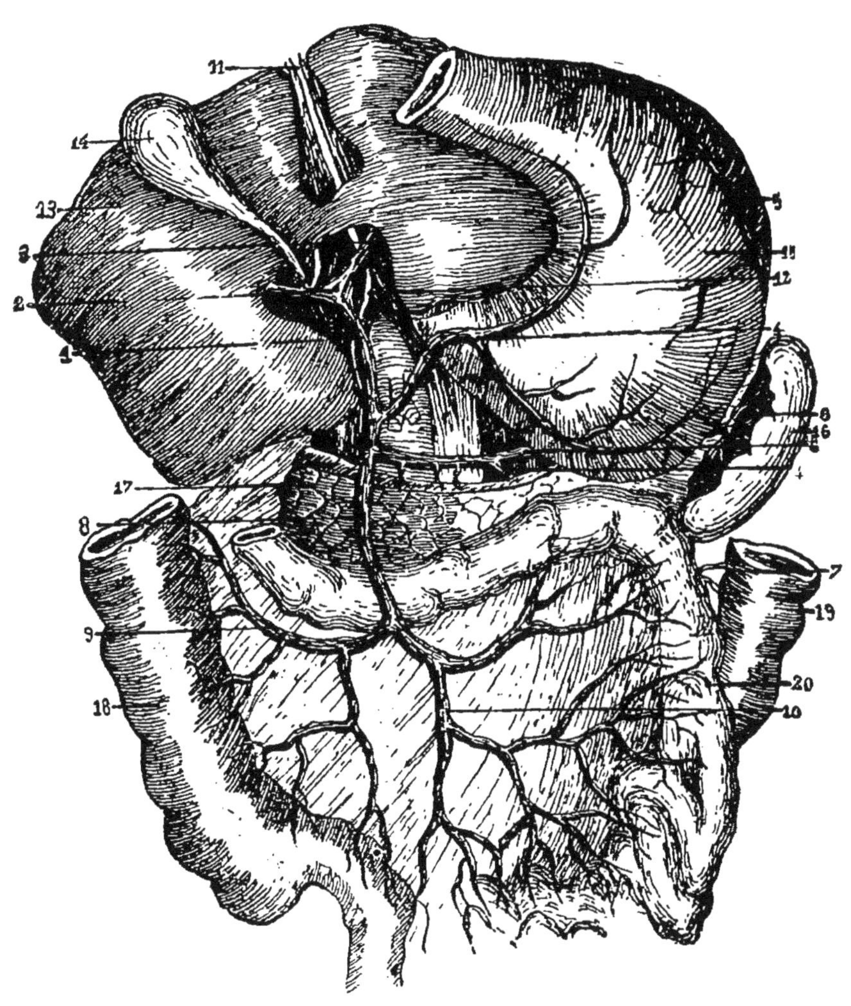

Système de la veine-porte.

J.-B. Baillière et fils.

PLANCHE XC

Veines du membre inférieur.

Fig. 1. — 1. Veine saphène interne. — 2. Collatérales de la veine saphène interne.

Fig. 2. — 1. Saphène externe. — 2. Saphène interne. — 3. Collatérales de la saphène externe.

Fig. 1.

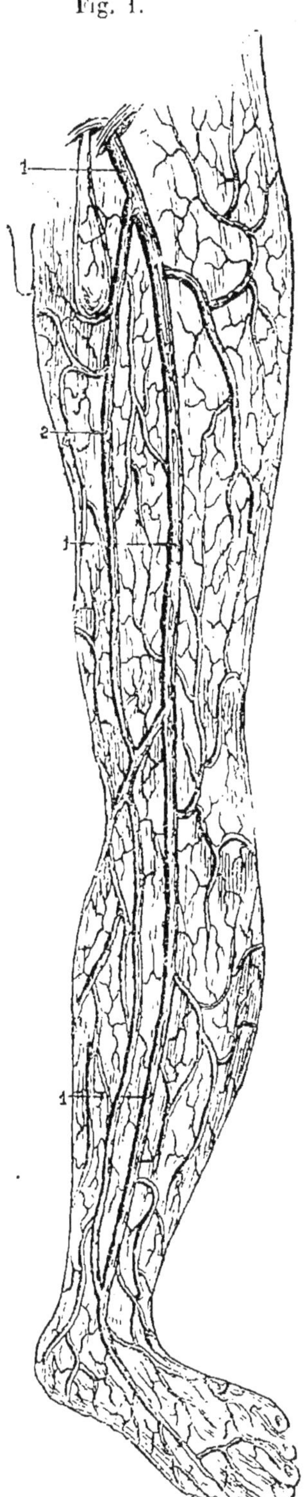

Fig. 2.

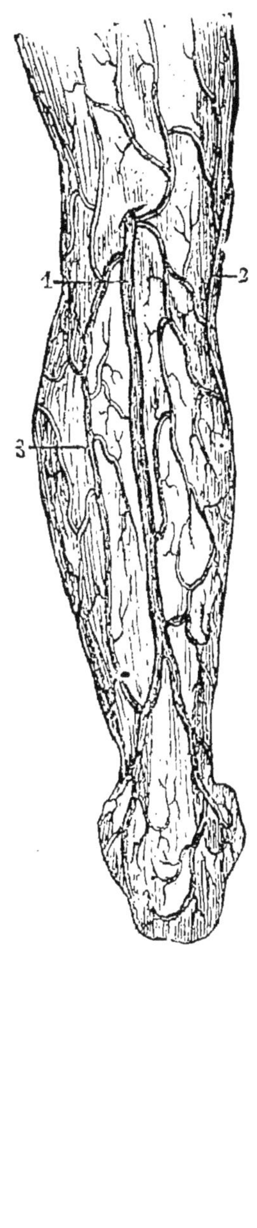

Veines du membre inférieur.

PLANCHE XCI

Canal thoracique.

Fig. 1. — 1. Tronc veineux brachio-céphalique. — 2. Veine sous-clavière droite. — 3. Veine sous-clavière gauche. — 4. La grande veine lymphatique s'ouvrant dans la veine sous-clavière droite. — 5. Arcade terminale du canal thoracique se déversant dans le confluent des veines jugulaire et sous-clavière gauches. — 6. Canal thoracique. — 7. Réservoir de Pecquet. — 8-9. Plexus lombaire. — 10. Vaisseaux lymphatiques des espaces intercostaux. — 11. Veine azygos. — 12. Vaisseaux lymphatiques des espaces intercostaux.

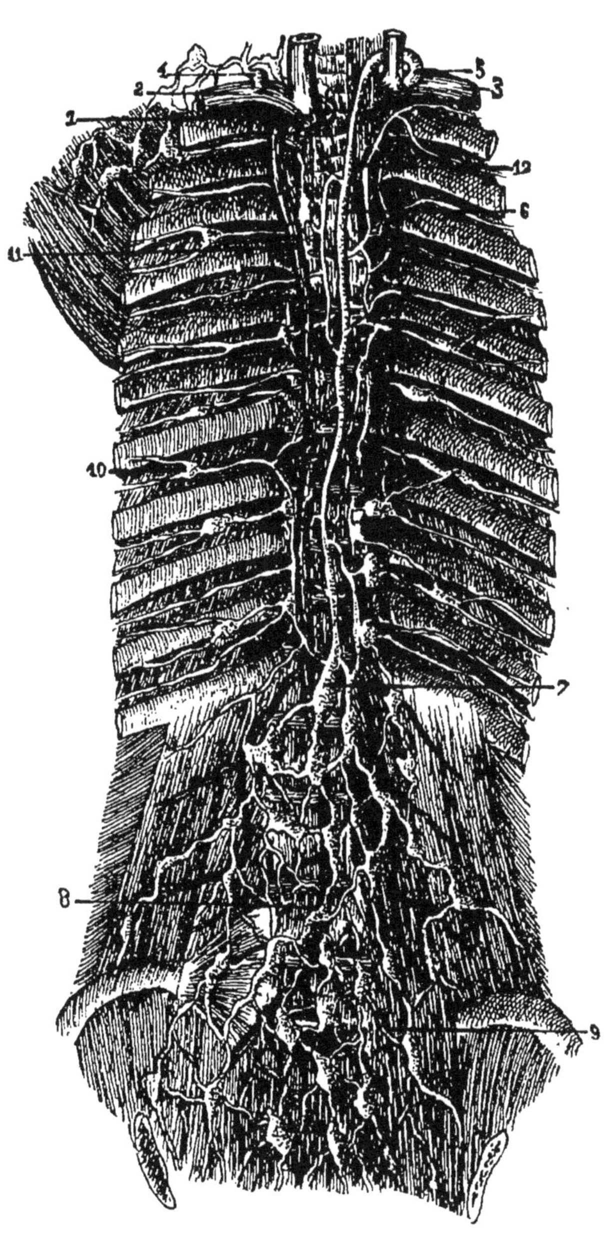

Canal thoracique.

J.-B. Baillière et fils.

PLANCHE XCII.

Vaisseaux et ganglions lymphatiques de la tête, du cou et des intestins.

Fig. 1. — VAISSEAUX ET GANGLIONS LYMPHATIQUES DE LA TÊTE ET DU COU. — 1. Vaisseaux lymphatiques superficiels du crâne. — 2. Vaisseaux et ganglions lymphatiques de la région parotidienne. — 3. Ganglions et vaisseaux lymphatiques de la région sous-maxillaire. — 4. Ganglions et vaisseaux lymphatiques du cou et de la région thoracique supérieure. — 5. Partie terminale du canal thoracique venant s'ouvrir dans le confluent des veines jugulaire et sous-clavière gauches.

Fig. 2. — VAISSEAUX ET GANGLIONS LYMPHATIQUES DES INTESTINS. 1. Vaisseaux lactés venant s'ouvrir dans le canal thoracique. — 2. Ganglions et vaisseaux lymphatiques du gros intestin. — 3. Ganglions et vaisseaux lymphatiques de l'intestin grêle.

Fig. 1.

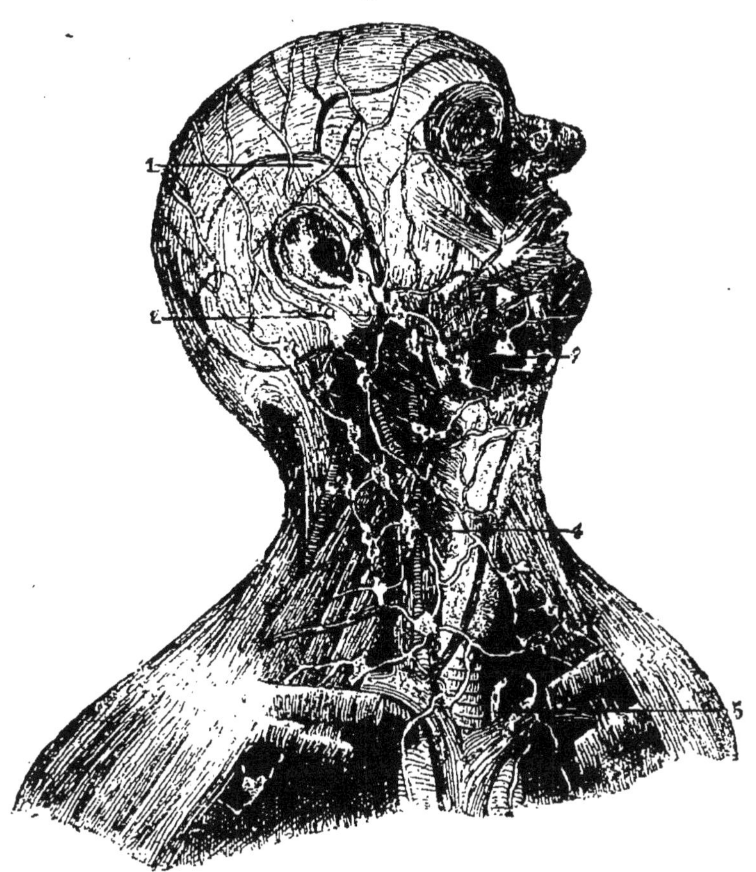

Fig. 2.

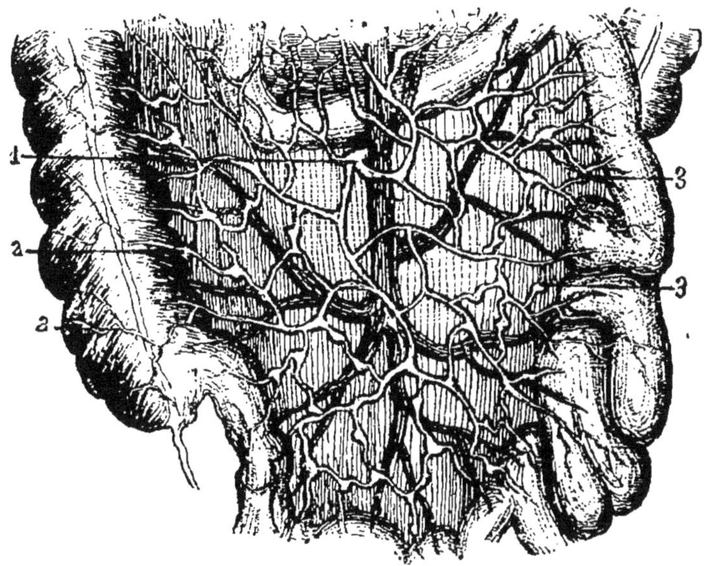

Vaisseaux et ganglions lymphatiques de la tête, du cou et des intestins.

PLANCHE XCIII

Ganglions et vaisseaux lymphatiques des organes thoraciques et abdominaux.
Ganglions et vaisseaux lymphatiques profonds et superficiels du membre supérieur.

Fig. 1. — 1. Ganglions et vaisseaux lymphatiques de la partie inférieure du cou. — 2. Ganglions et vaisseaux lymphatiques du poumon. — 3. Vaisseaux lymphatiques du cœur. — 4. Vaisseaux lymphatiques de la face supérieure du foie. — 5. Vaisseaux lymphatiques de la grande courbure de l'estomac. — 6. Vaisseaux lymphatiques de l'épiploon. — 7. Ganglions et vaisseaux lymphatiques des lombes. — 8. Vaisseaux lymphatiques de la vessie. — 9. Ganglions et vaisseaux lymphatiques de la région axillaire. — 10. Ganglions et vaisseaux lymphatiques profonds du bras. — 11. Ganglions et vaisseaux lymphatiques profonds du pli du bras. — 12-13. Ganglions et vaisseaux lymphatiques profonds de l'avant-bras et de la main. — 14-15. Vaisseaux lymphatiques superficiels du bras et de l'avant-bras.

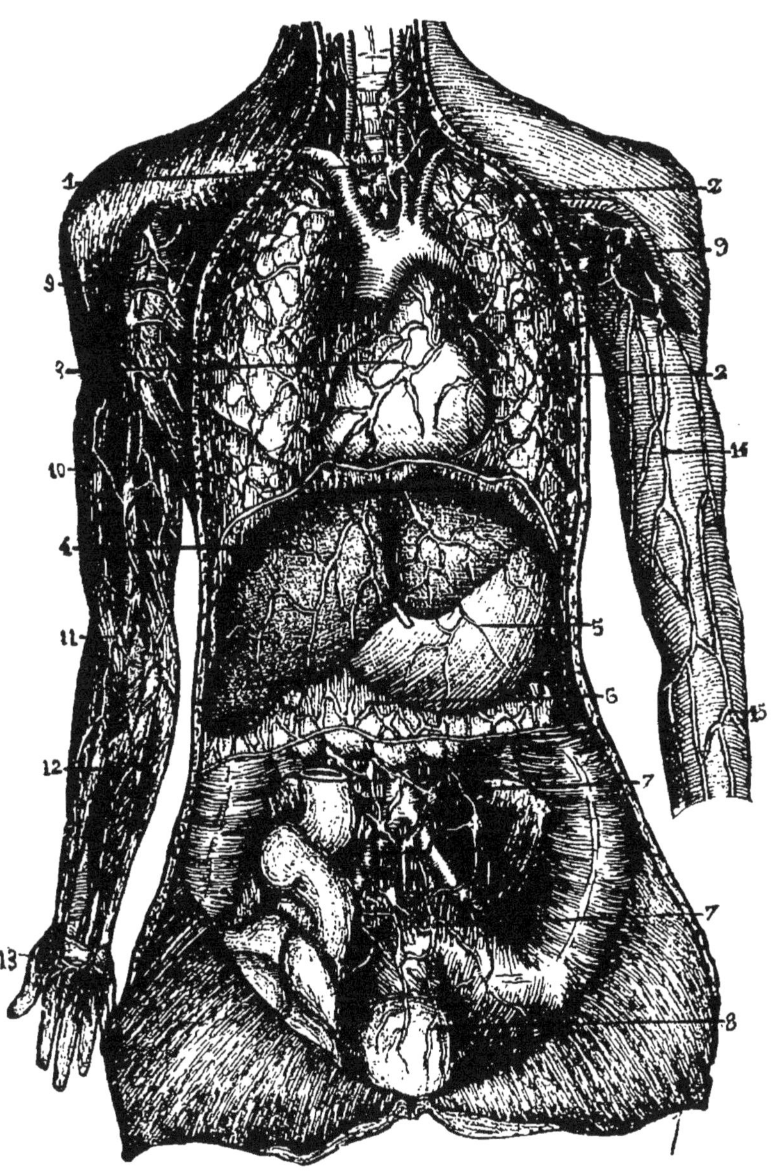

Ganglions et vaisseaux lymphatiques des organes thoraciques et abdominaux. — Ganglions et vaisseaux lymphatiques du membre supérieur.

J.-B. Baillière et fils.

PLANCHE XCIV

Vaisseaux lymphatiques du membre inférieur.

Fig. 1. — Vaisseaux lymphatiques profonds de la région postérieure du membre inférieur. — 1. Ganglions et vaisseaux lymphatiques de la fesse. — 2. Ganglions et vaisseaux lymphatiques de la région ischiatique. — 3. Ganglions et vaisseaux lymphatiques profonds de la région postérieure de la cuisse. — 4. Ganglions et vaisseaux lymphatiques poplités. — 5-6. Ganglions et vaisseaux lymphatiques profonds de la région postérieure de la jambe.

Fig. 2. — Vaisseaux lymphatiques profonds de la région antérieure de la cuisse. Vaisseaux lymphatiques superficiels de la jambe. — 1. Ganglions et vaisseaux lymphatiques de la région lombaire. — 2. Ganglions et vaisseaux lymphatiques de la fosse iliaque. — 3. Ganglions et vaisseaux lymphatiques de la région sacrée. — 4. Ganglions et vaisseaux lymphatiques de la région inguinale. — 5-6. Ganglions et vaisseaux lymphatiques de la région antérieure de la cuisse. — 7. Vaisseaux lymphatiques superficiels de la région postérieure de la jambe. — 8. Vaisseaux lymphatiques superficiels de la région antérieure. — 9. Vaisseaux lymphatiques superficiels du pied.

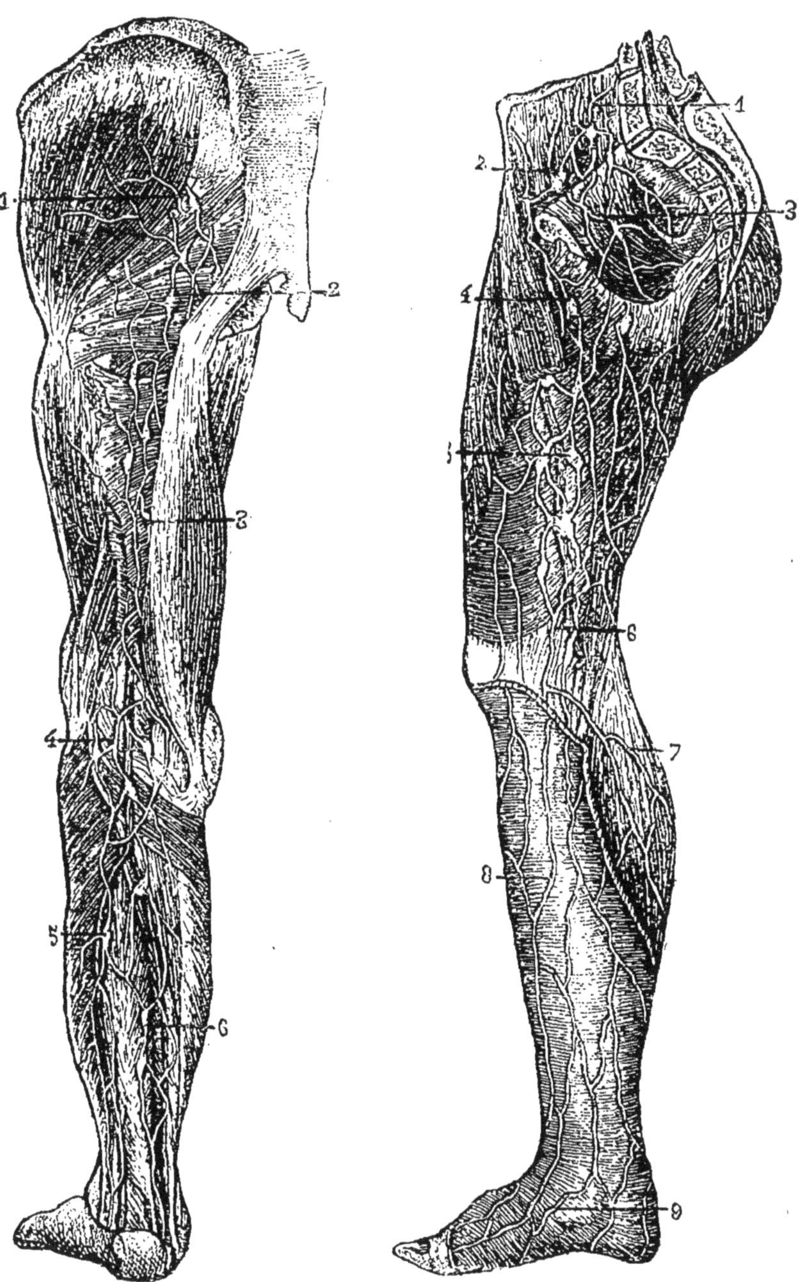

Vaisseaux lymphatiques du membre inférieur.

J.-B. Baillière et fils.

PLANCHE XCV

Tente du cervelet. — Faulx du cerveau.

Fig. 1. — TENTE DU CERVELET, COUPE DES SINUS. — 1. Nerfs optiques. — 2. Artère carotide interne. — 3-4. Sinus circulaire. — 5. Étroit sinus faisant communiquer le sinus circulaire avec le sinus caverneux. — 6. Sinus pétreux inférieur. — 7. Apophyse clinoïde postérieure. — 8. Tente du cervelet. — 9. Sinus droit et veines de Galien. — 10. Sinus pétreux supérieur. — 11. Sinus latéral. — 12. Nerf moteur oculaire commun. — 13. Nerf trijumeau. — 14. Nerf pathétique.

Fig. 2. — FAULX DU CERVEAU, COUPE DES SINUS. — 1. Faulx du cerveau. — 2. Sinus longitudinal supérieur. — 3. Sinus droit. — 4. Sinus longitudinal inférieur. — 5. Pressoir d'Érophile. — 6. Tente du cervelet. — 7. Sinus pétreux supérieur. — 8. Faulx du cervelet. — 9. Dure-mère. — 10. Sinus latéral. — 11. Sinus occipital postérieur. — 12. Nerf glosso-pharyngien. — 13. Nerf facial. — 14. Nerf trijumeau. — 15. Sinus coronaire.

Fig. 1.

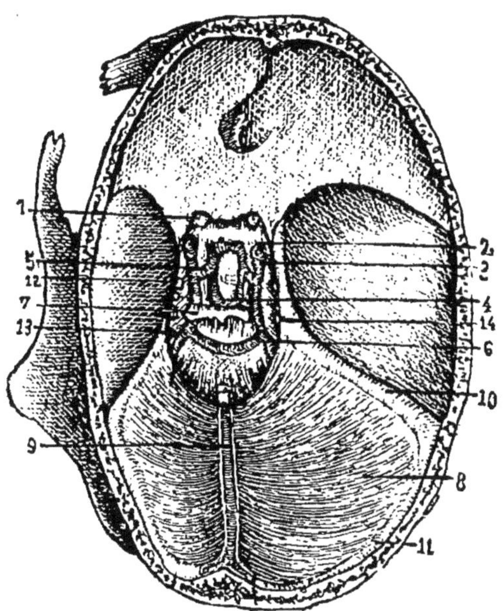

Fig. 2.

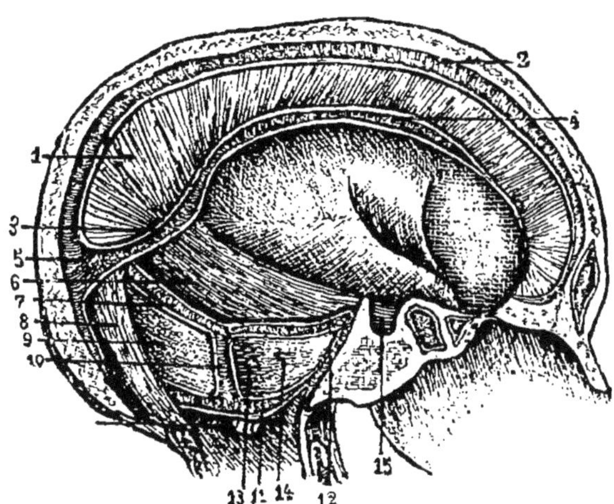

Tente du cervelet. — Faulx du cerveau.

J.-B. Baillière et fils.

PLANCHE XCVI

Face supérieure du cerveau. — Face inférieure de l'encéphale.

Fig. 1.— Face supérieure du cerveau. — 1. Face supérieure du corps calleux. — 2. Scissure de Rolando. — 3. Circonvolutions cérébrales.

Fig. 2. — Face inférieure de l'encéphale. — 1. Lobe frontal ou antérieur du cerveau. — 2. Lobe postérieur, portion sphénoïdale. — 3. Extrémité antérieure de la scissure médiane du cerveau. — 4. Extrémité postérieure de cette même scissure. — 5. Scissure de Sylvius. — 6. Chiasma des nerfs optiques. — 7. Nerfs olfactifs. — 8. Corps cendré et tige pituitaire. — 9. Tubercules mamillaires. — 10. Quadrilatère perforé. — 11. Pédoncule cérébral. — 12. Nerf moteur oculaire commun. — 13. Nerf pathétique. — 14. Protubérance annulaire. — 15. Nerf trijumeau. — 16. Bulbe rachidien. — 17. Pyramide antérieure. — 18. Pyramide postérieure. — 19. Corps olivaire. — 20. Nerf moteur oculaire externe. — 21. Nerf facial. — 22. Nerf auditif. — 23. Nerfs de la huitième paire. — 24. Première paire cervicale. — 25-26. Nerfs de la huitième paire. — 25. Nerf glosso-pharyngien. — 26. Nerf pneumo-gastrique. — 27. Nerf hypoglosse. — 28. Hémisphères cérébelleux.

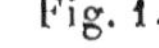

Fig. 1.

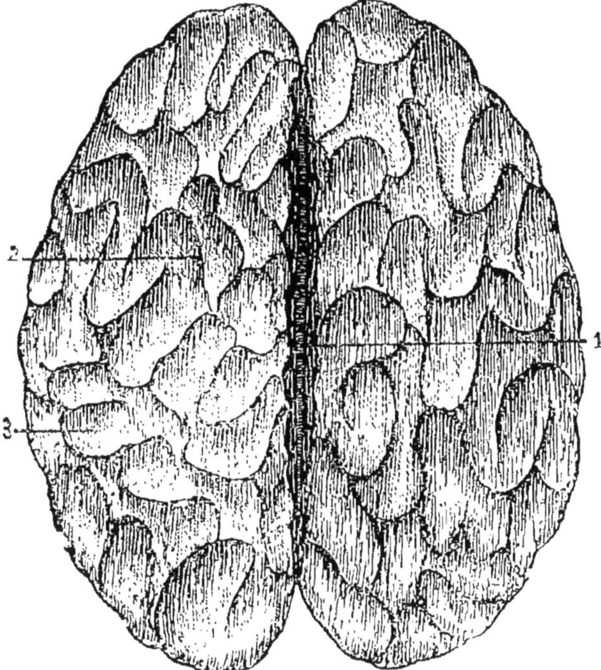

Fig. 2.

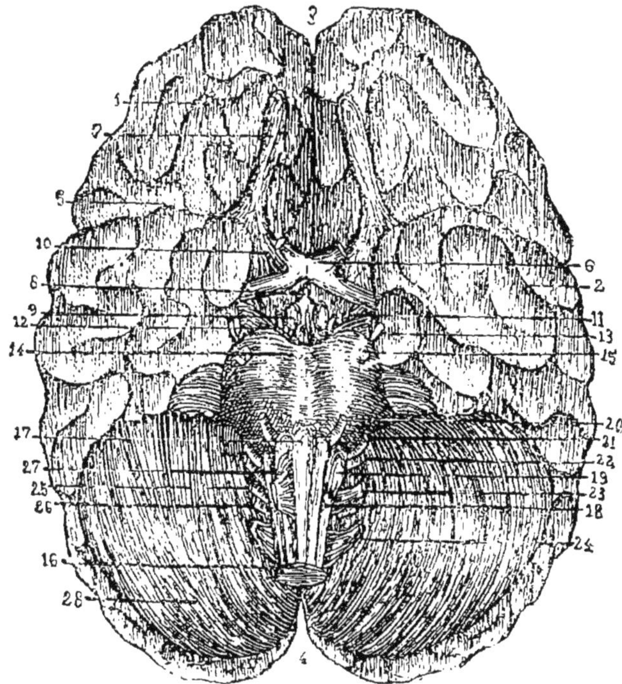

Face supérieure du cerveau. — Face inférieure de l'encéphale.

J.-B. Baillière et fils.

PLANCHE XCVII

Coupes de l'encéphale destinées à montrer la face interne du cerveau, les ventricules cérébraux et la face supérieure du corps calleux.

Fig. 1. — Coupe de l'encéphale destinée a montrer la face interne du cerveau et les ventricules cérébraux. — 1. Genou du corps calleux. — 2. Face supérieure du corps calleux. — 3. Cloison transparente. — 4. Trigone cérébral. — 5. Trou de Monro. — 6. Commissure antérieure du cerveau. — 7. Corps cendré (tuber cinereum). — 8. Tubercules mamillaires. — 9. Coupe du chiasma des nerfs optiques. — 10. Nerfs optiques. — 11. Corps pituitaire. — 12. Tige pituitaire. — 13. Face inférieure de la voûte à trois piliers. — 14. Couche optique. — 15. Commissure grise. — 16. Nerf moteur oculaire commun. — 17. Glande pinéale. — 18. Son pédoncule inférieur. — 19. Son pédoncule supérieur. — 20. Tubercules quadrijumeaux. — 21. Pédoncule cérébral. — 22. Aqueduc de Sylvius. — 23. Valvule de Vieussens. — 24. Arbre de vie. — 25. Protubérance annulaire. — 26. Bulbe rachidien. — 27. Circonvolutions postérieures de la face interne du cerveau.

Fig. 2. — Coupe horizontale du cerveau destinée a montrer la face supérieure du corps calleux — 1. Partie antérieure de la scissure médiane. — 2. Partie postérieure de la même scissure. — 3. Sillon médian de la face supérieure du corps calleux. — 4. Tractus longitudinaux de la même face. — 5. Tractus transversaux. — 6. Genou du corps calleux. — 7. Bourrelet du corps calleux. — 8. Gouttière qui sépare le corps calleux de la circonvolution qui l'enveloppe. — 9. Coupe de la substance grise des circonvolutions. — 10. Coupe de la substance blanche formant avec la face supérieure du corps calleux le centre ovale de Vieussens.

Fig. 1.

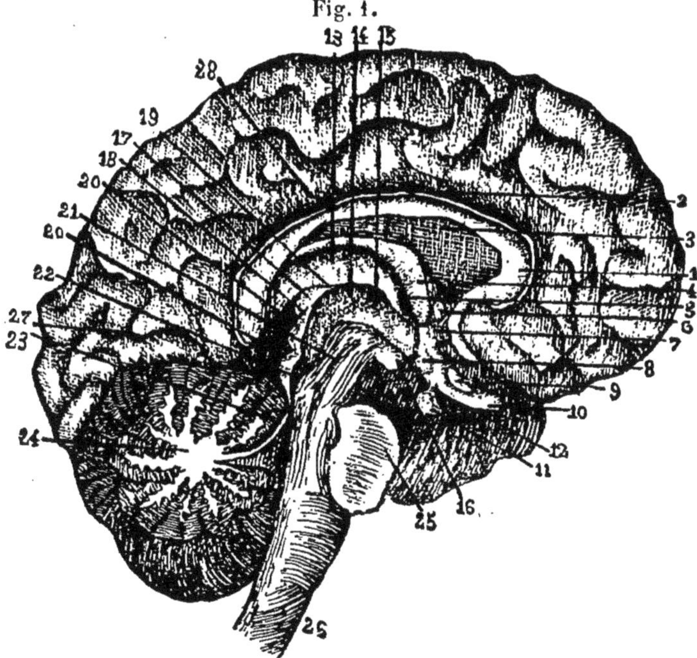

Fig. 2.

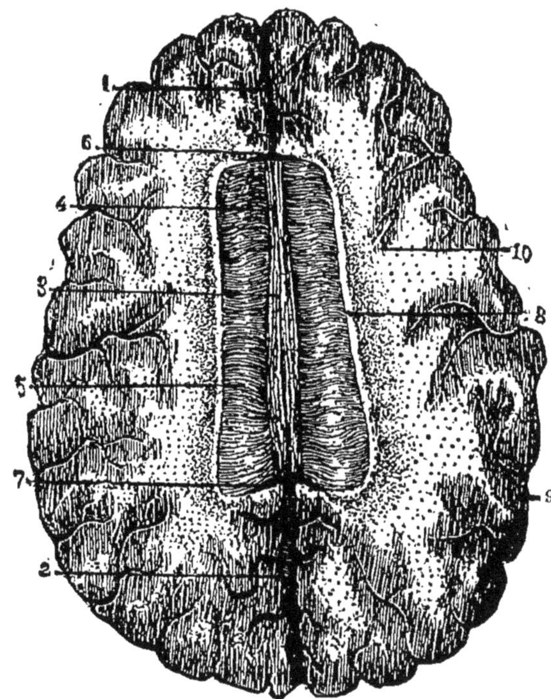

Coupes montrant la face intene du cerveau, les ventricules cérébraux et la face supérieure du corps calleux.

J.-B. Baillière et fils.

PLANCHE XCVIII

Corps calleux. — Ventricule de la cloison et ventricules latéraux.

Fig. 1. — CORPS CALLEUX. — 1. Face supérieure du corps calleux. — 2. Tractus longitudinaux que l'on remarque de chaque côté. — 3. Sillon médian de la face supérieure du corps calleux. — 4. Extrémité postérieure ou bourrelet du corps calleux. — 5. Extrémité antérieure ou genou du corps calleux. — 6. Bec du corps calleux. — 7. Commissure antérieure du cerveau. — 8. Corne sphénoïdale. — 9. Corne occipitale du corps calleux. — 10. Face supérieure du trigone cérébral. — 11. Ses bords latéraux se continuant avec les piliers. — 12. Sillon médian.

Fig. 2. — VENTRICULE DE LA CLOISON ET VENTRICULES LATÉRAUX. — 1. Partie postérieure de la scissure médiane. — 2. Base du trigone cérébral. — 3. Ventricule de la cloison. — 4. Corps striés. — 5-6. Lame cornée et bandelette demi-circulaire. — 7. Plexus choroïdien. — 8. Piliers postérieurs du trigone cérébral. — 8. Corne d'Ammon. — 9. Ergot de Morand. — 10. Cavité digitale. — 11. Coupe du bourrelet du corps calleux.

Fig. 3. — COUPE DES VENTRICULES LATÉRAUX ET DU VENTRICULE DE LA CLOISON. — 1, 2. Partie antérieure, partie postérieure de la grande scissure cérébrale. — 3. Ventricules latéraux. — 4. Corps striés. — 5. Couches optiques. — 6. Bandelette demi-circulaire. — 7. Ventricule de la cloison. — 8. Plexus choroïdes. — 9. Passage des plexus choroïdes par les trous de Monro. — 10. Base du trigone cérébral. — 11. Bandelettes latérales se continuant avec les piliers. — 12. Piliers postérieurs. — 13. Piliers antérieurs. — 14. Cavité digitale. — 15. Corne d'Ammon. — 16. Ergot de Morand. — 17. Coupe du bourrelet du corps calleux. — 18. Circonvolutions cérébrales, substance grise.

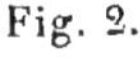

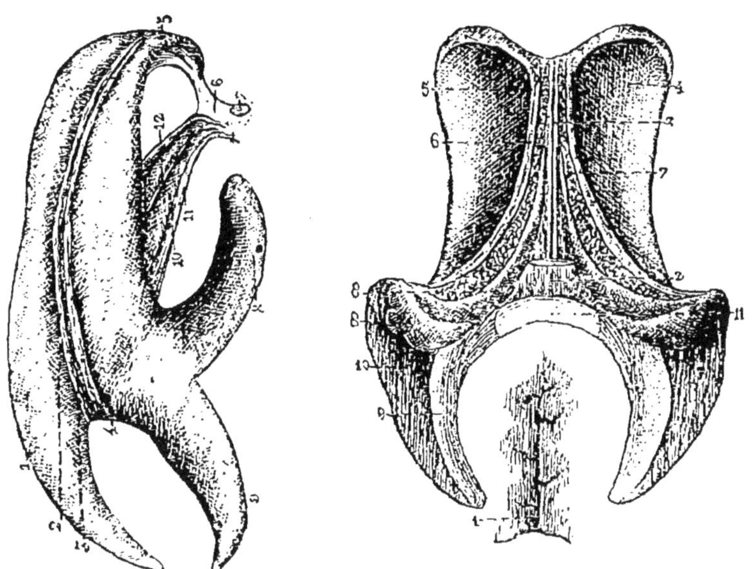

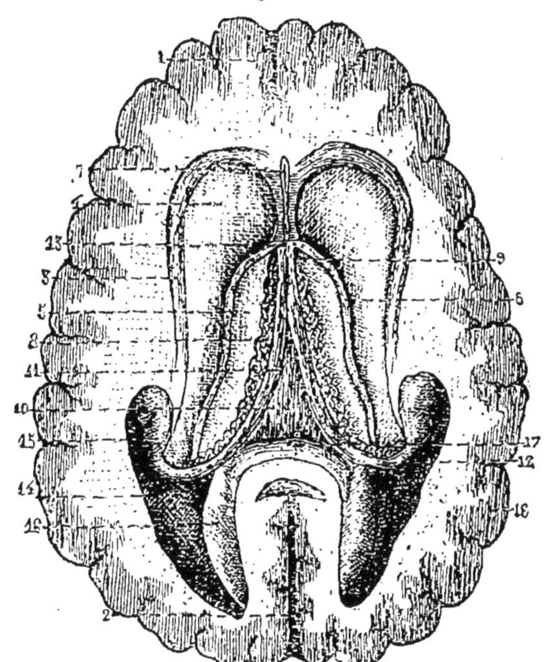

Corps calleux. — Ventricule de la cloison et ventricules latéraux.

J.-B. Baillière et fils

PLANCHE XCIX

Plexus choroïdes des ventricules. — Ventricule moyen et couches optiques. — Trigone cérébral. — Commissure antérieure du cerveau.

Fig. 1. — Plexus choroïdes des ventricules latéraux, toile choroïdienne et veines de Galien. — 1. Corps striés. — 2. Commiss. antér. du cerveau et piliers antér. du trigone cérébral. — 3. Toile choroïdienne. — 4. Plexus choroïdes. — 5. V. de Galien. — 6. V. du corps strié. — 7. V. du plexus choroïde. — 8. V. des couches optiques, de la cavité digitale, de la corne d'Ammon et de l'ergot de Morand.

Fig. 2. — Plexus choroïdes du troisième ventricule. — 1. Corps striés. — 2. Commiss. antér. du cerveau. — 3. Coupe des piliers antér. du trigone cérébral. — 4. Plexus choroïdes des ventricules latéraux. — 5. Plexus choroïdes du troisième ventricule. — 6. Feuillet supér. de la toile choroïdienne. — 7. Feuillet infér. La portion correspondante du feuillet supér. a été enlevée. — 8. Gland pinéale. — 9. Corne d'Ammon. — 10. Ergot de Morand. — 11. Cavité digitale.

Fig. 3. — Le ventricule moyen et les couches optiques. — 1. Cavité du ventricule moyen. — 2. Commiss. grise. — 3. Commissure antér. du cerveau. — 4. Coupe des piliers antér. du trigone cérébral. 5. Pédoncules supér. de la glande pinéale. — 6. V. de Galien. — 7. Bandelettes demi-circulaires. — 8. Tubercule antér. des couches optiques. — 9. Tubercule postér. — 10. Commissure postér. du cerveau. La glande pinéale a été enlevée. — 11. Éminences nates. — 12. Éminences testes. — 13. Ruban de Reil. — 14. Colonne de la valvule de Vieussens.

Fig. 4. — Face inférieure du trigone cérébral. — 1. Base du trigone ou lyre. — 2. Bandelettes latérales. — 3. Tubercules mamillaires. — 4. Piliers postér. du trigone — 5. Coupe du bourrelet du corps calleux.

Fig. 5. — 1. Corps calleux. — 2. Extrémité antér. ou genou. — 3. Extrémité postér. ou bourrelet du corps calleux. — 4. Cavité du ventricule latéral. — 5. Plexus choroïdes des ventricules latéraux. — 6. Plexus choroïdes du ventricule moyen. — 7. Base du trigone cérébral — 8. Base du corps calleux. — 9. Chiasma des nerfs optiques. — 10. Trou de Monro. — 11. Commissure antér. du cerveau. — 12. Piliers antér. du trigone cérébral. — 13. Face supér. des couches optiques. — 14. Piliers postér. du trigone. — 15. Grande fente cérébrale. — 16. Glande pinéale. — 17. Son pédoncule supér. — 18. Son pédoncule infér. — 19. Éminences nates. — 20. Éminences testes. — 21. Valvules de Vieussens. — 22. Nerfs optiques. — 23. Corps pituitaire. — 24. Tige pituitaire. — 25. Tubercules mamillaires. — 26. Branche postér. du tubercule mamillaire allant se perdre dans la substance grise des couches optiques. — 27. Nerf moteur oculaire commun. — 28. Pédoncule cérébral. — 29. Protubérance annulaire. — 30. Commissure grise.

Fig. 6. — 1. Commisure antér. du cerveau. — 2. Ventricule de la cloison. — 3. Ventricules latéraux. — 4. Corps striés. — 5. Tubercule antér. des couches optiques. — 6. Tubercule postér. — 7. Piliers antér. du trigone cérébral. — 8. Commissure antér. du cerveau. — 9. Commissure grise. — 10. Commissure postér. — 11. Pédoncule supér. de la glande pinéale. — 12. Glande pinéale. — 13. Bandelette demi-circulaire. — 14. Tubercules quadrijumaux antér. ou éminences nates. — 15. Tubercules quadrijumaux postér. ou éminences testes. — 16. Ruban de Reil. — 17. Colonne de la valvule de Vieussens.

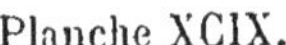

Fig. 1.

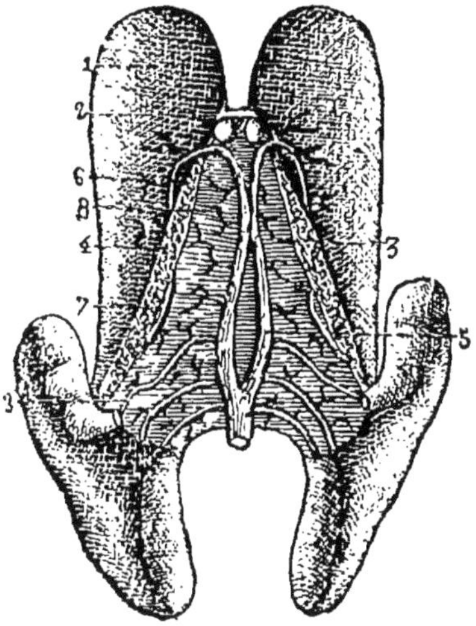

Fig. 2.

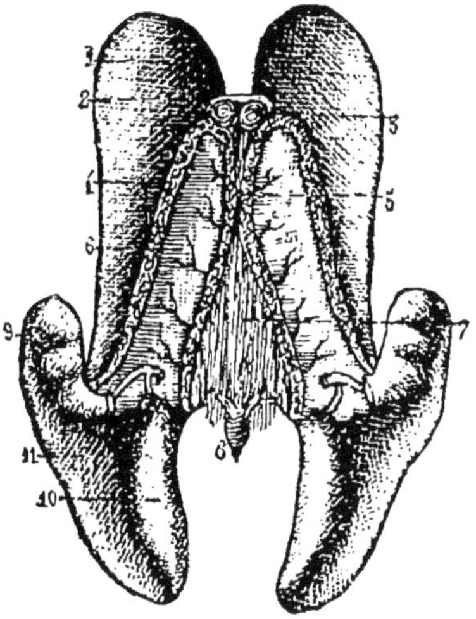

Fig. 3.

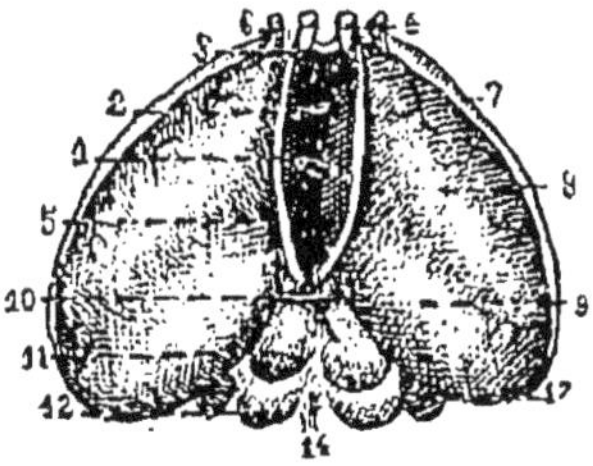

Fig. 4.

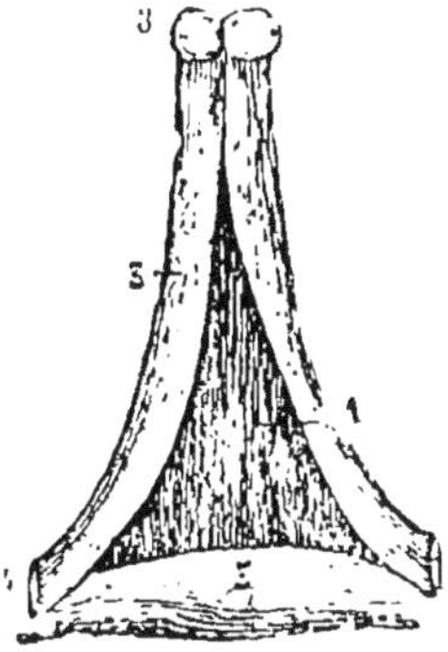

Fig. 5.

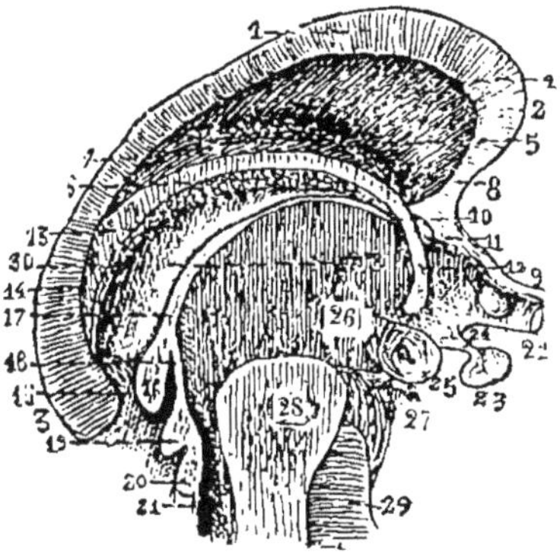

Fig. 6.

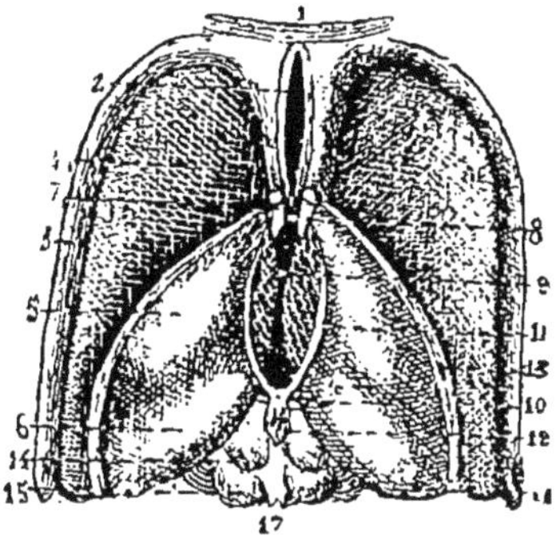

Plexus choroïdes des ventricules.
Ventricule moyen et couches optiques. — Trigone cérébral.
Commissure antérieure du cerveau.

J.-B. Baillière et fils.

PLANCHE C

Ventricules latéraux. — Isthme de l'encéphale et du ventricule latéral.

Fig. 1. — Coupe des ventricules latéraux. — 1. Coupe du corps calleux. — 2. Partie moyenne du canal circumpédonculaire. — 2. Partie antérieure du même canal. — 3. Centre demi-circulaire de Vieussens. — 4. Ergot de Morand. — 5. Cavité digitale ou ancyroïde. — 6. Corne d'Ammon. — 7. Portion intra-ventriculaire des corps striés. — 8. Plexus choroïdes. — 9. Commissure antérieure du cerveau. — 10. Portion intra-ventriculaire du corps strié. — 11. Scissure de Sylvius.

Fig. 2. — Isthme de l'encéphale et du ventricule latéral. — 1. Coupe de l'isthme de l'encéphale. — 2. Pédoncules cérébraux. — 3. Tubercules postérieurs des couches optiques. — 4. Corps genouillé interne. — 5. Corps genouillé externe. — 6. Extrémité inférieure de la bandelette demi-circulaire. — 7. Portion sphénoïdale du ventricule latéral vue de bas en haut. — 8. Portion occipitale du même ventricule. — 9. Bandelette du nerf optique. — 10. Racine grise des nerfs optiques. — 10'. Chiasma renversé et séparé en deux parties pour laisser voir la racine grise. — 11. Quadrilatère perforé. — 12. Nerf olfactif. — 13. Genou du corps calleux. — 14. Bec du corps calleux. — 15. Corps cendré et tige pituitaire. — 16. Tubercule mamillaire. — 17. Espace intra-pédonculaire. — 18. Nerf moteur oculaire commun. — 19. Anfractuosité que l'on remarque entre la première et la deuxième circonvolution du lobe frontal et qui est occupée par le nerf olfactif. — 20. Bourrelet du corps calleux.

Fig. 1.

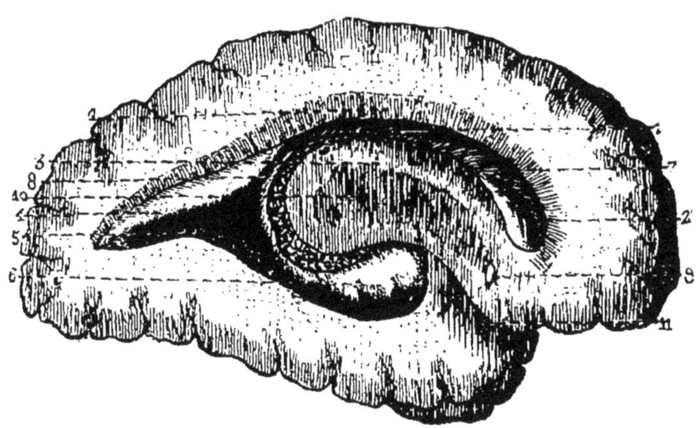

Fig. 2.

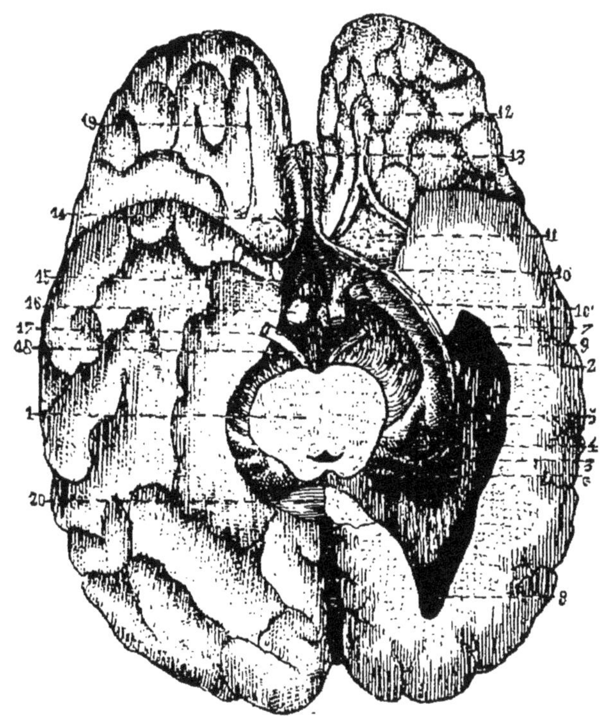

Ventricules latéraux. — Coupe de l'isthme de l'encéphale et du ventricule latéral.

J.-B. Baillière et fils.

PLANCHE CI

Nerfs optiques. — Corne d'Ammon. — Valvules de Tarin. — Coupe du cervelet.

Fig. 1. — Chiasma des nerfs optiques. — 1. Coupe du nerf optique. — 2. Chiasma des nerfs optiques. — 3. Bandelette du nerf optique. — 4. Corps genouillé externe. — 5. Corps genouillé interne. — 6. Pédoncule cérébral. — 7. Espace interpédonculaire. — 8. Tubercule mamillaire. — 9. Corps cendré et tige pituitaire. — 10. Protubérance annulaire.

Fig. 2. — Corne d'Ammon. — 1. Cavité digitale. — 2. Corne d'Ammon. — 3. Corps frangé. — 4. Corps godroné. — 5. Coupe des piliers postérieurs du trigone cérébral et de la partie antérieure de la corne d'Ammon. — 6. Crochet de l'hippocampe.

Fig. 3. — Cervelet (*Face supérieure*). — 1. Face supérieure du cervelet. — 2. Eminence vermiculaire supérieure. — 3. Sillons qui divisent la face supérieure en plusieurs segments. — 4. Tubercules quadrijumeaux.

Fig. 4. — Valvules de Tarin. — 1. Coupe du bulbe rachidien. — 2. Cavité du quatrième ventricule. — 3. Extrémité antérieure de l'éminence vermiculaire inférieure. — 4. Extrémité postérieure de cette éminence. — 5. Valvules de Tarin. — 6. Coupe des amygdales. — 7. Valvule du pneumogastrique.

Fig. 5. — Coupe verticale du cervelet. — 1. Coupe de la protubérance annulaire. — 2, 3. Coupe du pédoncule moyen et du centre médullaire. — 4. Lobes. — 5. Lobules du cervelet. — 6. Prolongements que le centre médullaire envoie dans les lobes et les lobules. — 7. Corps rhomboïdal.

Fig. 6. — Coupe horizontale du cervelet. — 1. Coupe du centre médullaire du cervelet. — 2. Prolongements que le centre médullaire envoie dans les lobes et les lobules. — 3. Lobes et lobules du cervelet. — 4. Corps rhomboïdal.

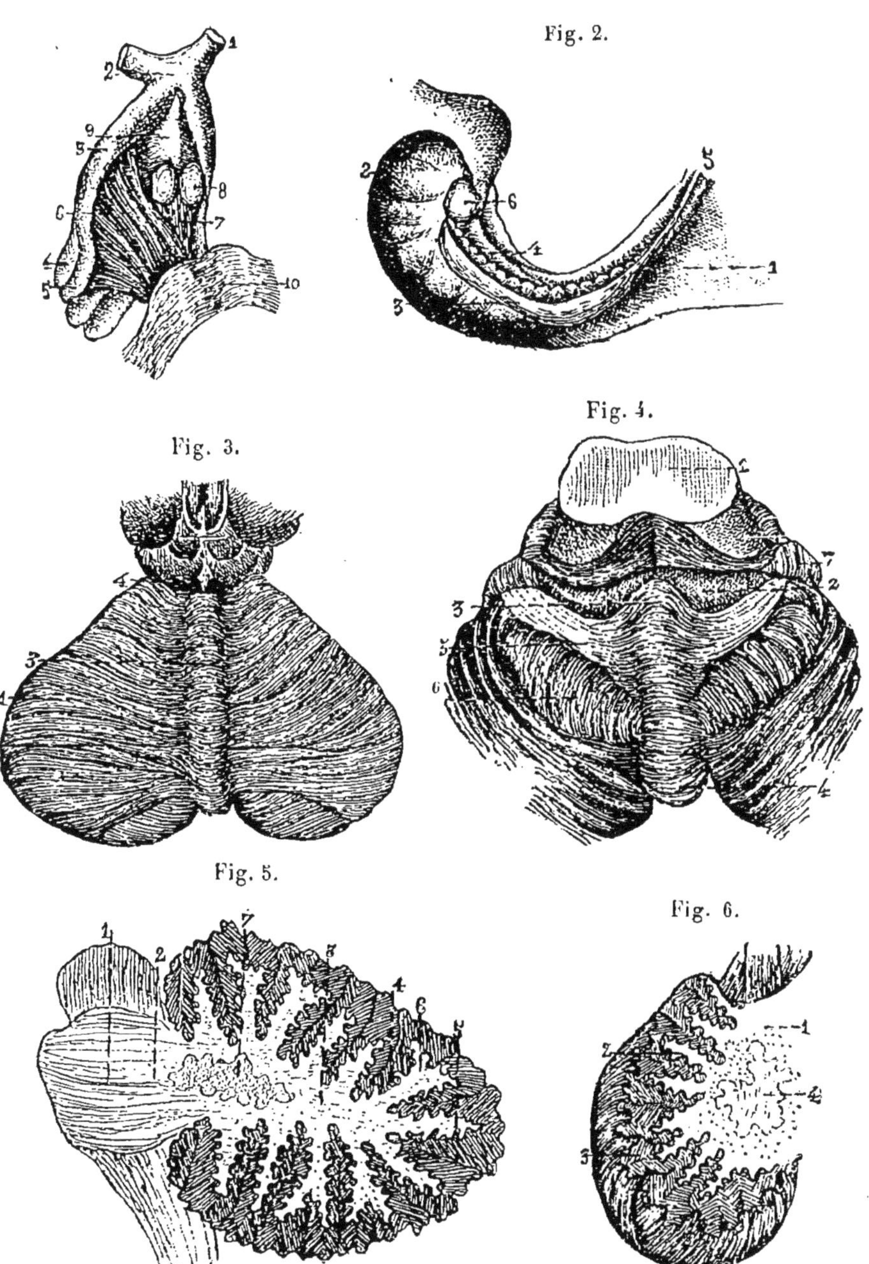

Nerfs optiques. — Corne d'Ammon. — Valvules de Tarin. — Coupes du cervelet.

J.-B. Baillière et fils.

PLANCHE CII

Bulbe rachidien. — Cervelet. — Quatrième ventricule.

Fig. 1. — Face antérieure du bulbe rachidien. — 1. Sillon médian de la protubérance annulaire. — 2. Saillie existant de chaque côté de ce sillon. — 3. Pédoncule cérébelleux moyen. — 4. Nerf trijumeau. — 5. Pédoncules cérébraux. — 6. Bandelette des nerfs optiques. — 7. Nerf pathétique. — 8. Nerf moteur oculaire commun. — 9. Nerf moteur oculaire externe. — 10. Point où se termine le bulbe rachidien. — 11. Pyramide antérieure. — 12. Olives. — 13. Nerfs de la septième paire comprenant de haut en bas : le nerf facial, le nerf de Wrisberg et le nerf acoustique. — 14. Nerf grand hypoglosse. — 15. Nerfs de la huitième paire comprenant de haut en bas les nerfs glosso-pharyngien, pneumogastrique et le spinal. — 16, 17, 18. Première, deuxième et troisième paires cervicales. — 19. Ligament dentelé. — 20. Dure-mère rachidienne. — 21. Portion cervicale de la moelle épinière.

Fig. 2. — Conformation intérieure du bulbe rachidien. — 1. Faisceau résultant de la réunion des cordons antérieur et latéral de la moelle épinière et se continuant avec 2, le pédoncule cérébral. — 3. Pédoncule cérébelleux moyen. — 4. Pyramide antérieure. — 5. Cordon antérieur de la moelle dont le faisceau externe se porte dans la pyramide du même côté et dont le faisceau interne se croise avec celui du côté opposé. — 6. Cordon latéral. — 7. Olives.

Fig. 3. — Face inférieure du cervelet. — 1. Bulbe rachidien relevé d'arrière en avant pour laisser voir l'extrémité antérieure de l'éminence vermiculaire inférieure. — 2. Protubérance annulaire. — 3. Extrémité antérieure ou luette de l'éminence vermiculaire inférieure. — 4. Amygdale ou lobule du bulbe rachidien. — 5. Lobule du pneumogastrique. — 6. Face inférieure des hémisphères cérébelleux. — 7. Scissure médiane du cervelet au fond de laquelle on aperçoit l'éminence vermiculaire inférieure.

Fig. 4. — Le quatrième ventricule. — 1. Eminence teste. — 2. Faisceau triangulaire de l'isthme de l'encéphale. — 3. Pédoncules cérébraux. — 4. Nerf pathétique. — 5. Pédoncule cérébelleux moyen. — 6. Pédoncule cérébelleux supérieur. — 7. Pédoncule cérébelleux inférieur. — 8. Cavité du quatrième ventricule. — 9. Sillon médian qu'on aperçoit sur sa paroi antéro-inférieure, lequel forme la tige du calamus scriptorius. — 10. Racine du nerf auditif formant les barbes du calamus scriptorius. — 11. Cordon médian et pyramide postérieure de la moelle épinière.

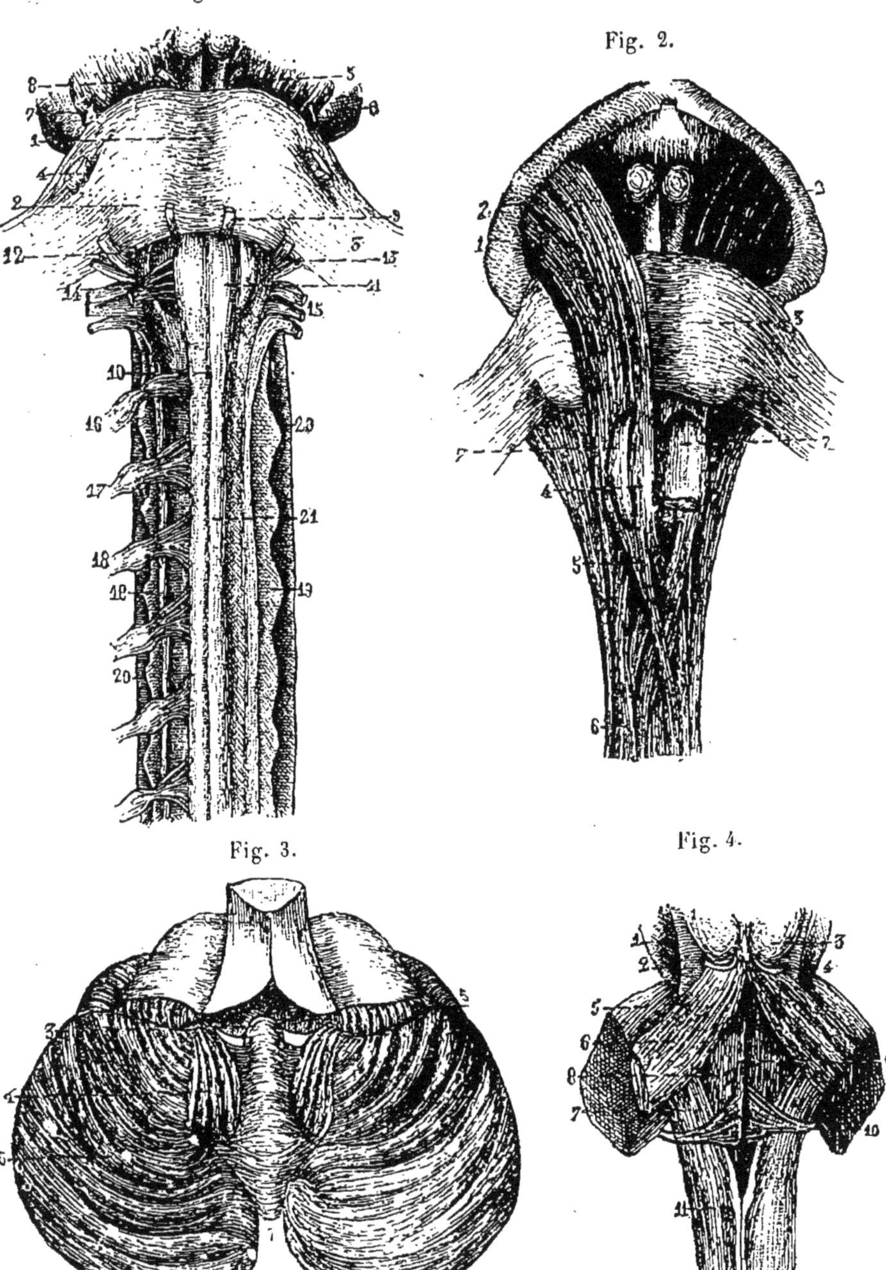

Bulbe rachidien. — Cervelet. — Quatrième ventricule.

J.-B. Baillière et fils.

PLANCHE CIII

Moelle épinière. — Bulbe rachidien. — Rétine. Nerfs ciliaires.

Fig. 1. — FACE ANTÉRIEURE DE LA MOELLE ÉPINIÈRE. — 1. Protubérance annulaire. — 2. Nerf trijumeau. — 3. Nerf moteur oculaire externe. — 4. Nerfs de la septième paire. — 5. Nerfs de la huitième paire. — 6. Nerf spinal faisant partie également de la huitième paire. — 7. Nerf hypoglosse. — 8. Corps olivaires. — 9. Pyramide antérieure. — 10. Sillons médians antérieurs. — 11. Point approximatif où se termine le bulbe rachidien et où commence la moelle épinière. — 12. Renflement cervical de la moelle épinière. — 13. Nerfs cervicaux. — 15, 16. Nerfs dorsaux. — 17, 18. Nerfs lombaires. — 19. Nerfs sacrés. — 20. Cordon antérieur de la moelle épinière. — 21. Ligament dentelé. — 22. Dure-mère rachidienne.

Fig. 2. — FACE POSTÉRIEURE DE LA MOELLE ÉPINIÈRE. — 1. Pédoncule cérébelleux supérieur. — 2. Pédoncule cérébelleux moyen. — 3. Pédoncule cérébelleux inférieur. — 4. Calamus scriptorius. — 5. Origine du nerf acoustique. — 6. Renflement du cordon médian de la moelle épinière. — 7. Nerfs de la septième paire. — 8. Nerfs de la huitième paire. — 9. Nerf spinal. — 10, 11. Nerfs cervicaux. — 12, 13. Nerfs dorsaux. — 14, 15. Nerfs lombaires. — 16. Nerfs sacrés. — 17. Ligament dentelé. — 18. Dure-mère rachidienne. — 19. Ganglions des nerfs dorsaux. — 20. Renflement cervical de la moelle épinière. — 21. Renflement lombaire.

Fig. 3. — COUPE TRANSVERSALE DE LA MOELLE ÉPINIÈRE. — 1. Cordon antéro-latéral. — 2. Cordon postérieur. — 3. Corne postérieure. — 4. Corne antérieure. — 5. Commissure antérieure. — 6. Commissure postérieure. — 7. Sillon médian postérieur. — 8. Sillon médian antérieur.

Fig. 4. — COUPE TRANSVERSALE DU BULBE RACHIDIEN. — 1. Aqueduc de Sylvius. — 2. Eminence teste. — 3. Pédoncule cérébelleux supérieur. — 4. Faisceaux innominés ou latéraux du bulbe. — 5. Locus niger. — 6. Pédoncules cérébraux. — 7. Espaces interpédonculaires.

Fig. 5. — FACE EXTERNE DE LA RÉTINE. — 1. Rétine. — 2. Point d'émergence du nerf optique. — 3, 4. Artères et veines de la rétine. 5. Tache jaune. — 6. Choroïde. — 7. Sclérotique.

Fig. 6. — NERFS CILIAIRES. — 1. Section de la sclérotique destinée à montrer le trajet des nerfs ciliaires sous cette membrane. — 2. Les mêmes nerfs à leur passage à travers la sclérotique. — 3. Plexus formé par les anastomoses des nerfs ciliaires.

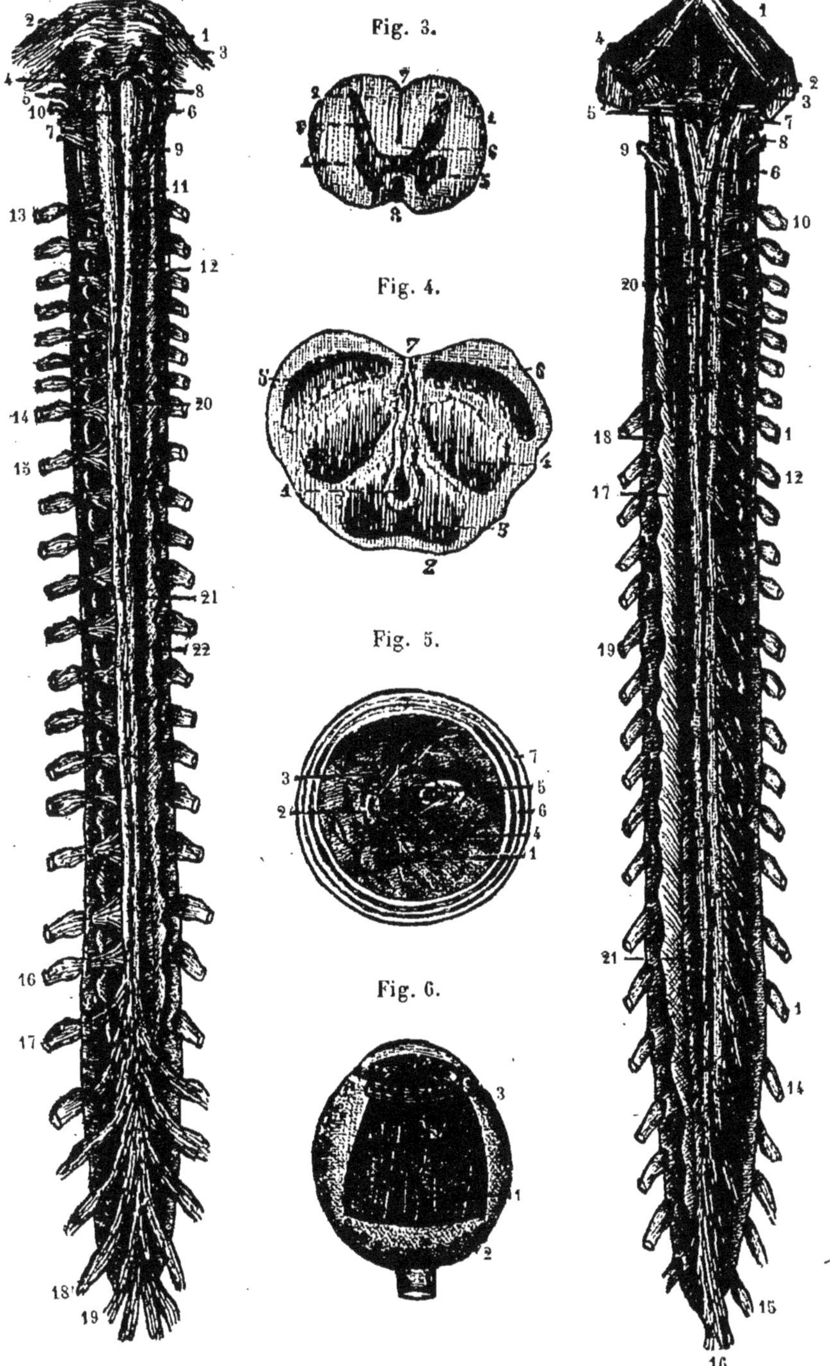

Moelle épinière. — Bulbe rachidien. — Rétine. — Nerfs ciliaires.

J.-B. Baillière et fils.

PLANCHE CIV

Origine du nerf optique. — Chiasma et racine grise des nerfs optiques. — Nerf olfactif.

Fig. 1. — ORIGINE DU NERF OPTIQUE. — 1. Bandelette du nerf optique. — 2. Corps genouillé externe. — 3. Corps genouillé interne. — 4. Racine interne du nerf optique. — 5. Tractus médullaire qui unit le corps genouillé interne au tubercule quadrijumeau. — 6. Tubercule postérieur des couches optiques. — 7. Pédoncule cérébral. — 8. Nerf moteur oculaire commun. — 9. Tubercules mamillaires. — 10. Espace interpédonculaire. — 11. Coupe du bulbe rachidien. — 12. Faisceau triangulaire de l'isthme. — 13. Eminences nates. — 14. Colonne de la valvule de Wieussens. — 15. Eminences testes.

Fig. 2. — CHIASMA ET RACINE GRISE DES NERFS OPTIQUES. — 1. Face postérieure du chiasma des nerfs optiques. — 2. Racine grise des nerfs optiques. — 3. Membrane formée par le prolongement de la racine grise du nerf optique. — 4. Bandelette optique. — 5. Quadrilatère perforé.

Fig. 3. — NERFS OLFACTIFS. — 1. Nerf olfactif. — 2. Bulbe de ce nerf. — 3. Sa racine blanche interne. — 4. Sa racine blanche externe. — 5. Nerf olfactif renversé pour montrer sa racine grise. — 6. Quadrilatère perforé.

Fig. 4. — NERFS CRANIENS. — 1. Nerf optique. — 2. Nerf moteur oculaire commun. — 3. Nerf pathétique. — 4. Nerf trijumeau. — 5. Nerf moteur oculaire externe. — 6. Nerfs de la septième paire. D'avant en arrière : 1° le nerf facial, 2° le nerf auditif. — 7. Nerf hypoglosse. — 8. Nerf glosso-pharyngien. — 9. Nerf pneumogastrique. — 10. Nerf spinal. En dedans de ce nerf on aperçoit l'artère cérébrale. — 11. Nerf récurrent. — 12. Nerf olfactif. — 13. Lame criblée de l'ethmoïde.

Fig. 1.

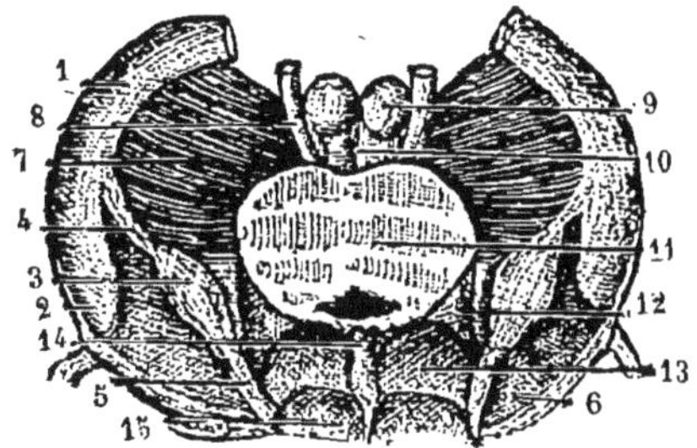

Fig. 2.

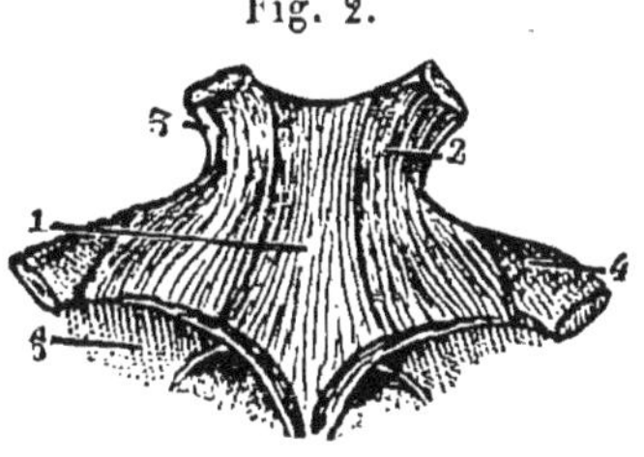

Fig. 3.

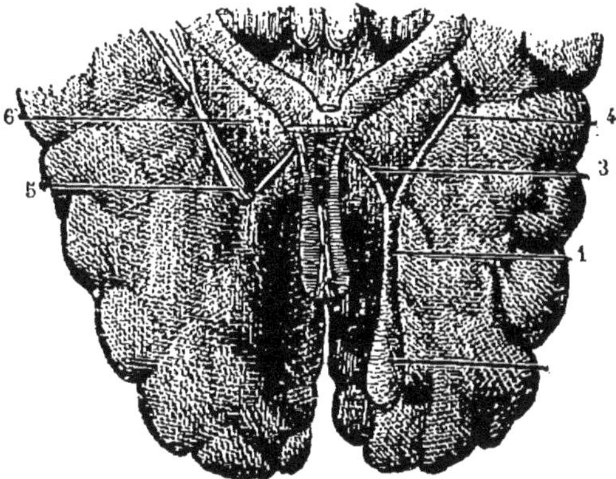

Fig. 4.

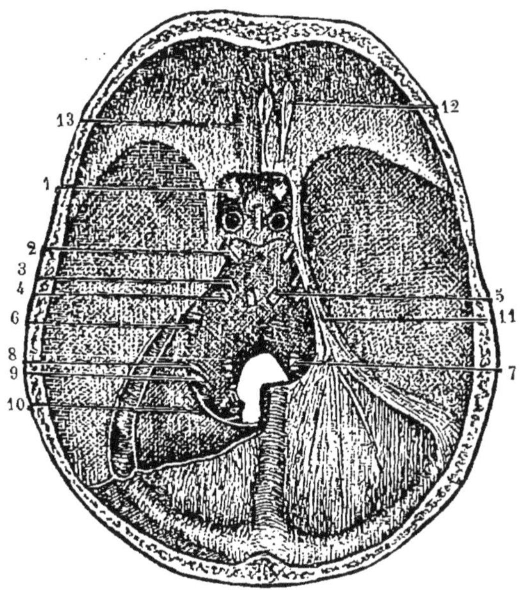

Origine du nerf optique. — Chiasma et racine grise des nerfs optiques. — Nerf olfactif.

J.-B. Baillière et fils.

PLANCHE CV

Nerf olfactif. — Nerfs moteur oculaire commun et moteur oculaire externe. — Branche ophtalmique de Willis.

Fig. — 1. Nerf olfactif. — 1. Bulbe du nerf olfactif. — 2. Branche externe du même nerf. — 3. Nerf maxillaire supérieur. — 4. Ganglion sphéno-palatin. — 5. Grand nerf palatin. — 6. Nerfs palatin moyen et palatin postérieur. — 7. Branche terminale du grand nerf palatin. — 8, 9. Rameaux fournis aux cornets moyen et supérieur par le grand nerf palatin. — 10. Rameau fourni par le nerf nasal.

Fig. 2. — Nerfs moteur oculaire commun et moteur oculaire externe. — 1. Nerf moteur oculaire commun. — 2. Branche que ce nerf fournit au muscle droit supérieur. — 3. Branche qu'il fournit au petit oblique. — 4. Ganglion ophthalmique. — 5. Racine grise de ce ganglion lui venant du sympathique. — 6. Sa racine motrice. — 7. Nerfs ciliaires. — 8. Nerf trijumeau, ganglion de Gasser. — 9. Nerf maxillaire supérieur. — 10. Nerf moteur oculaire externe. — 11. Terminaison de ce nerf dans le muscle droit externe. — 12. Passage du nerf maxillaire supérieur dans le canal sous-orbitaire. — 13. Branches terminales de ce nerf. — 14. Ganglion sphéno-palatin.

Fig. 3. — Branche ophthalmique de Willis. — 1. Ganglion de Gasser. — 2. Branche ophthalmique de Willis. — 3. Nerf maxillaire supérieur. — 4. Rameau frontal de l'ophthalmique. — 5. Sa branche lacrymale. — 6. Sa branche nasale. — 7, 8. Branche orbitaire du maxillaire supérieur s'anastomosant avec la branche lacrymale de l'ophthalmique. — 9. Nerf dentaire postérieur. — 10. Nerf dentaire moyen. — 11. Nerf dentaire antérieur. — 12. Ramuscules terminaux des nerfs dentaires se rendant les uns à la racine des dents, les autres aux gencives. — 13. Nerf moteur oculaire commun. — 14. Rameaux que ce nerf fournit au petit oblique et au droit inférieur. — 15. Passage du nerf maxillaire supérieur dans le canal sous-orbitaire.

Fig. 1.

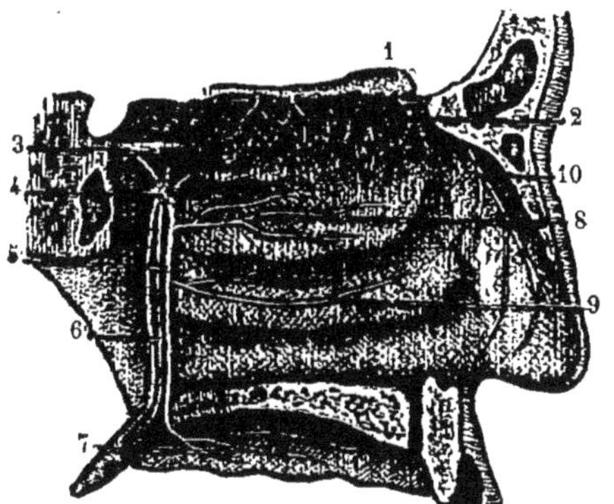

Fig. 2.

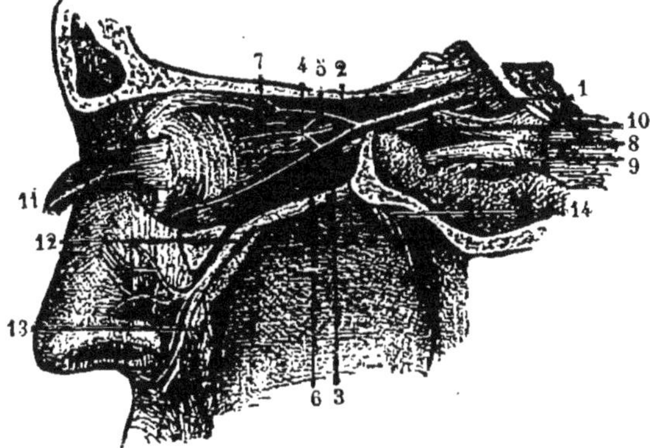

Fig. 3.

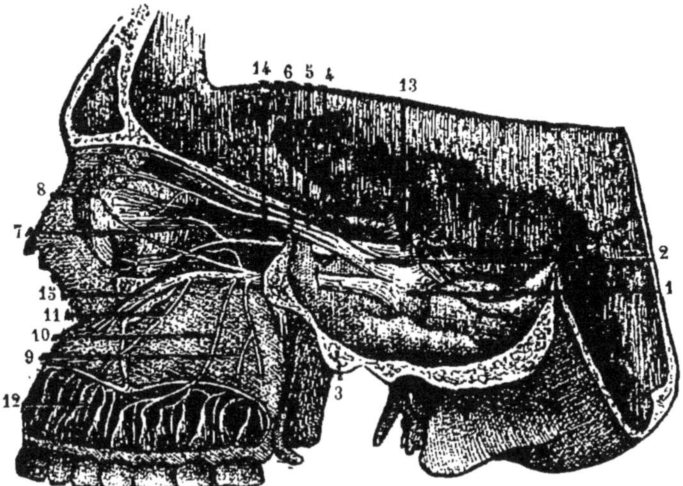

Nerf olfactif. — N. moteur oculaire commun et moteur oculaire externe. — Branche ophthalmique de Willis.

J.-B. Baillière et fils.

PLANCHE CVI

Nerfs crâniens.

Fig. 1. — NERFS MAXILLAIRES SUPÉRIEUR ET INFÉRIEUR. — 1. Ganglion de Gasser. — 2, 2. Nerf maxillaire inférieur. — 2. Filets que ce nerf envoie à la racine des dents. — 3. Nerf lingual. — 4. Nerf maxillaire supérieur. — 5. Nerf vidien. — 7. Nerf facial. — 8. Nerf de Jacobson. — 9. Branches terminales du nerf maxillaire supérieur.

Fig. 2. — GANGLION OTIQUE, CORDE DU TYMPAN. — 1. Nerf facial. — 2. Ganglion de Gasser. — 3. — Nerf dentaire inférieur, son entrée dans le canal dentaire. — 4. Nerf lingual. — 5. Racine motrice de la cinquième paire. — 6. Ganglion optique. — 7. Filets se rendant au muscle péristaphylin. — 8. Filets se rendant au muscle ptérygoïdien interne. — 9. Corde du tympan. — 10. Nerf temporal superficiel. — 11. Nerf pétreux superficiel. — 12. Nerf du muscle du marteau.

Fig. 3. — NERF FACIAL, NERF AUDITIF. — 1, 1. Nerf facial. — 2. Ganglion de Wrisberg. — 3. Grand nerf pétreux superficiel. — 4. Branche du nerf auditif se rendant au limaçon. — 5. Branche vestibulaire du nerf auditif.

Fig. 4. — CORDE DU TYMPAN. — 1. Ganglion de Gasser. — 2. Nerf lingual. — 3. Nerf dentaire inférieur. — 4. Nerf facial. — 5. Le même nerf dans l'aqueduc de Fallope. — 6. Grand nerf pétreux superficiel. — 7. Corde du tympan.

Fig. 1.

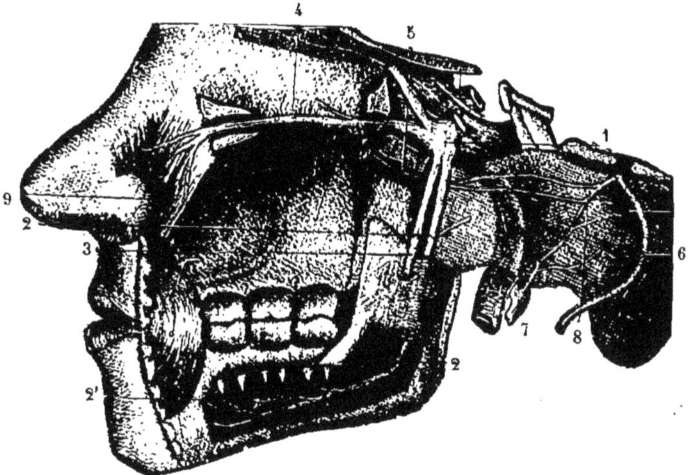

Fig. 2.

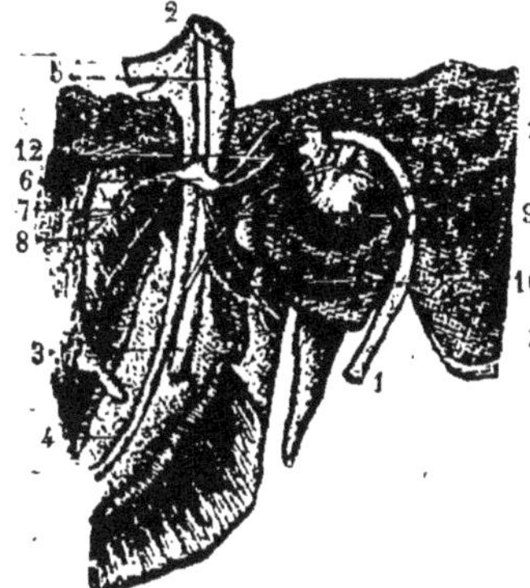

Fig. 3.

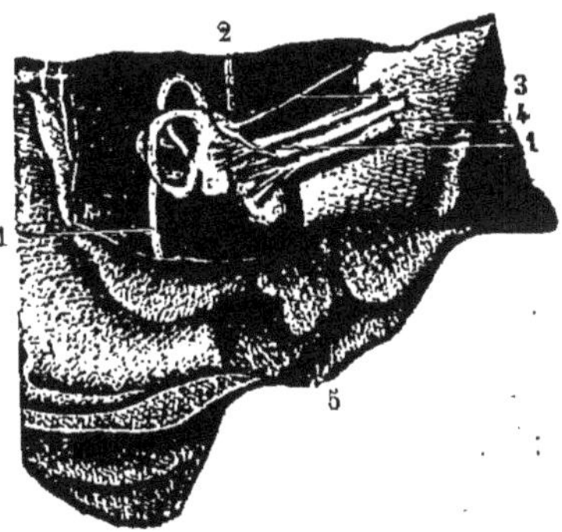

Fig. 4.

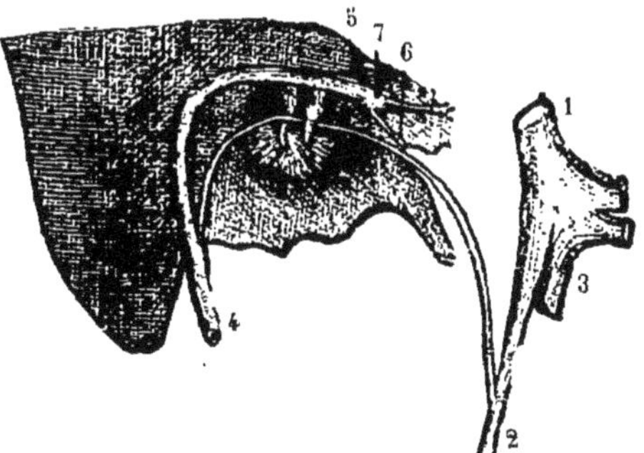

Nerfs crâniens.

N. maxillaires supérieur et inférieur. — Ganglion otique. — Corde du tympan. — Nerf facial. — Nerf auditif.

J.-B. Baillière et fils.

PLANCHE CVII

Nerf facial.

Fig. 1. — 1. Nerf frontal externe. — 2. Nerf facial. — 3. Rameaux frontaux du nerf facial. — 4. Rameaux temporaux du même nerf. — 5. Nerf occipital. — 6. Branche descendante du facial. — 7. Branche auriculaire du plexus cervical. — 8. Branche cervicale transverse. — 9. Rameaux mentonniers du nerf facial. — 10. Petite mastoïdienne. — 11. Grande mastoïdienne. — 12. Branche postérieure du deuxième nerf cervical. — 13. Rameaux sous-orbitaires du nerf facial.

Fig. 2. — 1. Nerf facial. — 2. Nerf lingual. — 3. Nerf dentaire inférieur. — 4, 4. Rameaux sous-orbitaires du maxillaire supérieur. — 5. Branches terminales du maxillaire inférieur. — 6. Nerf massétérin. — 7. Nerf buccal. — 8. Anastomoses qui unissent ces deux nerfs. — 9. Nerf temporal profond postérieur. — 10. Rameaux du facial s'anastomosant avec le buccal. — 11. Temporal profond antérieur.

Fig. 1.

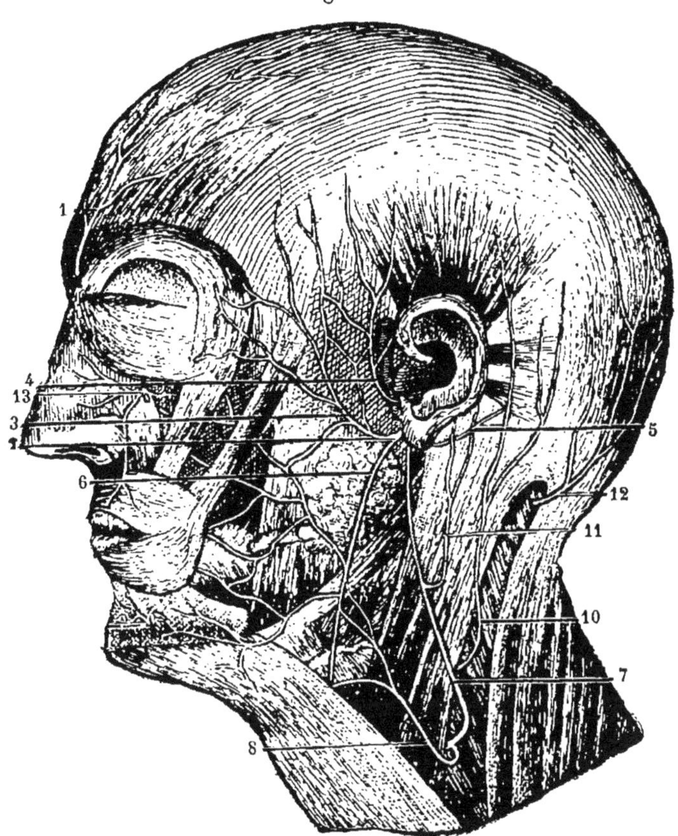

Fig. 2.

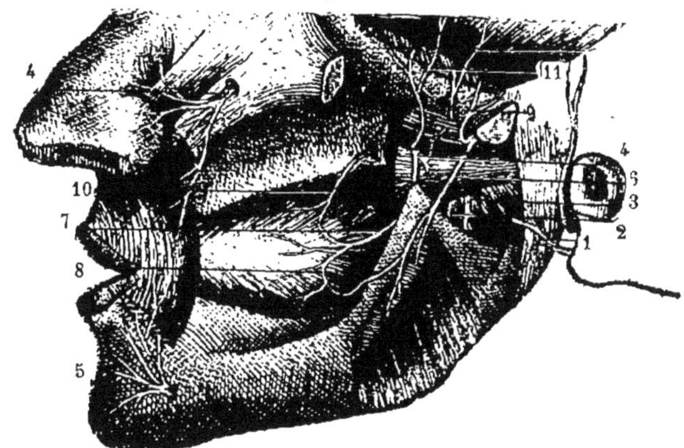

Nerf facial.

J.-B. Baillière et fils.

PLANCHE CVIII

Nerf lingual. — Nerf glosso-pharyngien. — Nerfs laryngés.

Fig. 1. — Nerf lingual. Nerf glosso-pharyngien. — 1. Ganglion de Gasser. — 2. Nerf dentaire inférieur. — 3. Nerf lingual. — 4. Anastomose du dentaire inférieur avec le lingual. — 5. Ganglion sous-maxillaire. — 6. Nerf facial. — 7. Corde du tympan. — 8, 8. Nerf glosso-pharyngien. — 9, 9. Nerf pneumogastrique. — 10. Filets carotidiens provenant du glosso-pharyngien et du pneumogastrique. — 11. Nerf spinal. — 12. Nerf grand hypoglosse. — 13. Anastomose de ce nerf avec le lingual. — 14. Nerf laryngé supérieur. — 15-16. Branche musculaire de l'hypoglosse.

Fig. 2. — Nerfs laryngés supérieur et inférieur. — 1. Nerf laryngé supérieur. — 2. Branche ascendante de ce nerf. — 3, 3. Branche descendante. — 4, 4. Rameaux par lesquels les deux laryngés droit et gauche s'anastomosent. — 5. Laryngé inférieur dont la branche terminale s'anastomose avec le laryngé supérieur. — 6-7. Rameau musculaire du laryngé supérieur.

Fig. 1.

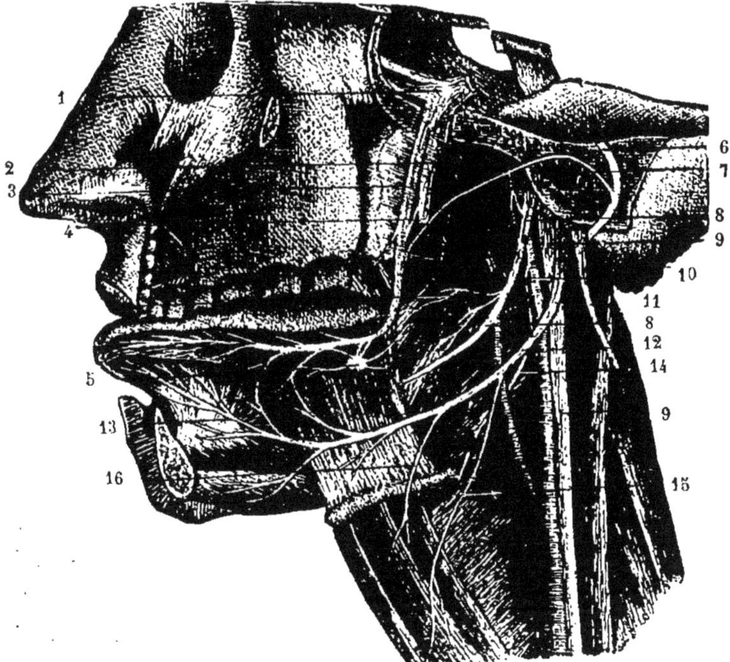

Fig. 2.

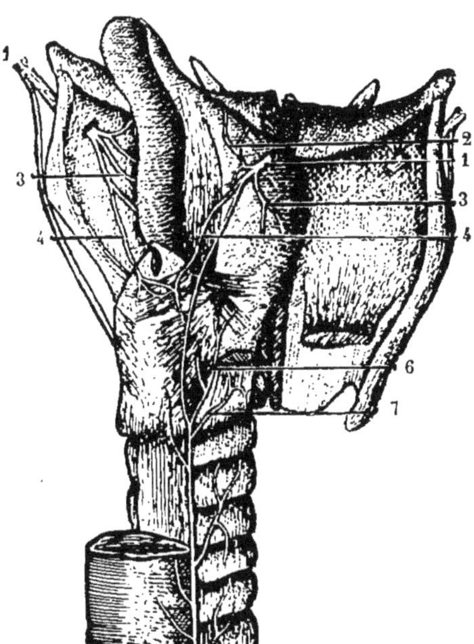

N. lingual. — N. glosso-pharyngien. — N. laryngés.

J.-B. Baillière et fils.

PLANCHE CIX

Nerf pneumogastrique.

Nerf pneumogastrique. Plexus pulmonaire. — 1. Nerf lingual — 2. Nerf dentaire inférieur. — 3. Nerf glosso-pharyngien. — 4. Nerf pneumogastrique. — 5. Son ganglion inférieur. — 6. Nerf spinal. — 7-8. Plexus pharyngien formé de racines provenant du pneumogastrique, du spinal et du glosso-pharyngien. — 9. Nerf grand hypoglosse. — 10. Nerf laryngé supérieur. — 11-12-13. Branche antérieure des nerfs cervicaux. — 14. Nerf laryngé externe. — 15. Nerf laryngé inférieur. — 17. Plexus pulmonaire. — 18. Branche œsophagienne du pneumogastrique. — 19. Ses branches stomacales. — 20. Plexus solaire. — 21. Ganglion cervical inférieur. — 22. Ganglions thoraciques. — 23. Rameaux aortiques du grand sympathique. — 24. Nerfs intercostaux.

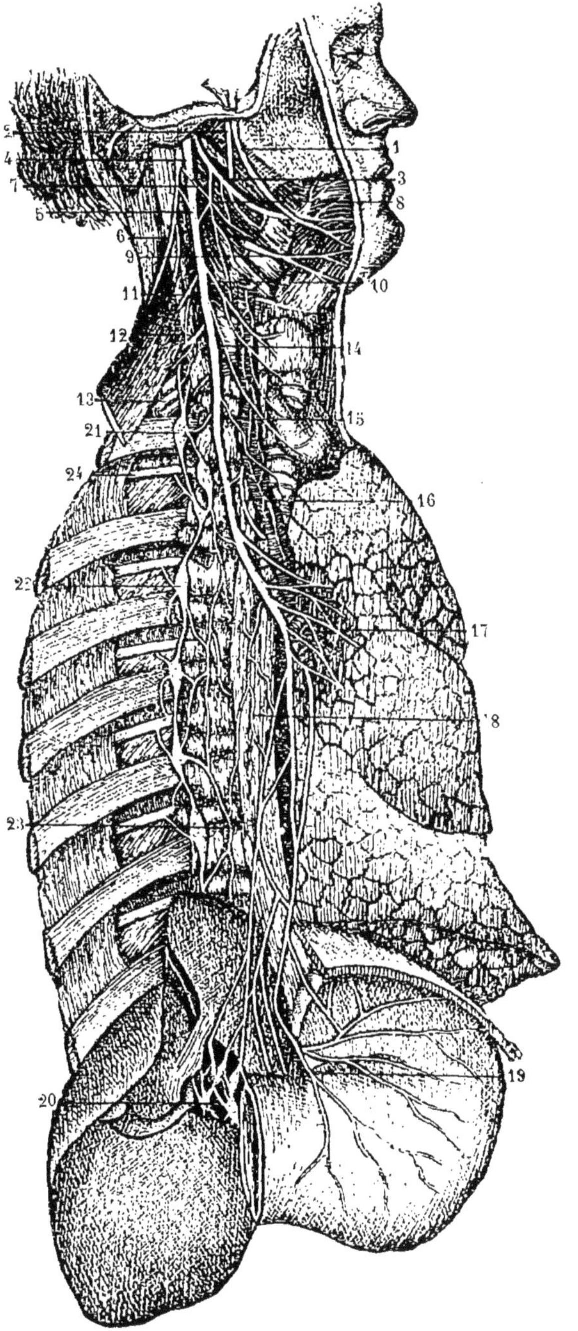

Nerf pneumogastrique.

J.-B. Baillière et fils.

PLANCHE CX

Plexus cardiaque.

1. Nerf pneumogastrique. — 2. Nerf grand hypoglosse. — 3. Nerf spinal. — 4. Ganglion cervical supérieur. — 5. Rameau carotidien de ce ganglion. — 6. Nerf dentaire supérieur. — 7. Nert glosso-pharyngien. — 8. Nerf lingual. — 9. Anastomose du ganglion cervical supérieur avec le nerf spinal. — 10. Anastomose du même ganglion avec le nerf glosso-pharyngien. — 11. Son anastomose avec — 12, le laryngé supérieur. — 13. Nerf cardiaque supérieur. — 14. Nerf laryngé externe. — 15. Filet anastomotique l'unissant au laryngé supérieur. — 16. Rameaux carotidiens. — 17. Filet cardiaque venant du pneumogastrique. — 18-19. Plexus cardiaque. — 20. Nerf cardiaque inférieur. — 21-22. Branches terminales du plexus cardiaque. — 23. Branche terminale du pneumogastrique droit. — 24. Branche antérieure du cinquième nerf cervical. — 25. Filet par lequel elle s'anastomose avec — 26 la branche antérieure de la sixième paire. — 27. Branche antérieure de la septième, — 28, de la huitième paire cervicale. — 29, Première paire dorsale. — 30. Ganglion cervical moyen. — 31. Ses anastomoses avec les branches cervicales antérieures. — 32. Anastomose unissant les branches antérieures des ixième et septième paires cervicales. — 33. Anastomoses unissant les septième et huitième paires. — 34. Ganglion cervical inférieur. — 35. Anastomose unissant les ganglions cervicaux moyen et inférieur. — 36. Branches antérieures des nerfs dorsaux. — 37. Ganglions thoraciques du grand sympathique. — 38. Anastomoses de ces ganglions avec les branches antérieures des nerfs dorsaux. — 39. Rameaux aortiques du grand sympathique. — 40. Filets anastomotiques unissant les ganglions thoraciques. — 41. Grand nerf splanchnique. — 42. Petit nerf splanchnique.

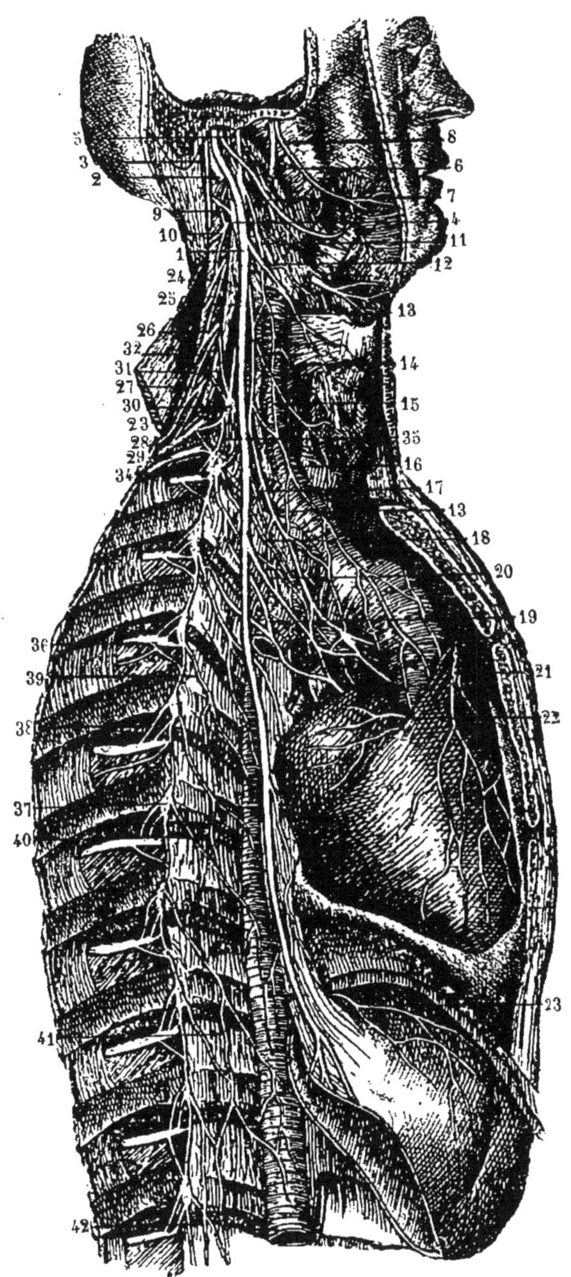

Plexus cardiaque.

J.-B. Baillière et fils.

PLANCHE CXI

Plexus cervical. Couche superficielle.

1. Branche auriculaire du plexus cervical. — 2. Cervicale transverse. — 3. Rameau mentonnier du plexus cervical. — 4. Grande mastoïdienne. — 5. Petite mastoïdienne. — 6. Nerf occipital. — 7. Nerf spinal. — 8. Branche sus-acromiale. — 9. Branche trapézienne. — 10. Rameau trapézien de la branche sus-acromiale. — 11. Rameaux sus-claviculaires de cette même branche. — 12. Branche sus-claviculaire du plexus cervical. — 13. Rameaux postérieurs de cette branche.

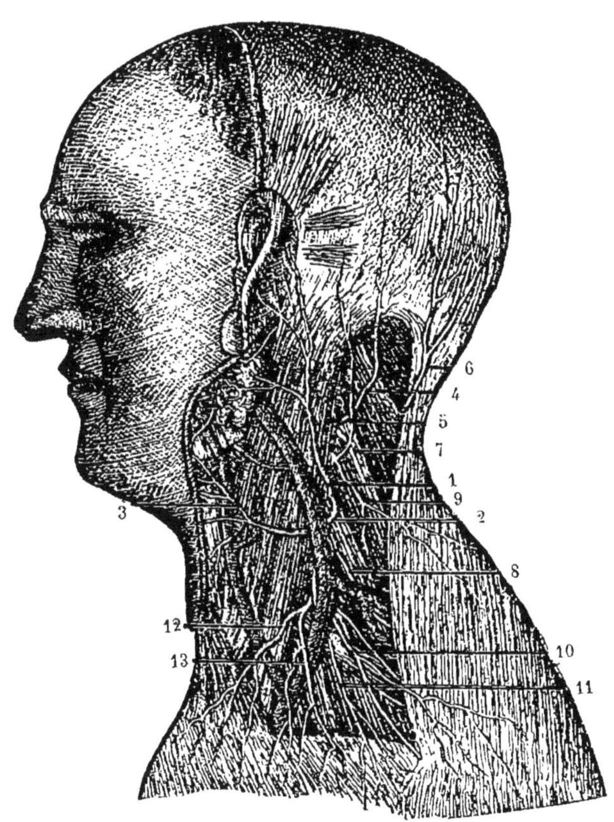

Plexus cervical. Couche superficielle.

J.-B. Baillière et fils.

PLANCHE CXII

Plexus cervical. Couche profonde.

1. Nerf grand hypoglosse. — 2. Nerf pneumogastrique. — 3. Branche antérieure de la deuxième paire cervicale. — 4. Branche antérieure de la troisième paire. — 5. Branche antérieure de la quatrième. — 6. Nerf spinal. — 7. Anastomoses du nerf spinal avec le plexus cervical. — 8. Branche descendante de l'hypoglosse s'anastomosant avec — 9, la branche descendante du plexus cervical. — 10. Origine du nerf diaphragmatique. — 11. Filets se rendant aux muscles de la partie anterieure du cou. — 12. Filets se rendant aux muscles de la région postérieure.

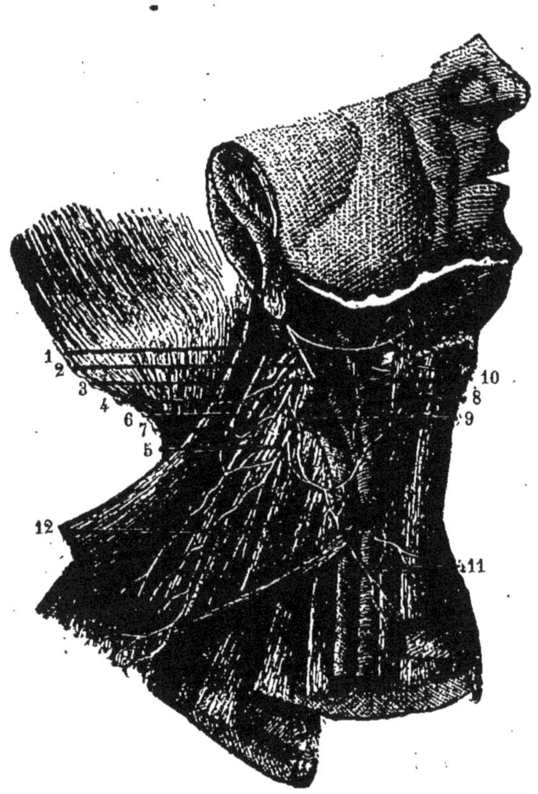

Plexus cervical. Couche profonde.

PLANCHE CXIII

Nerfs du membre supérieur. — Plexus sacré. — Nerf crural.

1. Nerf brachial cutané interne. — 2. Brachial cutané externe. — 3. Rameau palmaire cutané du médian. — 4. Branche collatérale interne du pouce. — 5. Collatérales des doigts. — 6. Nerf médian. — 7. Nerf musculo-cutané. — 8. Nerf cubital. — 9. Nerf brachial cutané interne. — 10. Branche du sous-scapulaire se rendant au grand dentelé. — 11. Rameaux superficiels des branches intercostales. — 12. Plexus brachial. — 13. Nerf radial. — 14. Son rameau cutané externe. — 15-16. Rameaux musculaires fournis par le nerf médian. — 17. Branche interosseuse fournie par le même nerf. — 18. Rameaux musculaires fournis par le nerf cubital. — 19. Branche collatérale interne du pouce. — 20. Branche collatérale externe. — 21. Collatérale externe de l'index. — 22. Collatérale externe du médius. — 23. Branche du cubital fournissant les collatérales interne du petit doigt et externe de l'annulaire. — 24. Collatérale externe de l'annulaire. — 25. Collatérale interne du médius. — 25'. Collatérale interne du petit doigt. — 26. Rameau cutané abdominal venant de la branche abdomino-génitale supérieure. 7. Rameau provenant de la branche inguino-cutanée externe. — 28. Rameau fémoral de la branche inguinocutanée interne. — 30. Première paire lombaire. — 31. Deuxième paire lombaire. — 32. Branche inguino-cutanée interne. — 33. Quatrième paire lombaire. — 34. Plexus sacré. — 35. Bran che abdomino-génitale supérieure. — 36-37-38. Rameaux musculaires de la branche inguino-cutanée externe. — 39. Rameaux musculaires de la branche inguino-cutanéeinterne.

Nerfs du membre inférieur. — Plexus sacré. — Nerf crural.

J.-B. Baillière et fils.

PLANCHE CXIV

Plexus brachial.

1. Nerf pneumogastrique. — 2. Branche descendante du plexus brachial. — 3. Rameau musculaire se rendant au sous-clavier. — 4. Nerf phrénique. — 5. Nerf spinal. — 6-7. Branche du facial. — 8. Branche antérieure de la sixième paire cervicale. — 9-10. Branche antérieure de la septième et de la huitième paire cervicale. — 11. Branche antérieure de la première paire dorsale. — 12. Plexus brachial. — 13. Brachial cutané interne. — 14. Nerf cubital. — 15-16. Rameaux se rendant au deltoïde et au petit pectoral. — 17. Nerf radial. — 18. Nerf musculo-cutané. — 19. Nerf médian. — 20. Rameau du grand dentelé. — 21-22-23. Rameaux des muscles grand dorsal, grand rond et sous-scapulaire. — 24. Rameaux du petit pectoral.

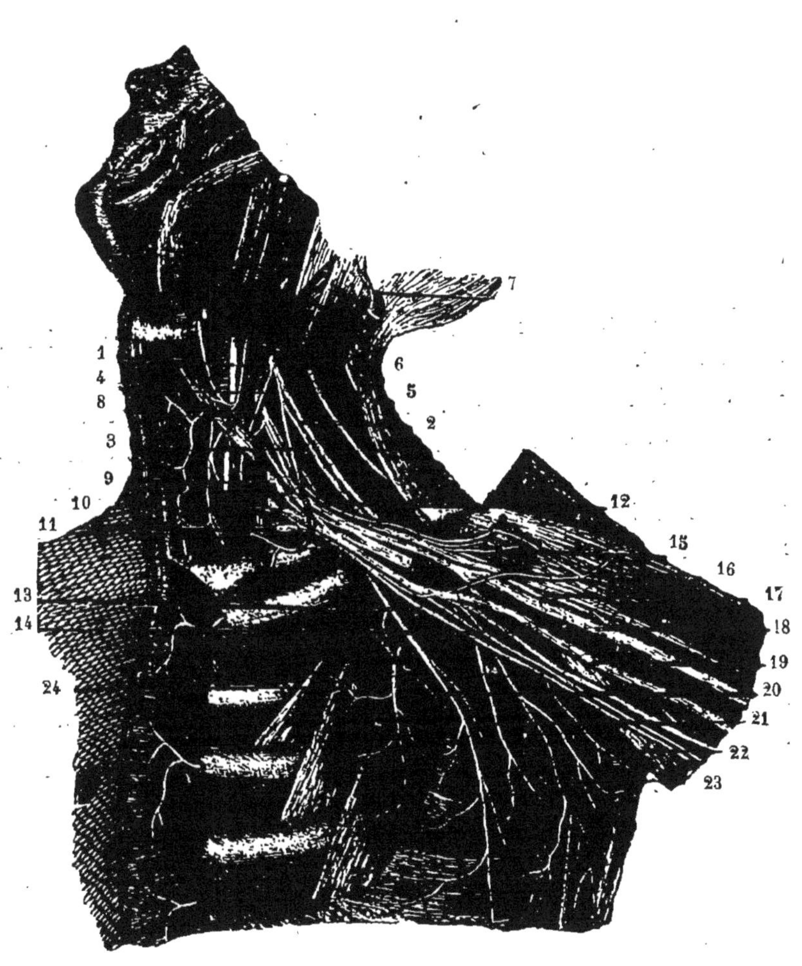

Plexus brachial.

J.-B. Baillière et fils.

PLANCHE CXV

Nerfs du membre supérieur.

Fig. 1. — 1. Nerf radial. — 2. Rameau de la longue portion du triceps. — 3. Rameau de la portion externe. — 4. Rameau cutané. — 5. Nerf circonflexe. — 6. Branche qu'il fournit au deltoïde. — 7. Rameau interne des branches postérieures des nerfs dorsaux. — 8. Rameaux externes des mêmes branches. — 9. Filet anastomotique unissant ces branches entre elles. — 10. Rameaux externes. — 11. Rameau interne des branches postérieures des nerfs cervicaux.

Fig. 2. — 1. Rameaux fournis par le sus-scapulaire aux muscles sus et sous-épineux. — 2. Nerf circonflexe. — 3-4. Rameaux que ce nerf fournit au deltoïde. — 5-6. Rameaux qu'il fournit aux muscles du bras.

Fig. 1.

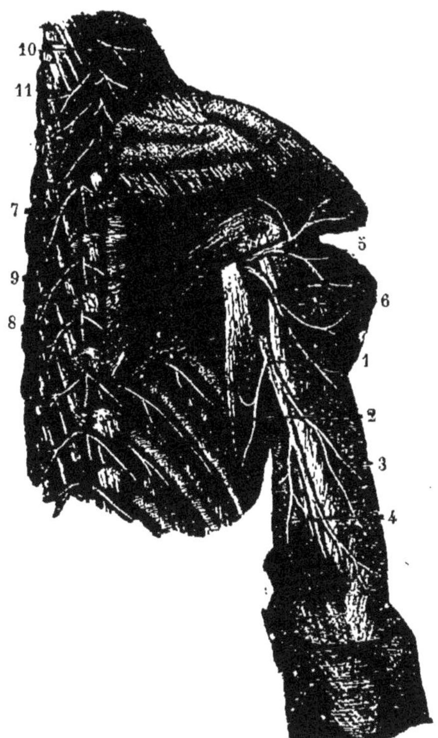

Fig. 2.

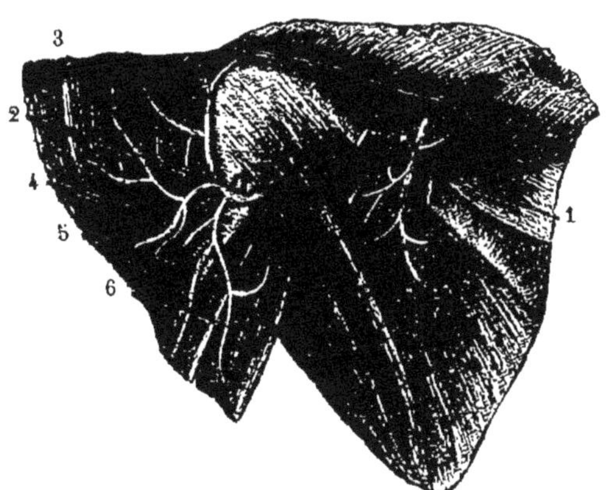

Nerfs du membre supérieur.

J.-B. Baillière et fils.

PLANCHE CXVI

Nerfs de la partie postérieure du membre supérieur.

Fig. 1. — Nerfs de la partie postérieure du membre supérieur. — 1-2-3. Rameaux cutanés du nerf axillaire. — 4. Rameaux cutanés du nerf circonflexe. — 5-5-5. Branche terminale du brachial cutané externe. — 6-6-6. Branche terminale du brachial cutané interne.

Fig. 2. — Nerf radial. — 1. Nerf radial. — 2. Rameaux que ce nerf fournit aux muscles de la partie postérieure du bras. — 3. Nerf musculo-cutané. — 4. Le nerf radial à son passage à travers le muscle court supinateur. — 5-6. Rameaux que le radial fournit aux muscles de l'avant-bras. — 7. Branche antérieure du nerf radial.

Fig. 1.

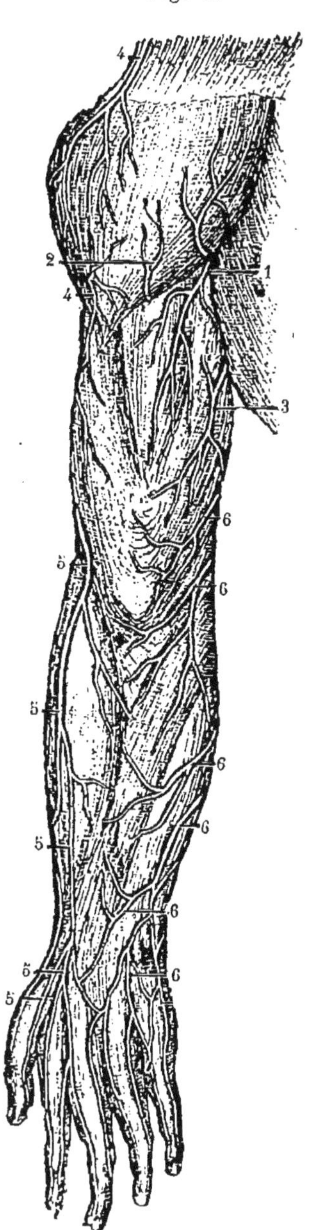

Fig. 2.

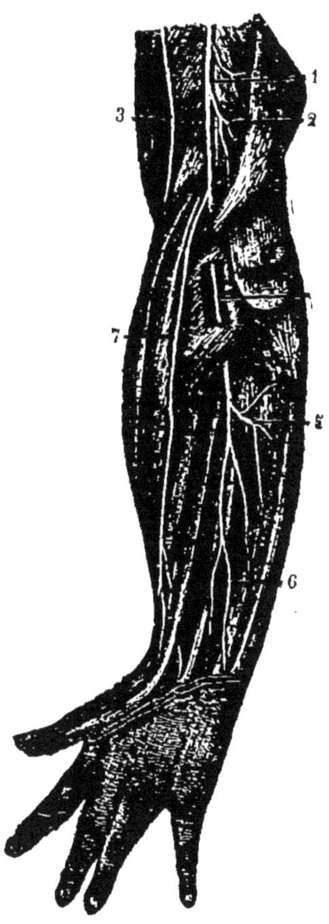

Nerf de la partie postérieure du membre supérieur.

J.-B. Baillière et fils.

PLANCHE CXVII

Nerf crural.

Fig. 1. —1. Branche inguino-cutanée externe du plexus lombaire. — 2. Nerf crural. — 3-4. Branches musculo-cutanées du nerf crural. — 5. Branche cutanée interne du même nerf. — 6. Sa branche cutanée externe. — 7. Extrémité inférieure du nerf saphène.

Fig. 2. — 1. Branche inguino-cutanée externe du plexus lombaire. — 2. Nerf crural. — 3. Nerf obturateur. — 4-5. Plexus sacré. — 6-7. Rameaux que le nerf crural fournit aux muscles de la cuisse. — 8. Rameaux qu'il envoie à l'articulation du genou et à la jambe.

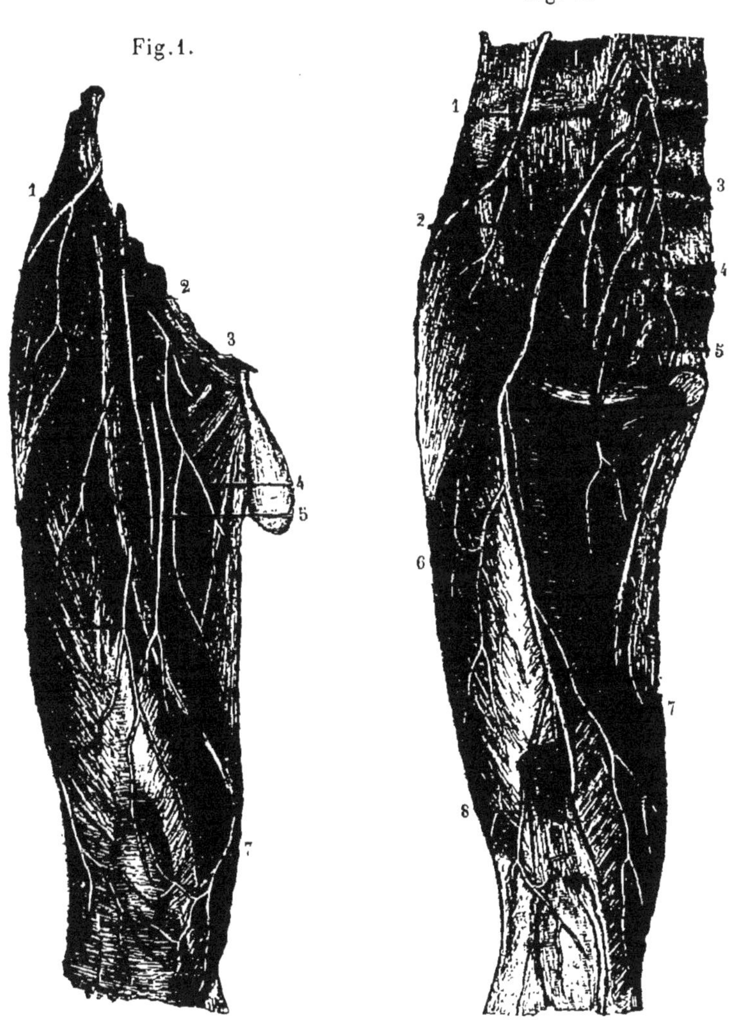

Nerf crural.

J.-B. Baillière et fils.

PLANCHE CXVIII

Nerf sciatique.

Fig. 1. — 1, 2. Nerf fessier supérieur. — 3. Nerf sciatique. — 4, 5. Rameau destiné aux muscles de la fesse. — 6. Rameaux que le nerf sciatique fournit aux muscles de la région externe de la cuisse. — 7, 8. Rameau qu'il fournit aux muscles de la région interne. — 9. Nerf sciatique poplité interne.

Fig. 2. — 1. Nerf sciatique poplité externe. — 2, 3. Branches cutanées de ce nerf. — 4. Branches terminales.

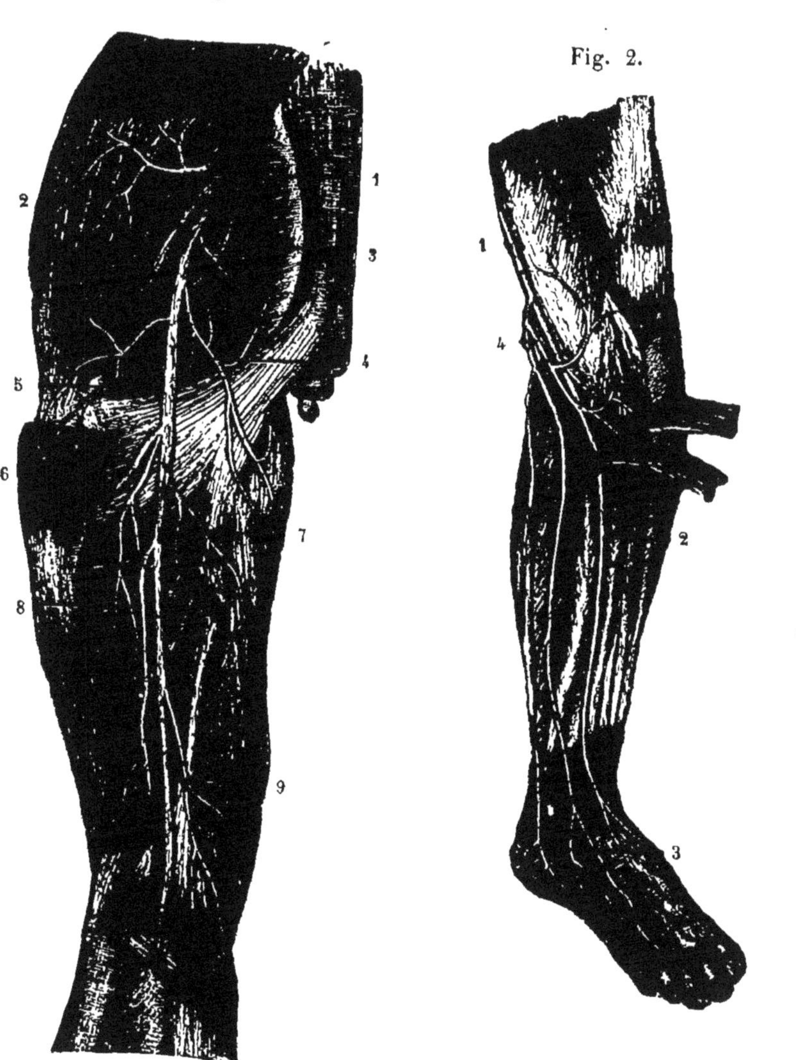

Nerf sciatique.

J.-B. Baillière et fils.

PLANCHE CXIX

Nerf sciatique. — Nerf plantaire interne.

Fig. 1. — Nerf sciatique. — 1. Nerf sciatique poplité interne. — 2. Nerf sciatique poplité externe. — 3. Branche musculaire de ce nerf — 4, 5. Nerf saphène externe. — 6, 7. Rameaux cutanés du saphène interne. — 8. Branche terminale du tibial postérieur.

Fig. 2. — Nerf sciatique. — 1. Nerf sciatique poplité interne. — 2. Nerf sciatique poplité externe. — 3, 4, 5. Rameaux musculaires. — 6. Nerf saphène externe.

Fig. 3. — Nerf plantaire interne. — 1. Nerf plantaire interne. — 2. Nerf plantaire externe. — 3. Rameaux postérieurs du plantaire externe. — 4. Rameaux musculaires du plantaire interne. — 5. Branche du plantaire interne qui se divise pour former les collatérales interne du troisième orteil et externe du second orteil. — 6. Branche du même nerf donnant naissance aux collatérales externes du gros orteil et interne du second orteil. — 7. Branche interne du plantaire externe fournissant la collatérale interne du gros orteil. — 8. Anastomose du plantaire externe avec le plantaire interne. — 9. Rameaux musculaires du plantaire externe. — 10. Branche du plantaire externe qui se divise pour former la collatérale externe du quatrième et la collatérale interne du cinquième orteil. — 11, 11, 11. Collatérales externes des orteils. — 12, 12, 12. Collatérales internes.

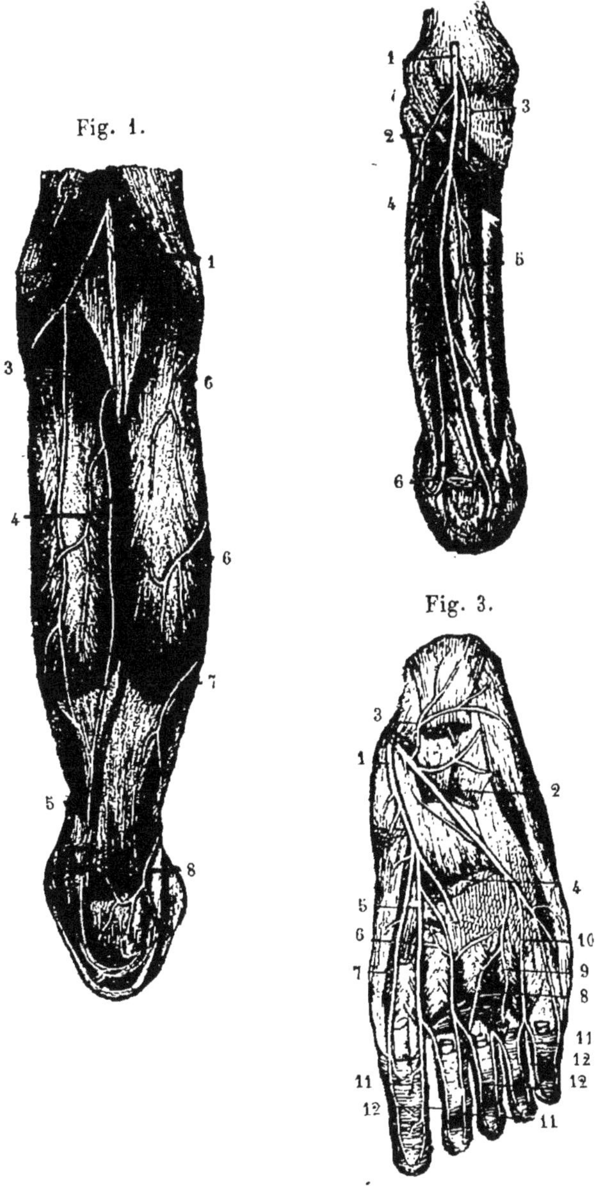

Nerf sciatique. — Nerf plantaire interne.

J.-B. Baillière et fils.

PLANCHE CXX

Plexus solaire, hypogastrique et sacré.

1. Plexus solaire. — 2. Ganglion semi-lunaire. — 3, 3. Ganglions thoraciques du grand sympathique. — 4. Extrémité inférieure du grand splanchnique. — 5. Extrémité inférieure du petit splanchnique. — 6. Pneumogastrique droit. — 7. Pneumogastrique gauche. — 8. Plexus rénal. — 9, 9. Rameaux intestinaux du plexus solaire. — 10. Rameaux aortiques du grand sympathique. — 11. Plexus aortique. — 12, 12. Plexus mésentérique. — 13. Rameaux du plexus mésentérique se distribuant à l'intestin. — 14, 14. Plexus hypogastrique. — 15. Rameaux de ce plexus se rendant à l'utérus et à ses annexes. — 16. Rameaux se rendant à la vessie. — 17. Branches antérieures des nerfs dorsaux. — 18. Branches antérieures des nerfs lombaires. — 19, 19. Filets par lesquels les nerfs lombaires s'anâstomosent entre eux. — 20, 20. Ganglions lombaires. — 21, 21. Filets anastomotiques allant des nerfs lombaires aux ganglions du grand sympatqihue. — 22, 22, 22. Plexus sacré.

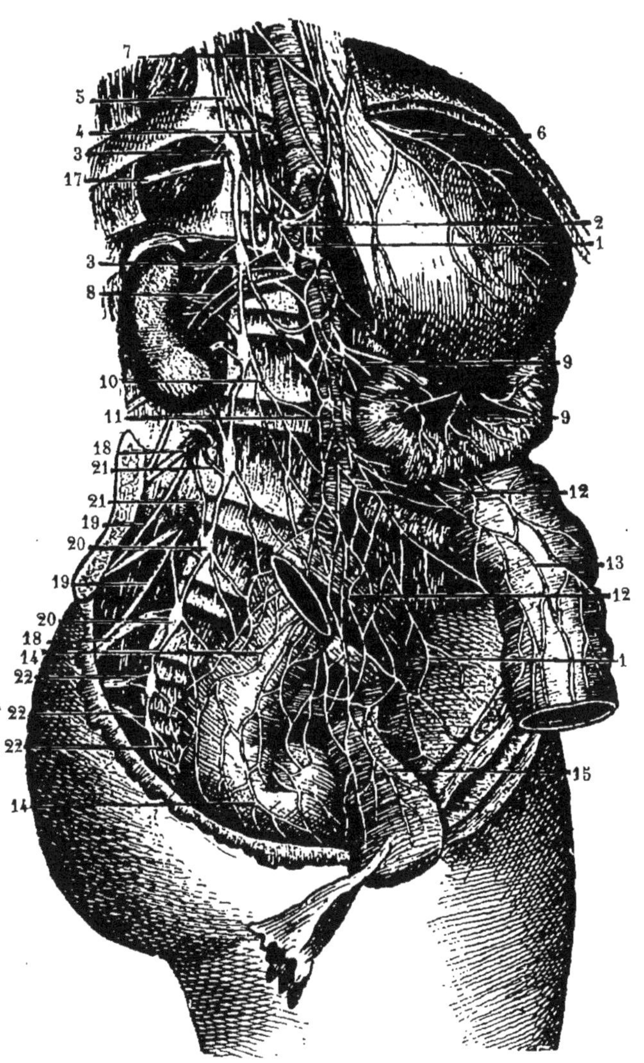

Plexus solaire, hypogastrique et sacré.

J.-B. Baillière et fils.

PRODHOMME.

PLANCHE CXXI

Paupières. — Glandes lacrymales. — Coupe des membranes du globe de l'œil.

Fig. 1. — Paupières. — 1. Muscle orbiculaire des paupières. — 2. Fibro-cartilage de la paupière supérieure. — 3. Glande lacrymale. — 4. Conduit lacrymal supérieur ouvert. — 5. Point lacrymal inférieur. — 6. Canal nasal. — 7. Orifice des glandes de Meibomius sur le bord libre de la paupière.

Fig. 2. — Glandes de meibomius, glande lacrymale. — 1. Glande de Meibomius. — 2. Glande lacrymale. — 3. Orifice des conduits de la glande lacrymale. — 4. Points lacrymaux.

Fig. 3. — Membranes de l'œil. — 1. Ligament large des paupières. — 2. Fibro-cartilage de la paupière supérieure.

Fig. 4. — Membranes de l'œil. — 1. Nerf optique, artères ciliaires postérieures. — 2. Artères ciliaires longues. — 3. Artères ciliaires courtes. — 4. Sclérotique coupée et renversée.

Fig. 5. — Coupe des membranes du globe de l'œil pour en montrer la superposition. — 1. Conjonctive. — 2. Sclérotique. — 3. Choroïde. — 4. Membrane hyaloïde.

Fig. 6. — Partie antérieure du globe de l'œil (vue postérieure). — 1. Ouverture de la pupille. — 2. Face postérieure de l'iris. — 3. Corps ciliaire. — 4. Choroïde. — 5. Sclérotique.

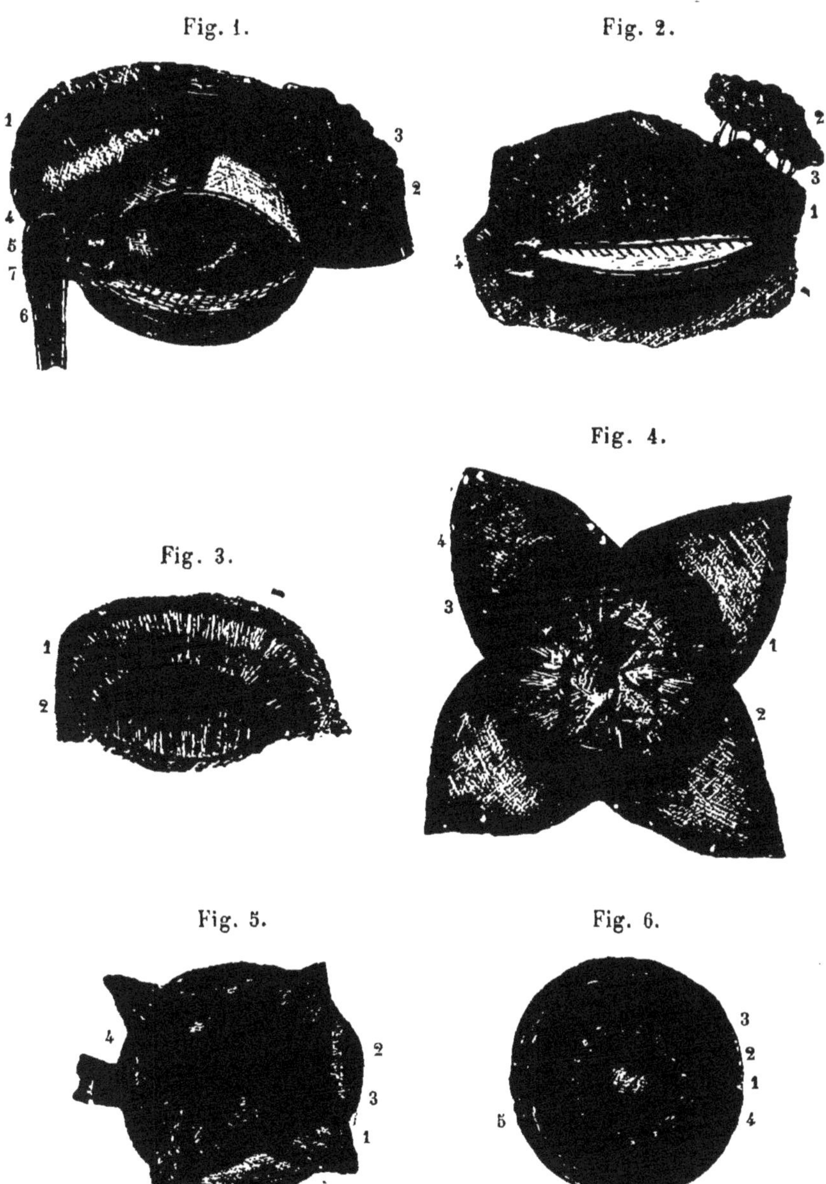

Paupières.

Glandes lacrymales. — Coupe des membranes du globe de l'œil.

J.-B. Baillière et fils.

PLANCHE CXXII

**Globe de l'œil. — Zone de Zinn. — Rétine. — Cristallin.
Vaisseaux et nerfs.**

Fig. 1. — GLOBE DE L'ŒIL (vue antérieure). — 1. Pupille. — 2. Vue de l'iris à travers la cornée transparente. — 3. Jonction de la cornée transparente avec — 4, la sclérotique.

Fig. 2. — ZONE DE ZINN. — 1. Cristallin. — 2. Zone de Zinn, partie antérieure. — 3. Partie postérieure. — 4. Choroïde.

Fig. 3. — RÉTINE. — 1. Rétine. — 2. Artère centrale de la rétine. — 3. Tache jaune. — 4. Choroïde. — 5. Sclérotique.

Fig. 4. — CRISTALLIN. — 1. Face antérieure du cristallin. — 2. Face postérieure.

Fig. 5. — VAISSEAUX ET NERFS DU GLOBE DE L'ŒIL. — 1. Pupille. — 2. Iris. — 3. Zone choroïdienne. — 4. Choroïde. — 5. Nerfs ciliaires. — 6. Vasa vorticosa. — 7. Artères ciliaires.

Fig. 6. — COUPE VERTICALE DU GLOBE DE L'ŒIL. — 1. Sclérotique. — 2. Choroïde. — 3, 4, 4. Rétine. — 5, 5. Membrane hyaloïde. — 6. Cornée. — 7. Membrane de l'humeur aqueuse. — 8. Humeur aqueuse. — 9. Pupille. — 10. Canal de Schlemm. — 11. Corps ciliaire. — 12. Canal godroné. — 13. Cristallin. — 14. Zone choroïdienne.

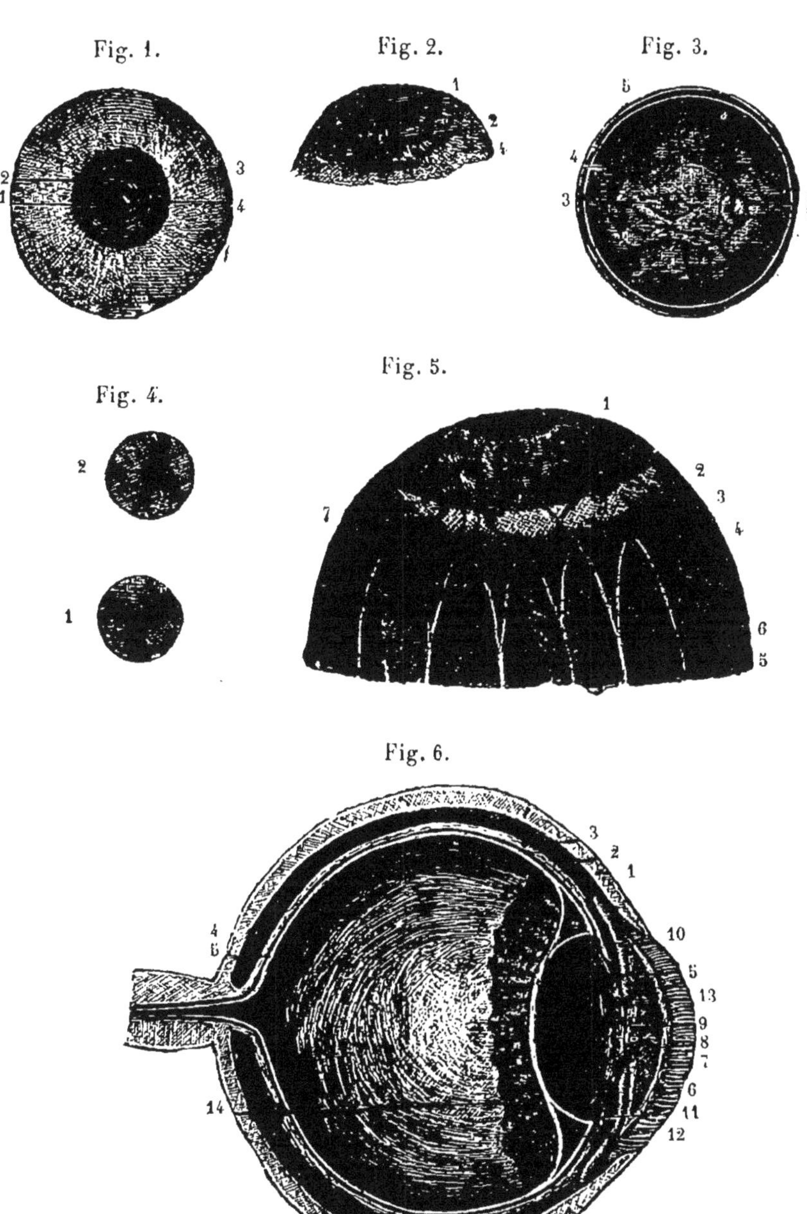

Globe de l'œil.
Zône de Zinn. — Rétine. — Cristallin. — Vaisseaux et nerfs.

J.-B. Baillière et fils.

PLANCHE CXXIII

Pavillon de l'oreille. — Muscles auriculaires. — Vestibule. Conduit auditif interne.

Fig. 1. — Pavillon de l'oreille. — 1-1. Hélix. — 2-2. Anthélix. — 3. Fossette de l'anthélix. — 4. Cavité de la conque. — 5. Tragus. — 6. Antitragus. — 7. Lobule de l'oreille.

Fig. 2. — Muscles de l'oreille. — 1. Muscle auriculaire antérieur. — 2. Muscle auriculaire supérieur. — 3, 4. Muscle auriculaire postérieur. — 5. Muscle transverse. — 6. Petite saillie à laquelle s'insère le muscle auriculaire supérieur.

Fig. 3. — Muscles de l'oreille. — 1. Grand muscle de l'hélix. — 2. Petit muscle de l'hélix. — 3, 4. Muscle du tragus. — 5. Muscle de l'antitragus. — 6. Hélix. — 7. Anthélix.

Fig. 4. — Oreille, vestibule. — 1. Promontoire du vestibule. — 2. Fenêtre ovale. — 3. Fenêtre ronde. — 4. Trompe d'Eustache. — 5. Canal du muscle interne du marteau. — 6. Canal du grand nerf pétreux. — 7. Aqueduc de Fallope.

Fig. 5. — Conduit auditif interne. — 1. Conduit auditif interne. — 2. Limaçon. — 3. Entrée de l'aqueduc de Fallope.

Fig. 6. — Conduit auditif interne. — 1. Pavillon de l'oreille. — 2. Cavité de la conque. — 3. Conduit auditif externe. — 4. Membrane du tympan. — 5. Limaçon. — 6. Vestibule. — 7. Canal demi-circulaire postérieur. — 8. Canal demi-circulaire supérieur. — 9. Canademi-circulaire horizontal. — 10. Muscle interne du marteau.

Fig. 1.

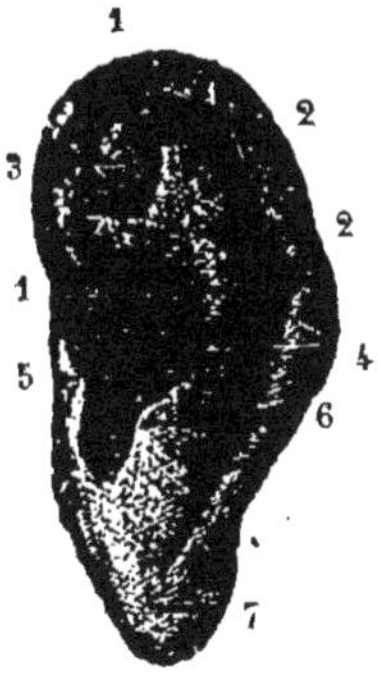

Fig. 2

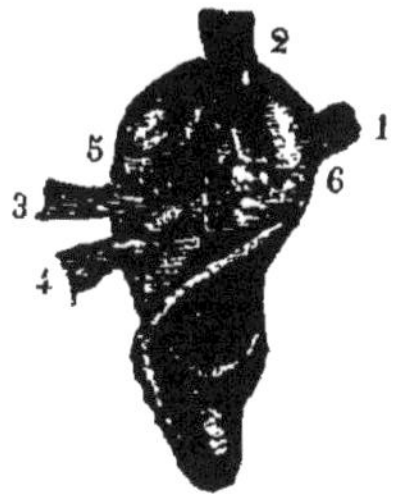

Fig. 3.

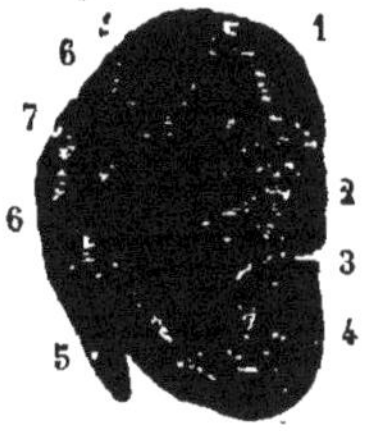

Fig. 4.

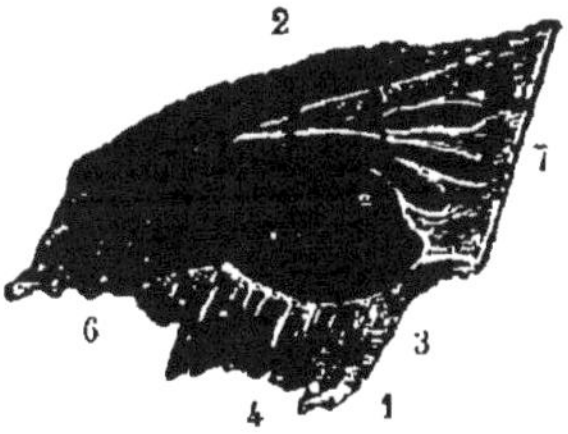

Fig. 5.

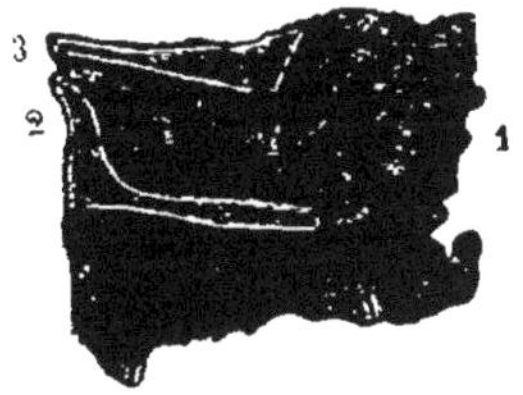

Fig. 6.

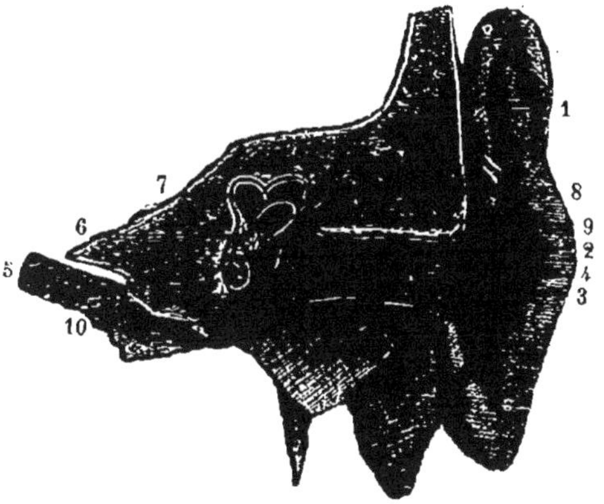

Pavillon de l'oreille. — Muscles auriculaires. — Vestibule. — Conduit auditif interne.

J.-B. Baillière et fils.

PLANCHE CXXIV

Membrane du tympan. — Limaçon et canaux demi-circulaires. — Cartilages du nez.

Fig. 1. — Membrane du tympan.

Fig. 2. — 1. Marteau, tête. — 2. Apophyse grêle du marteau. — 3. Muscle interne du marteau. — 4. Son muscle antérieur. — 5. Manche du marteau. — 6. Corps de l'enclume. — 7. Sa courte branche. — 8. Sa longue branche unie à l'étrier par l'os lenticulaire. — 9. Etrier. — 10. Muscle de l'étrier.

Fig. 3. — 1. Tête du marteau. — 2. Sa longue branche. — 3. Sa courte branche. — 4. Son manche. — 5. Etrier.

Fig. 4. — 1. Enclume, sa facette articulaire. — 2. Sa courte branche. — 3. Sa longue branche. — 4. Union de l'enclume à l'os lenticulaire. — 5. Etrier. — 6. Os lenticulaire.

Fig. 5. — Coupe du limaçon.

Fig. 6. — Limaçon et canaux demi-circulaires. — 1. Limaçon. — 2. Vestibule. — 3. Canal demi-circulaire supérieur. — 4. Canal demi-circulaire postérieur. — 5. Canal demi-circulaire horizontal.

Fig. 7. — Cartilages du nez. — 1. Os propre du nez. — 2. Cartilage latéral. — 3. Cartilage de l'aile du nez. — 4. Cartilage de la cloison. — 5, 6. Accessoire du cartilage de l'aile du nez.

Fig. 8. — 1. Os propres du nez. — 2. Cartilage latéral. — 3. Cartilage de l'aile du nez. — 4. Accessoire du cartilage de l'aile du nez.

Fig. 9. — Orifices postérieurs des fosses nasales. — 1. Bord postérieur de la cloison. — 2. Cornet moyen. — 3. Méat moyen. — 4. Cornet inférieur. — 5. Méat inférieur.

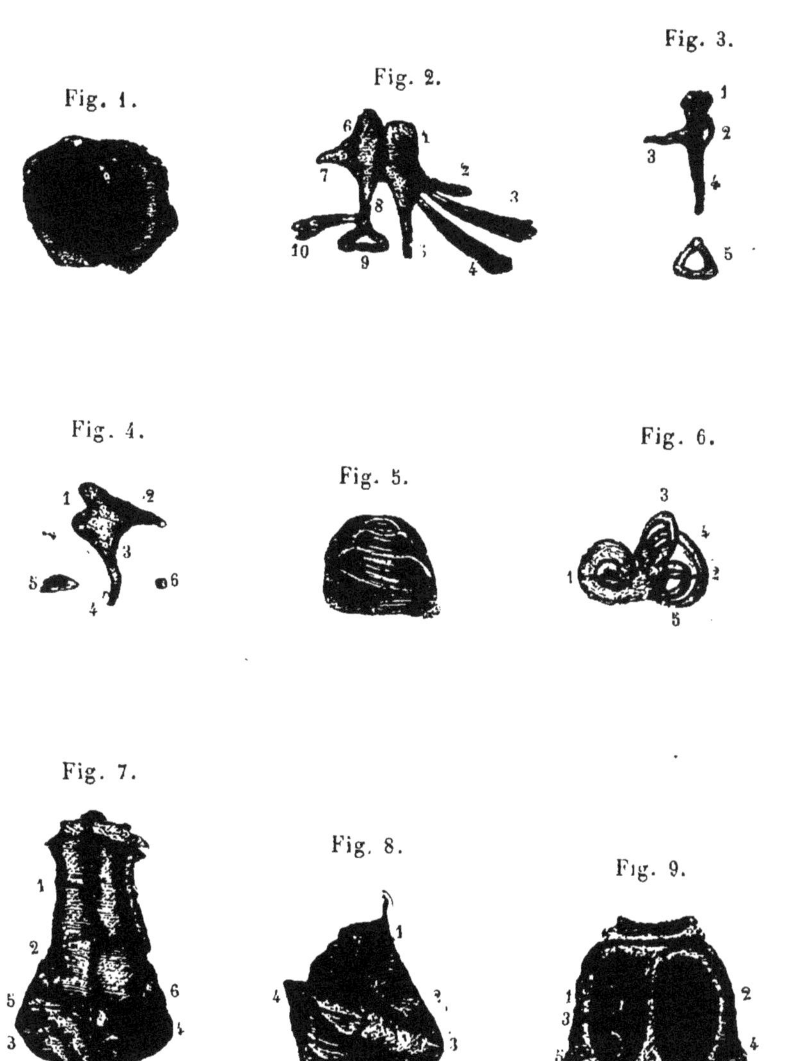

Membrane du tympan. — Limaçon et canaux demi-circulaires. — Cartilages du nez.

J.-B. Baillière et fils.

PLANCHE CXXV

Fosses nasales.

Fig. 1. — CLOISON DES FOSSES NASALES. — 1. Lame perpendiculaire de l'ethmoïde. — 2. Cartilage de la cloison. — 3. Vomer. — 4. Union du vomer au palatin et au maxillaire supérieur. — 5. Orifice de la trompe d'Eustache.

Fig. 2. — 1. Sinus frontal.— 2. Sinus sphénoïdal. — 3. Cornet supérieur. — 4. Méat supérieur. — 5. Cornet moyen. — 6. Méat moyen. — 7. Cornet inférieur. — 8. Méat inférieur. — 9. Orifice de la trompe d'Eustache. — 10. Voile du palais. — 11. Pharynx. — 12. Piliers antérieurs du voile du palais.

Fig. 3. — 1. Cornet supérieur. — 2. Cornet moyen. — 3. Méat inférieur (le cornet moyen ayant été enlevé). — 4. Coupe du cornet inférieur. — 5. Canal nasal. — 6. Son orifice inférieur.

Fig. 1.

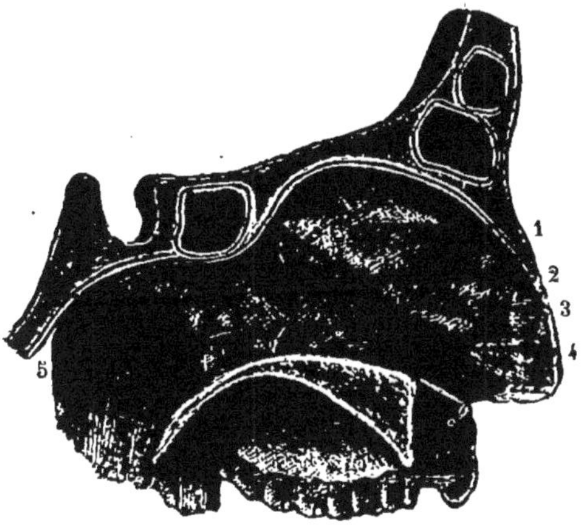

Fig. 2.

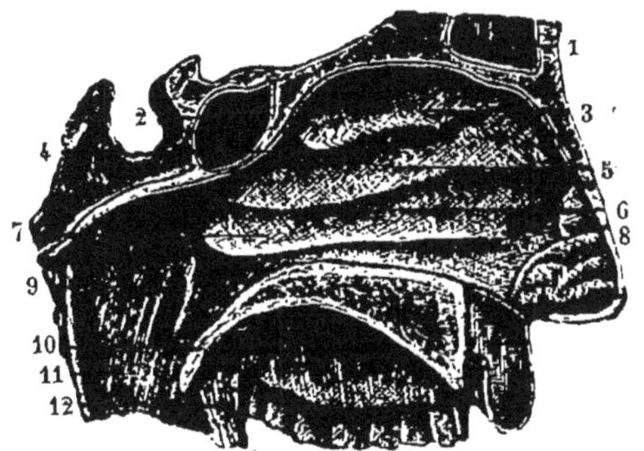

Fig. 3.

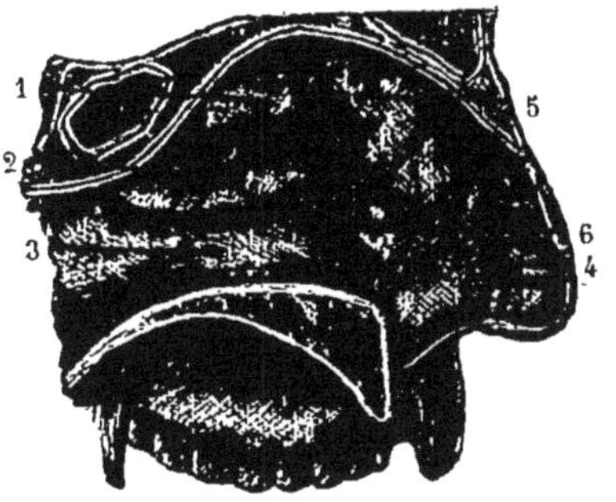

Fosses nasales.

J.-B. Baillière et fils.

PLANCHE CXXVI

Langue. — Glande de la peau. — Ongle. — Larynx et articulations du larynx.

Fig. 1. — LANGUE. — 1. Ligament glosso-épiglottique médian. — 2. Amygdales. — 3. Glandules de la base de la langue. — 4. Trou borgne. — 5. Papilles caliciformes. — 6. Papilles coniques. — 7. Papilles filiformes et sillons des bords de la langue.

Fig. 2. — STRUCTURE DE LA PEAU à un fort grossissement. — 1. Couche cornée de l'épiderme. — 2. Derme. — 3. Vaisseaux capillaires. — 4. Tissu cellulaire sous-cutané. — 5. Follicules pileux. — 6. Glande sébacée. — 7. Glande sudorifère. — 8. Conduits excréteurs de cette glande. — 9. Cellules adipeuses.

Fig. 3. — ONGLE. — 1. Corps papillaire de l'ongle. — 2, 3. Matrice de l'ongle.

Fig. 4. — ONGLE. — 1. Coupe de la phalangette. — 2. Derme. — 3. Épiderme. — 4. Ongle. — 5. Matrice de l'ongle.

Fig. 5. — LARYNX ET ARTICULATIONS DU LARYNX vus en avant. — 1. Os hyoïde. — 2. Membrane thyroïdienne. — 3. Cartilage thyroïde vu en avant. — 4. Échancrure médiane du bord supérieur du cartilage thyroïde. Au-dessous on aperçoit la saillie médiane qui partage la face antérieure du cartilage thyroïde en deux parties. — 5. Cartilage cricoïde. — 6. Ligament crico-thyroïdien moyen. — 7. Ligaments crico-thyroïdiens latéraux.

Fig. 6. — LARYNX ET MUSCLES DE SA PARTIE POSTÉRIEURE. — 1. Os hyoïde. — 2. Épiglotte. — 3. Face postérieure de la membrane thyroïdienne. — 4. Face postérieure du cartilage thyroïde. — 5. Cartilage aryténoïdien. — 6, 7. Muscles crico-aryténoïdiens.

Fig. 7. — COUPE VERTICALE DU LARYNX. — 1. Coupe de l'épiglotte. — 2. Membrane thyroïdienne. — 3. Ventricule du larynx.

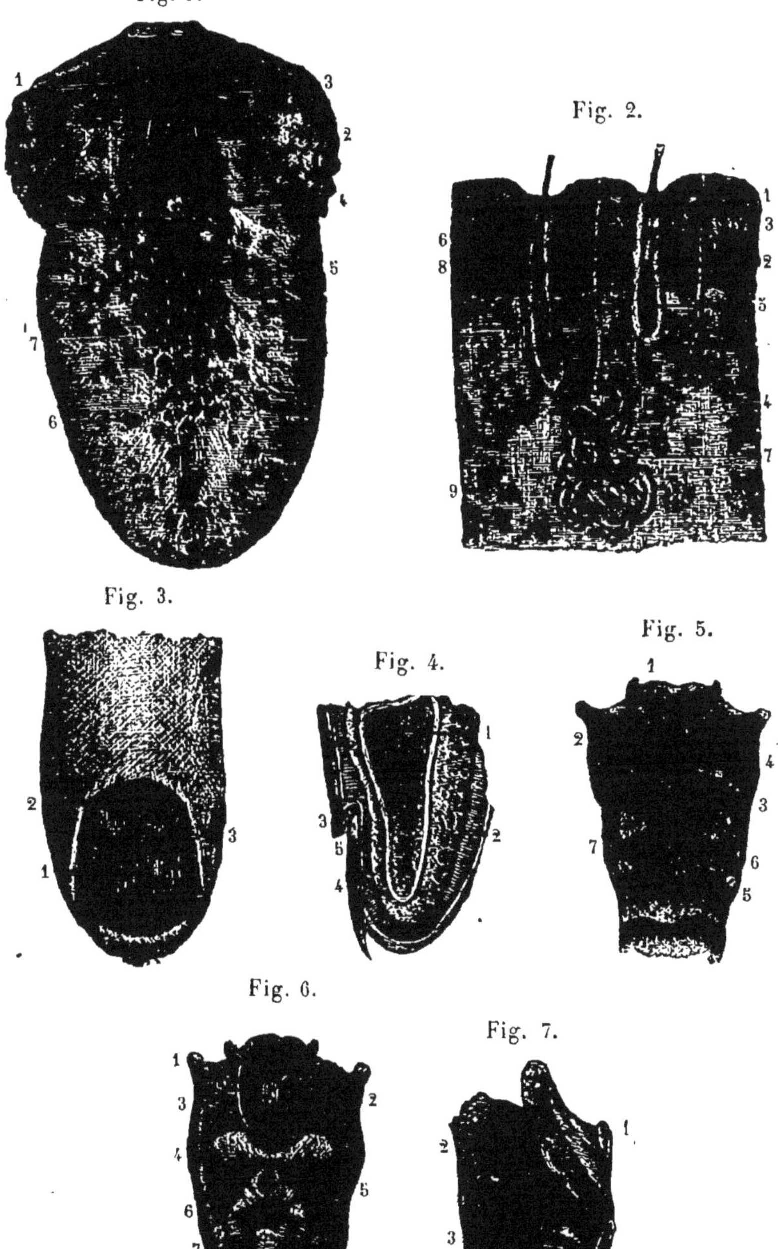

Langue. — Glandes de la peau. — Ongle. — Larynx et articulations du larynx.

J.-B. Baillière et fils.

PLANCHE CXXVII

Cartilage thyroïde (face postérieure).
Cartilage aryténoïde. — Cartilage cricoïde. — Épiglotte.
Rapports des poumons avec le cœur.

Fig. 1. — Cartilage thyroide (face postérieure). — 1. Grandes cornes du cartilage thyroïde. — 2. Petites cornes. — 3. Bord postérieur. — 4. Bord inférieur échancré à la partie moyenne.

Fig. 2. — Cartilage aryténoïde (face antérieure).

Fig. 3. — Cartilage aryténoïde (face postérieure).

Fig. 4. — Cartilage cricoïde (face antérieure). — 1. Cavité du cartilage cricoïde.

Fig. 5. — Cartilage cricoïde (face postérieure). — 1. Crête médiane. — 2. Facette par laquelle il s'articule avec le cartilage aryténoïde.

Fig. 6. — Epiglotte.

Fig. 7. — Rapports des poumons avec le cœur. — 1. Larynx et trachée. — 2. Artère carotide primitive gauche. — 3. Sous-clavière gauche. — 4. Tronc brachio-céphalique. — 5. Crosse de l'aorte. — 6. Veine cave supérieure. — 7. Oreillette droite. — 8. Artère pulmonaire. — 9. Péricarde. — 10. Poumon gauche.

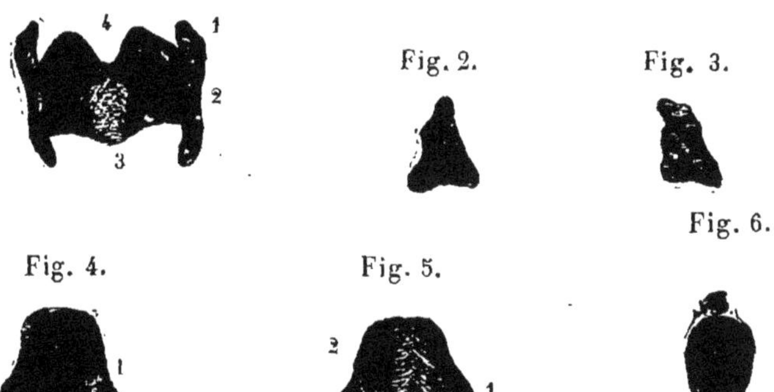

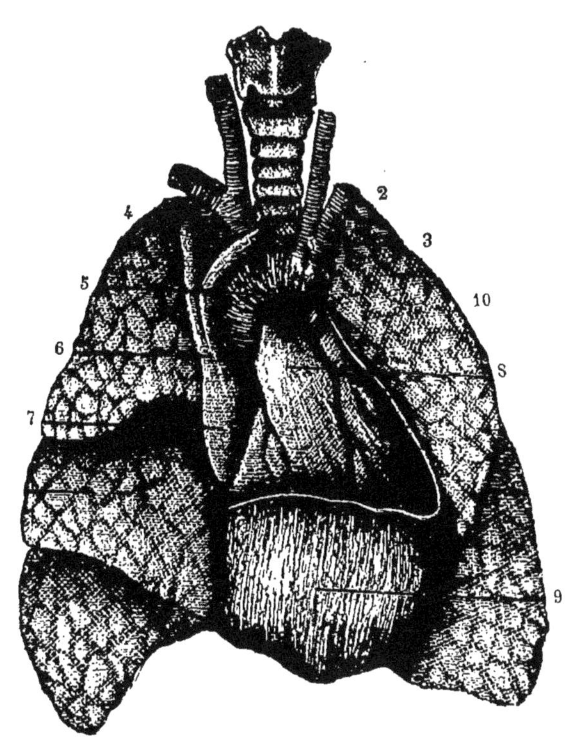

Cartilage thyroïde (face postérieure).
Cartilage aryténoïde. — Cartilage cricoïde. — Épiglotte.
Rapports des poumons avec le cœur.

J.-B. Baillière et fils.

PLANCHE CXXVIII

Bronche droite et ses ramifications. — Thymus. — Pharynx.

Fig. 1. — Bronche droite et ses ramifications. — 1. Trachée. — 2. Bronche droite. — 3. Ramifications bronchiques.

Fig. 2. — Thymus. — 1. Larynx et trachée. — 2. Tronc brachio-céphalique. — 3. Artère carotide gauche. — 4. Artère sous-clavière gauche. — 5. Thymus.

Fig. 3. — Coupe verticale du pharynx. — 1. Cloison des fosses nasales. — 2. Face supérieure de la langue. — 3. Muscle génio-glosse. — 4. Génio-hyoïdien. — 5. Coupe de l'os hyoïde. — 6. Pharynx. — 7. Amygdales. — 8. Piliers postérieurs du voile du palais. — 9. Pavillon de la trompe d'Eustache. — 10. Coupe de l'épiglotte. — 11. Ventricule du larynx.

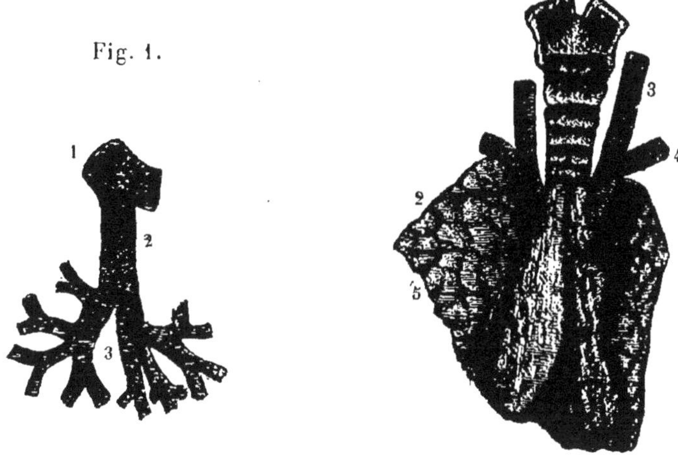

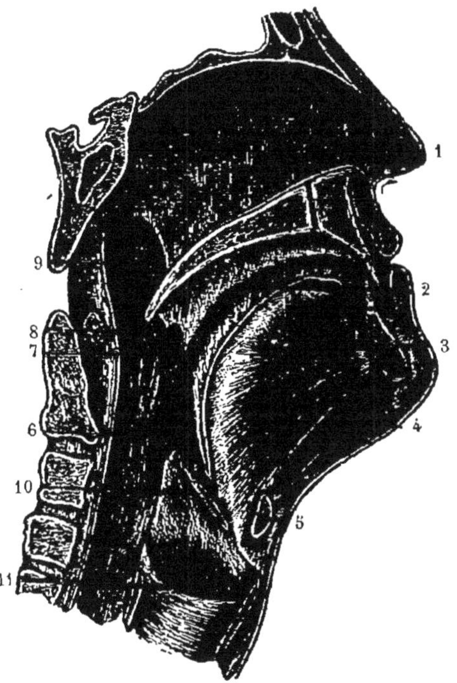

Bronche droite et ses ramifications. — Thymus. — Pharynx.

J.-B. Baillière et fils.

PLANCHE CXXIX

Glandes parotide, sous-maxillaire et sublinguale. — Ouverture postérieure des fosses nasales.

Fig. 1. — GLANDES PAROTIDE, SOUS-MAXILLAIRE et SUBLINGUALE. — 1. Glande parotide. — 2. Sublinguale. — 3. Sous-maxillaire. — 4. Canal de Warton. — 5. Corps thyroïde. — 6. Carotide primitive. — 7. Canal de Sténon.

Fig. 2. — FOSSES NASALES. — 1. Ouverture postérieure des fosses nasales. — 2. Cornets du nez. — 3. Pavillon de la trompe d'Eustache. — 4. Luette. — 5. Épiglotte. — 6. Orifice antérieur du pharynx.

Fig. 1.

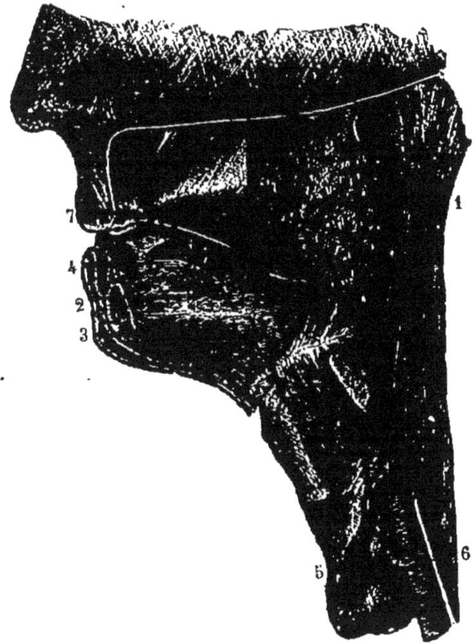

Fig. 2.

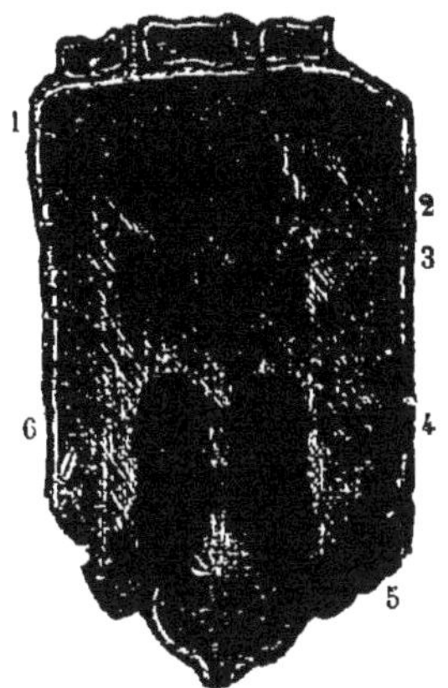

Glandes parotide, sous-maxillaire et sublinguale. — Ouverture postérieure des fosses nasales.

J.-B. Baillière et fils.

PLANCHE CXXX

Rapports des organes abdominaux.

Fig. 1. — RAPPORTS DES ORGANES ABDOMINAUX. — 1. Lobe gauche du foie. — 2. Lobe droit. — 3. Estomac. — 4. Vésicule biliaire. — 5. Rate. — 6. Côlon transverse. — 7. Cæcum. — 8. Côlon descendant. — 9. Côlon ascendant. — 10. Rectum. — 11. Intestin grêle.

Fig. 2. — 1. Pancréas. — 2. Canal cholédoque. — 3. Canal de Wirsung. — 4. Accessoires de ce canal. — 5. Duodénum.

Fig. 1.

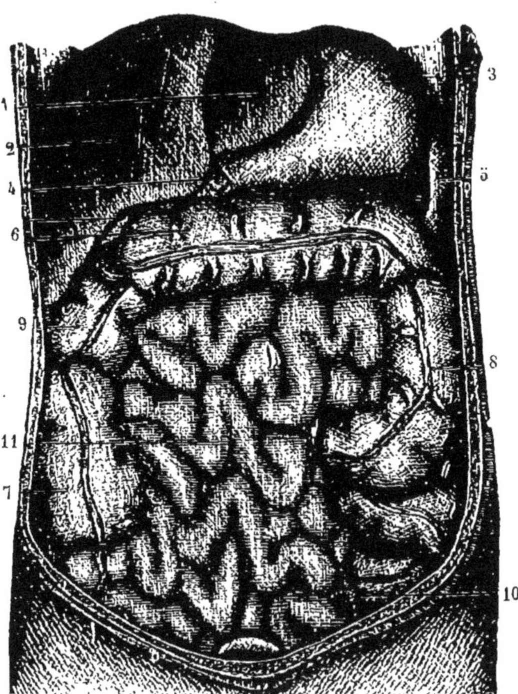

Fig. 2.

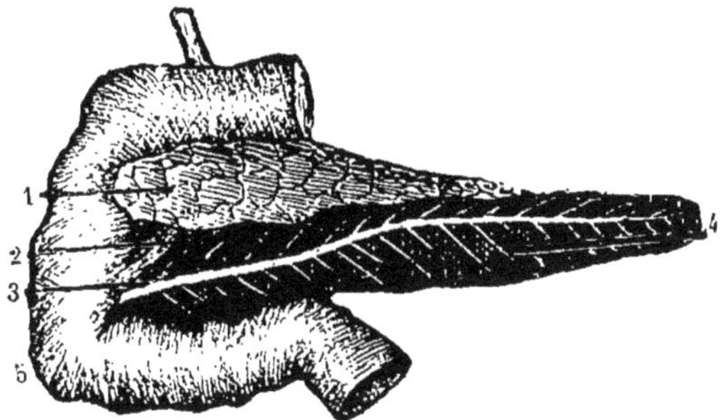

Rapports des organes abdominaux.

J.-B. Baillière et fils.

PLANCHE CXXXI

Péritoine.

Péritoine. — 1. Coupe du lobe gauche du foie. — 2. Face inférieure du lobe droit. — 3. Coupe du duodénum. — 4. Le duodénum recouvert par le péritoine. — 5. Le péritoine recouvrant — 6, la tête du pancréas. — 7. Coupe du côlon transverse. — 8. Coupe de l'intestin grêle. — 9. Circonvolutions de l'intestin grêle. — 10. Coupe des vaisseaux iliaques. — 11. Coupe du rectum. — 12. Coupe du vagin. — 13. Vessie. — 14. Utérus. — 15. Le ligament large et la trompe. — 16. Col utérin, portion intra-vaginale. — 17. Canal de l'urèthre. — 18. Clitoris. — 19. Feuillet diaphragmatique du péritoine. — 20. Son feuillet hépatique. — 21. Les deux feuillets antérieurs de l'épiploon. — 22. Les deux feuillets postérieurs.

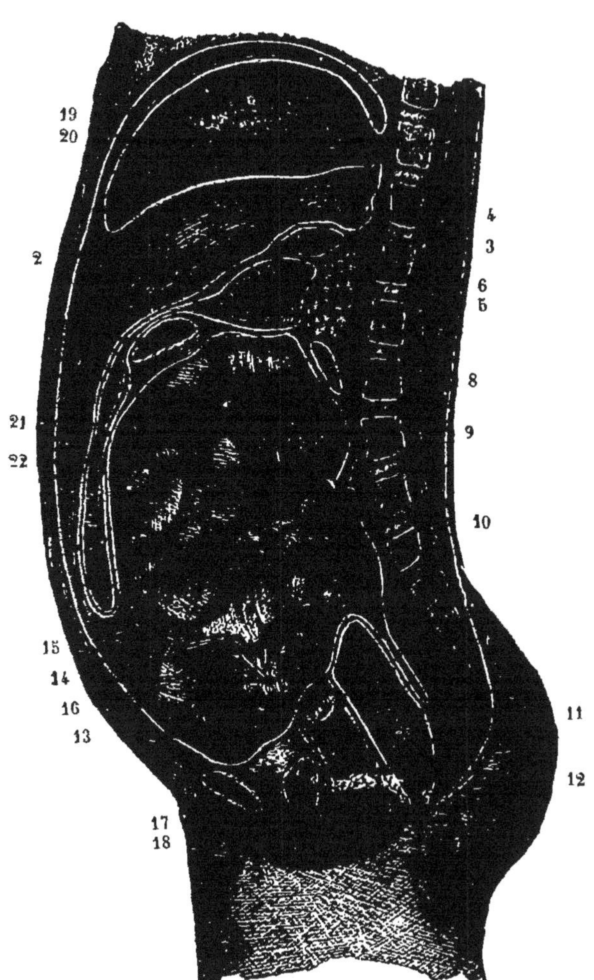

Péritoine.

PLANCHE CXXXII

Face antérieure de l'estomac et inférieure du foie. Fragment d'intestin grêle ouvert. — Reins et uretères. Coupe verticale du rein.

Fig. 1. — FACES ANTÉRIEURE DE L'ESTOMAC ET INFÉRIEURE DU FOIE. — 1. Lobe gauche du foie. — 2. Vésicule biliaire. — 3. Canal cystique. — 4. Conduit hépatique. — 5. Canal cholédoque. — 6. Estomac. — 7. Duodénum. — 8. Rate. — 9. Epiploon. — 10. Artère aorte. — 11. Artère diaphragmatique. — 12, 12. Piliers du diaphragme. — 13. Côlon descendant.

Fig. 2. — FRAGMENT D'INTESTIN GRÊLE OUVERT POUR LAISSER VOIR LES VALVULES CONNIVENTES.

Fig. 3. — REINS ET URETÈRES. — 1. Vessie. — 2. Uretère. — 3. Rein. — 4. Capsule surrénale.

Fig. 4. — COUPE VERTICALE DU REIN. — 1. Substance corticale. — 2. Pyramides de Malpighi. — 3. Cône d'une de ces pyramides s'ouvrant dans les calices. — 4. Bassinet. — 5. Colonnes de Bertin. — 6. Uretère.

Fig. 1.

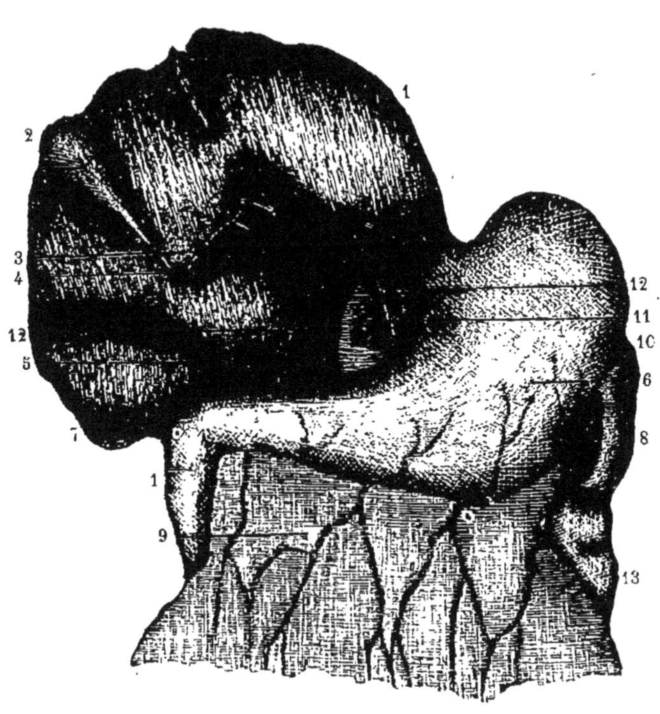

Fig. 2.

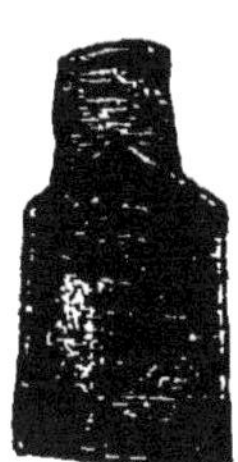

Fig. 3.

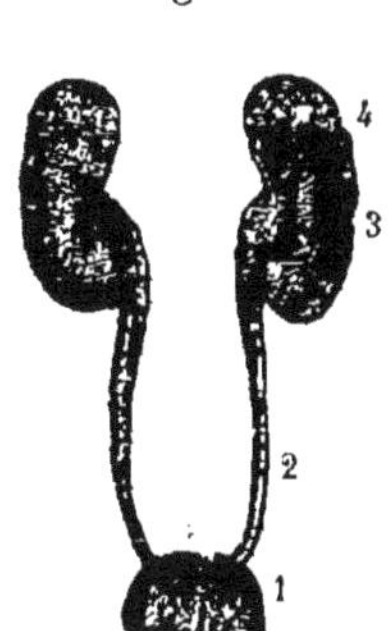

Fig. 4.

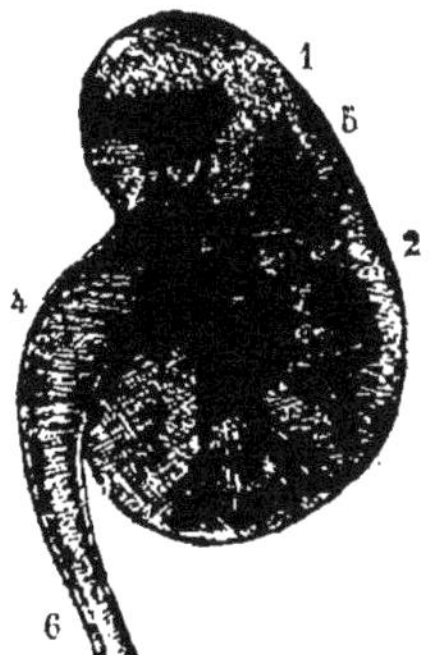

**Faces antérieure de l'estomac et inférieure du foie.
Fragment d'intestin grêle ouvert. — Reins et uretères.
Coupe verticale du rein.**

J.-B. Baillière et fils.

PLANCHE CXXXIII

Bassin. — Organes génito-urinaires de l'homme.

Fig. 1. — COUPE VERTICALE DU BASSIN, ORGANES GÉNITO-URINAIRES (homme). — 1. Vessie. — 2. Ouraque. — 3. Coupe de la vessie. — 4. Prostate. — 5. Portion prostatique du canal de l'urèthre. — 6. Portion spongieuse. — 7. Corps caverneux. — 8. Testicule. — 9. Tunique vaginale. — 10. Scrotum. — 11. Uretère. — 12. Rectum. — 13. Coupe de la portion inférieure du rectum.

Fig. 2. — 1. Coupe du gland. — 2-2. Coupe du corps caverneux. — 3. Fosse naviculaire. — 4. Foramina. — 5. Portion membraneuse de l'urèthre. — 6. Orifices des conduits éjaculateurs. — 7. Vérumontanum. — 8. Prostate. — 9. Vessie.

Fig. 3. — 1. Coupe du gland. — 2. Coupe du corps caverneux. — 3. Canal de l'urèthre. — 4, 5. Portion spongieuse du canal de l'urèthre. — 6. Portion membraneuse. — 7. Portion prostatique. — 8. Prostate. — 9. Vessie.

Fig. 4. — EXTRÉMITÉ ANTÉRIEURE DE LA VERGE. — 1. Gland, orifice du méat urinaire. — 2. Prépuce. — 3. Coupe du corps caverneux. — 4. Coupe du canal de l'urèthre.

Fig. 5. — 1. Vessie. — 2. Canal déférent. — 3. Vésicule séminale. — 4. Prostate. — 5. Urèthre.

Fig. 6. — ENVELOPPE MUSCULEUSE DE LA VESSIE. — 1. Ouraque. — 2. Uretère. — 3. Urèthre.

Fig. 1.

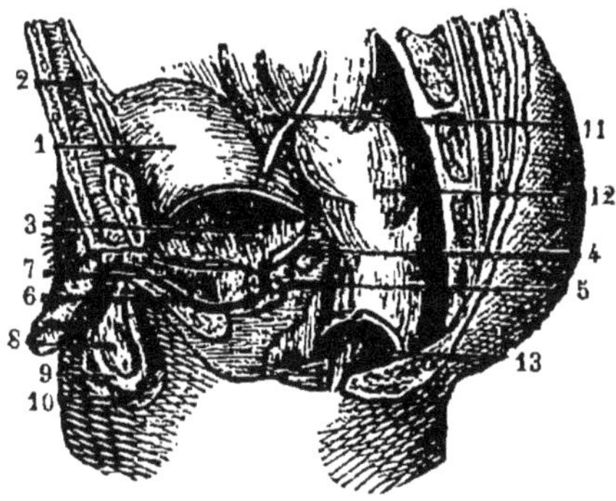

Fig. 2.

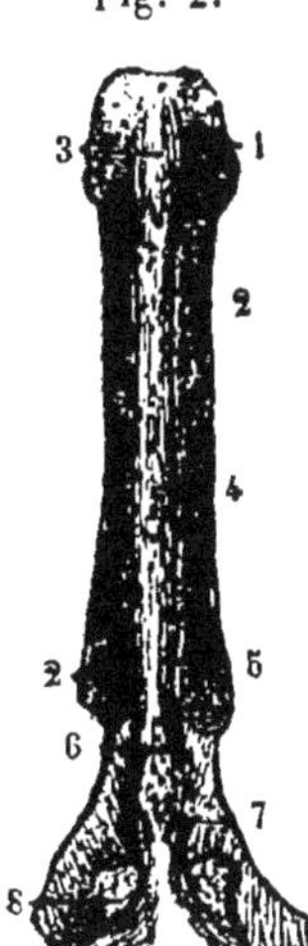

Fig. 3.

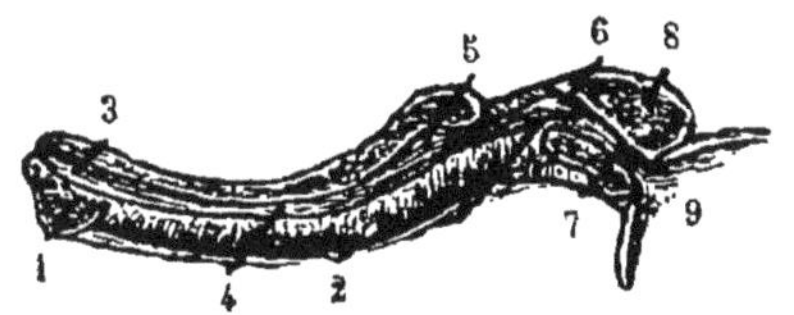

Fig. 4.

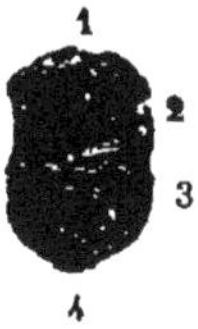

Fig. 5.

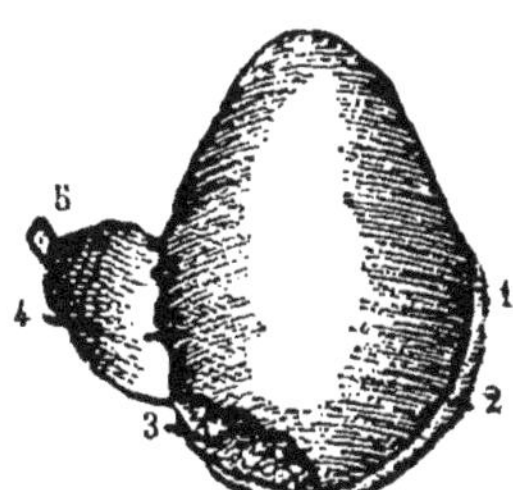

Fig. 6.

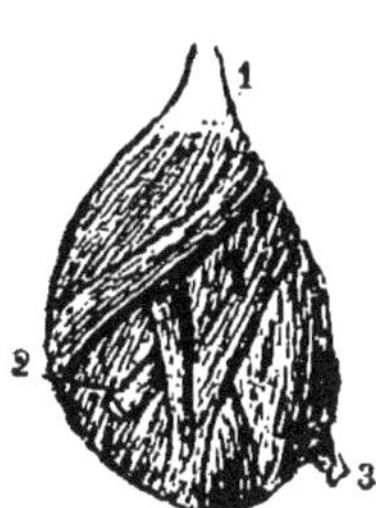

Bassin. — Organes génito-urinaires (homme).

J.-B. Baillière et fils.

PLANCHE CXXXIV

Organes génito-urinaires (homme et femme).

Fig. 1. — Testicule et ses enveloppes. — 1. Testicule. — 2. Epididyme. — 3. Canal déférent. — 4. Vaisseaux spermatiques. — 5. Scrotum, face externe. — 6. Scrotum, face interne. — 7-7. Dartos. — 8. Tunique vaginale.

Fig. 2. — Prostate et vésicules séminales. — 1. Prostate. — 2. Conduits éjaculateurs. — 3. Vésicules séminales. — 4. Canal déférent.

Fig. 3. — Coupe antéro-postérieure du testicule. — 1. Canal déférent. — 2. Vaisseaux spermatiques. — 3. Épididyme. — 4. Testicule. — 5. Corps d'Hygmore. — 6. Conduits séminifères.

Fig. 4. — Coupe verticale et transversale du testicule. — 1. Canal déférent et vaisseaux spermatiques. — 2. Testicules. — 3. Épididyme. — 4. Corps d'Hygmore. — 5. Canaux séminifères. — 6. Tunique vaginale. — 7. Scrotum.

Fig. 5. — Organes génito-urinaires externes de la femme (multipare). — 1. Penil ou mont de Vénus. — 2. Clitoris. — 3. Méat urinaire. — 4. Orifice du vagin. — 5. Grandes lèvres. — 6. Fourchette. — 7. Petites lèvres.

Fig. 6. — Organes génito-urinaires externes de la femme (fille vierge). — 1. Orifice du vagin. — 2. Membrane hymen.

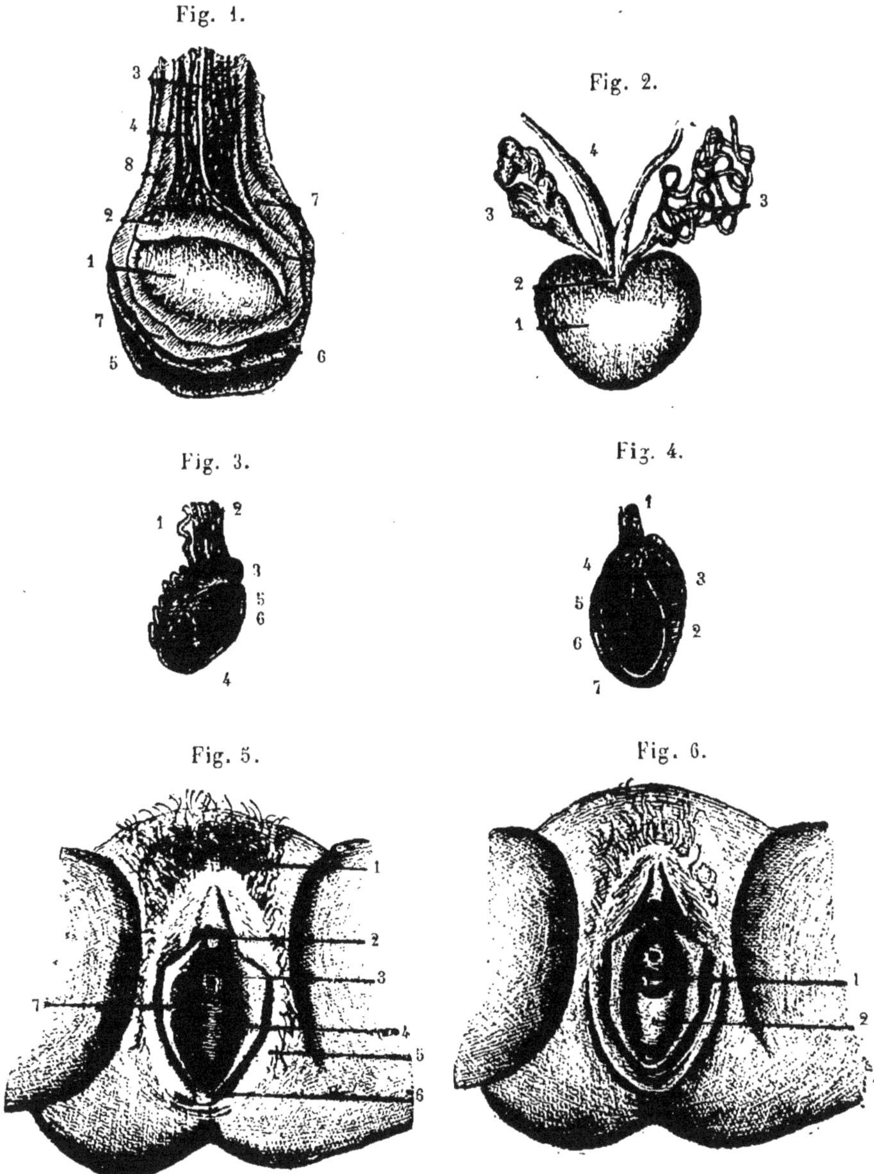

Testicule et ses enveloppes. — Prostate et vésicules séminales. — Organes génito-urinaires externes de la femme.

PLANCHE CXXXV

Utérus et ses annexes. — Sein.

Fig. 1. — Utérus et ses annexes (primipare). — 1. Orifice externe du col utérin, museau de tanche. — 2. Péritoine. — 3. Le corps de l'utérus en partie recouvert par le péritoine. — 4. Ovaire droit. — 5. Trompe utérine. — 6. Pavillon de la trompe. — 7-7. Ligaments larges. — 8. Ovaire gauche incisé et ouvert.

Fig. 2. — Coupe verticale et transversale de l'utérus (multipare). — 1. Cavité du corps de l'utérus. — 2. Cavité du col, arbre de vie. — 3-3. Coupe du museau de tanche. — 4. Trompes. — 5. Paroi postéro-inférieure du vagin.

Fig. 3. — Utérus d'une multipare. — 1. Corps. — 2. Col. — 3. Orifice externe du col. — 4-4. Trompes.

Fig. 4. — Coupe antéro-postérieure et verticale de l'utérus d'une primipare. — 1. Corps. — 2. Cavité du corps. — 3. Cavité du col. — 4. Lèvre postérieure. — 5. Lèvre antérieure.

Fig. 5. — Sein. — 1. Mamelon. — 2. Auréole. — 3. Glande mammaire. — 4. Conduits galactophores.

FIN

Fig. 1.

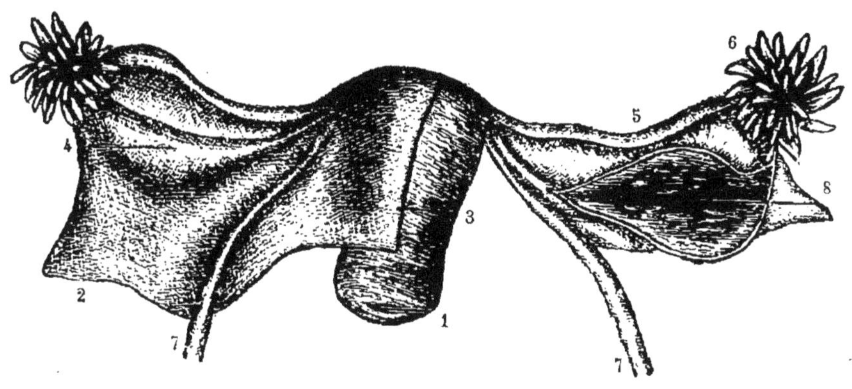

Fig. 2.

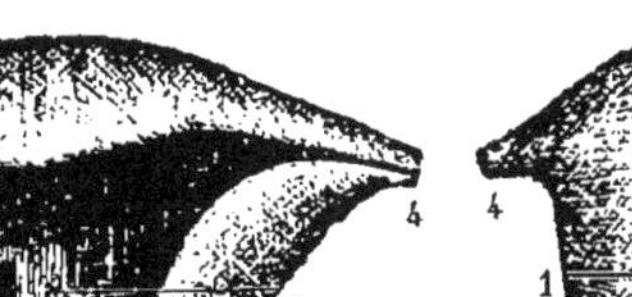

Fig. 3.

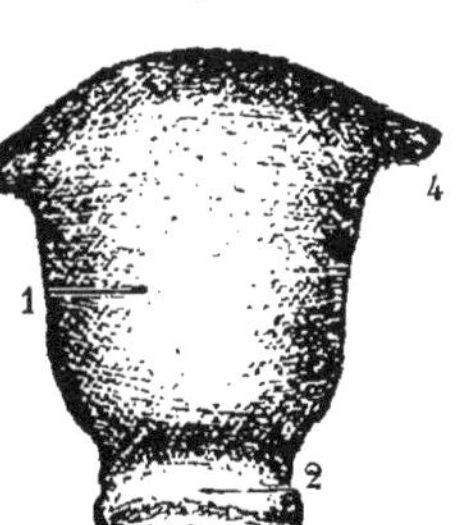

Fig. 4.

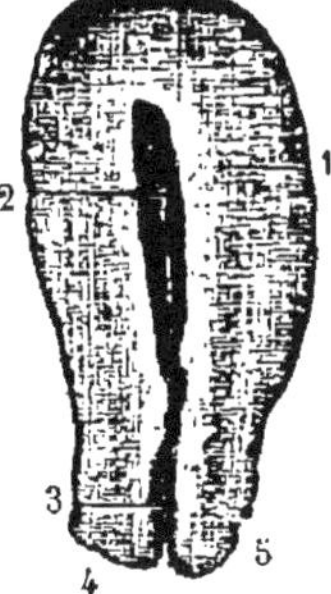

Fig. 5.

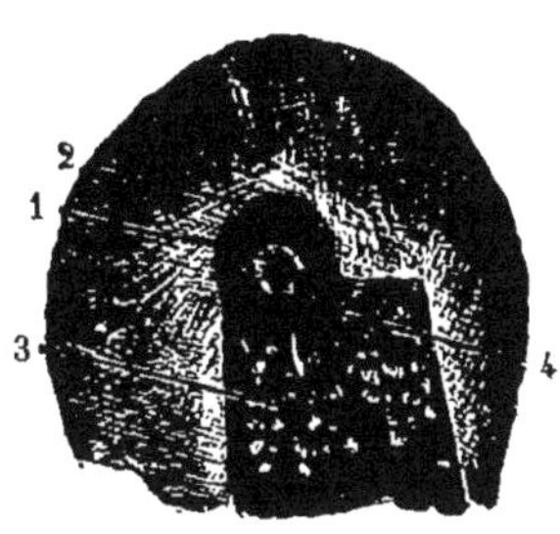

Utérus et ses annexes. — Sein.

J.-B. Baillière et fils.

TABLE DES PLANCHES

10105-87. — Corbeil. Imprimerie Crété.

Année scolaire 1889-1890

BIBLIOTHÈQUE MÉDICALE

COLLECTION D'OUVRAGES POUR LA PRÉPARATION AUX EXAMENS DU GRADE DE DOCTEUR ET OFFICIER DE SANTÉ AUX CONCOURS DE L'EXTERNAT ET DE L'INTERNAT

Nouveau Dictionnaire de Médecine et de Chirurgie pratiques, illustré de figures intercalées dans le texte. Directeur de la rédaction : le Dr J. Jaccoud. *Ouvrage complet*, 40 vol. in-8, comprenant 33.000 pages et 3.600 figures . . . . 400 fr.
— Prix de chaque volume. . . . . 10 fr.

Dictionnaine de Médecine, de Chirurgie, de Pharmacie, de l'art vétérinaire et des sciences qui s'y rapportent, par E. Littré (de l'Institut). *Seizième édition*. 1 vol. gr. in-8 de 1.880 pages à deux colonnes, avec 550 figures. . . . . 20 fr.

Premier Examen. — Physique, Chimie et Histoire naturelle médicales.

BLANCHARD. Traité de Zoologie médicale. 2 vol. in-8. avec fig. . 20 fr
BUIGNET. Manipulations de Physique. 1 vol. in-8, avec fig. cart. . 16 fr
CAUVET. Nouveaux éléments d'Histoire naturelle médicale. 2 vol. in-18 jésus, avec figures. . . . . 15 fr
ENGEL. Nouveaux éléments de Chimie médicale et de Chimie biologique avec les applications à l'hygiène, à la médecine légale et à la pharmacie 1 vol. in-18. . . . . 9 fr
GUIBOURT. Histoire naturelle des Drogues. 4 vol. in-8. avec 1.077 figures. . . . . 36 fr
JUNGFLEISCH. Manipulations de Chimie. 1 vol. in-8 de 1.240 pages, avec 372 figures. Cartonné. . . . . 27 fr.
MOQUIN-TANDON. Éléments de Botanique médicale, 1 vol. in-18. avec figures. . . . . 6 fr.
WUNDT, MONOYER et IMBERT. Traité élémentaire de Physique médicale, traduit avec de nombreuses additions par les professeurs Monoyer et Imbert. 1 vol. in-8. . . . . 12 fr.

Deuxième Examen. — Anatomie, Histologie, Physiologie.

BEAUNIS. Nouveaux éléments de Physiologie humaine. *3e édition*. 2 vol. in-8. Cartonné. 25 fr.
BEAUNIS et BOUCHARD. Nouveaux éléments d'Anatomie descriptive et d'Embryologie. 1 vol. in-8. . . . . 20 fr.
—— Précis d'Anatomie et de Dissection. 1 vol. in-18. . . . . . 4 fr. 50
CUYER et KUHFF. Le corps humain. 2 vol. gr. in-8 avec 27 pl. color. 75 fr.
DUVAL (Mathias). Précis de Technique microscopique et histologique in-18. . . . . 4 fr.
KUSS et DUVAL. Cours de Physiologie. 1 vol. in-18, avec 207 fig. . 8 fr.
MOREL et VILLEMIN. Histologie humaine normale et pathologique, 1 vol. in-8 et atlas. . . . . 16 fr.

*Troisième Examen. — **Pathologie générale, Pathologie interne, Pathologie externe, Médecine opératoire, Accouchements.***

BERGERON. Précis de petite Chirurgie et de Chirurgie d'urgence. 1 vol. in-18 jésus, avec figures. . . . . 5 fr.

BOUCHUT. Nouveaux éléments de Pathologie générale. 1 vol. in-8 avec figures. . . . . 18 fr.

—— Traité de Diagnostic et de Seméilogie. 1 vol. in-8. . . . . . 12 fr.

CHARPENTIER. Traité pratique des Accouchements. 2 vol. in-8 avec figures. . . . . 30 fr.

CHAUVEL. Précis d'Opérations de Chirurgie, in-18 jésus, avec 281 figures. . . . . 7 fr.

CHRETIEN. Nouveaux éléments de Médecine opératoire, in-18, avec figures. . . . . 6 fr.

CORLIEU. Aide-mémoire de Médecine et de Chirurgie. in-18 jésus. Cartonné. . . . . 6 fr.

CULLERRE. Maladies mentales. 1 vol. in-18. . . . . 6 fr.

DECAYE. Précis de Thérapeutique chirurgicale. 1 vol. in-18 jésus. 6 fr.

D'ESPINE et PICOT. Maladies de l'enfance. 1 vol. in-18. . . . . 9 fr.

DESPRÈS (A.). La Chirurgie journalière. Leçons de clinique chirurgicale 1888, in-8. . . . . 12 fr.

GALEZOWSKI. Traité des maladies des yeux. 1 vol. in-8 avec 483 fig. 20 fr.

GALLOIS. Manuel de la sage-femme. 1 vol. in-18 jésus. . . . . 6 fr.

HALLOPEAU. Traité élémentaire de Pathologie générale. 1 vol. in-8, avec 145 figures. . . . . 12 fr.

HARDY. Traité pratique et descriptif des Maladies de la peau. 1 vol. in-8. . . . . 18 fr.

JULLIEN (Louis). Traité pratique des maladies vénériennes, 1 vol. in-8 avec 216 fig. . . . . 21 fr.

LAVERAN et TEISSIER. Nouveaux éléments de Pathologie médicale. 2 vol. in-8. . . . . 20 fr.

LE BEC. Précis de Médecine opératoire, aide-mémoire de l'élève et du praticien. 1 vol. in-18 jésus. . . . . 6 fr.

NÆGELE. Traité pratique de l'art des Accouchements, traduit, annoté et mis au courant des progrès de la science, par AUBENAS, professeur à la Faculté de Médecine de Strasbourg. 1 vol. in-8. . . . . 12 fr.

PENARD (L.) et ABELIN. Guide de l'Accoucheur et de la Sage-Femme. 1 vol. in-18 avec fig. . . . . 6 fr.

RACLE, FERNET et STRAUS. Traité de Diagnostic médical. in-18 jésus. Cartonné. . . . . 8 fr.

RINDFLEISCH. Eléments de Pathologie. 1 vol. in-8 . . . . 6 fr.

SCHMITT. Microbes et Maladies. 1 vol. in-16. . . . . 3 fr. 50

Quatrième Examen. — ***Matière médicale, Pharmacologie, Thérapeutique Hygiène, Médecine légale.***

ANDOUARD. Nouveaux éléments de Pharmacie, 1 vol. in-8 avec 150 figures. . . . . 16 fr.
ARNOULD, Nouveaax éléments d'hygiène. 1 vol. in-8, cartonné. . 20 fr.
BRIAND et CHAUDÉ. Manuel complet de Médecine légale, contenant un Traité élémentaire de Chimie légale. par J. Bouis. 2 vol. in-8. . 24 fr.
BROUARDEL. Secret médical. 1 vol. in-16. . . . . 3 fr. 50
CAUVET. Nouveaux éléments de Matière médicale. 2 vol. in-18. . 15 fr.
CHAPUIS. Précis de Toxicologie. In-18. Cartonné. . . . . 8 fr.
FERRAND (A.). Thérapeutique. In-18. . . . . 9 fr.
FERRAND (E.). Aide-mémoire de Pharmacie, vade-mecum du pharmacien à l'officine et au laboratoire. 1 vol. in-18 jésus. Cartonné. . . . 7 fr.
FONSSAGRIVES, Principes de thérapeutique générale. In-8. . . 8 fr.
GALLOIS. 1.200 formules. In-18. . . . . 3 fr. 50
GUBLER. Cours de Thérapeutique. 1 vol. in-8. . . . . 9 fr.
—— Commentaires thérapeuthiques du Codéx. 1 vol. in-8. Cart. . 16 fr.
JAMMES. Manuel des Etudiants en pharmacie. 2 vol. in-18 jésus. 10 fr.
JEANNEL. Formulaire officinal et magistral, international, contenant environ 4.000 formules tirées des pharmacopées légales de la France et de l'étranger. 4ᵉ *édition*, en concordance avec le Codex médicamentarius. 1 vol. in-18. Cartonné. . . . . 6 fr. 50
LEFORT. Aide-mémoire d'hygiène et de médecine légale. 1 vol. in-18. Cart. . . . . 3 fr.
LEVY (Michel). Hygiène publique et privée. 2 vol. in-8. . . . . 20 fr.
NOTHNAGEL et ROSSBACH. Matière médicale et thérapeuthique. 1 vol. in-8. . . . . 16 fr.
VIBERT. Précis de médecine légale. 1 vol. in-18 jésus. Cartonné. 8 fr.

Cinquième Examen. — ***Clinique interne, Clinique externe et obstétricale. Anatomie pathologique.***

CHURCHILL et LEBLOND. Maladies des Femmes 1 vol. in-8. . . 18 fr.
EMMET. Pratique des Maladies des Femmes, traduit et annoté par A. Ollivier, avec une préface par le prof. Trélat. 1 vol. in-8. . 15 fr.
GALLARD. Clinique médicale de la Pitié. 1 vol. in-8. . . . . . 10 fr.
GILLETTE. Chirurgie journalière des Hôpitaux de Paris. 1 vol. in-8. Cartonné. . . . . 12 fr.
GROSS, BŒHMER et VAUTRIN. Nouveaux éléments de Pathologie et de Clinique chirurgicales, 1890, t. I. Maladies de la la tête. 1 vol. in-8. 12 fr.
LABOULBÈNE. Anatomie pathologique. 1 vol. in-8, avec figures. Cartonné. . . . . 20 fr.
RINDFLEISCH. Traité d'Histologie pathologique, traduit sur la 6e *édition*, par Fr. Gross et J. Schmitt. 1 vol. in-8, avec 359 figures. . . . 15 fr.
TROUSSEAU et PETER. Clinique médicale de l'Hôtel-Dieu. 3 vol. in-8 . . . . 32 fr.

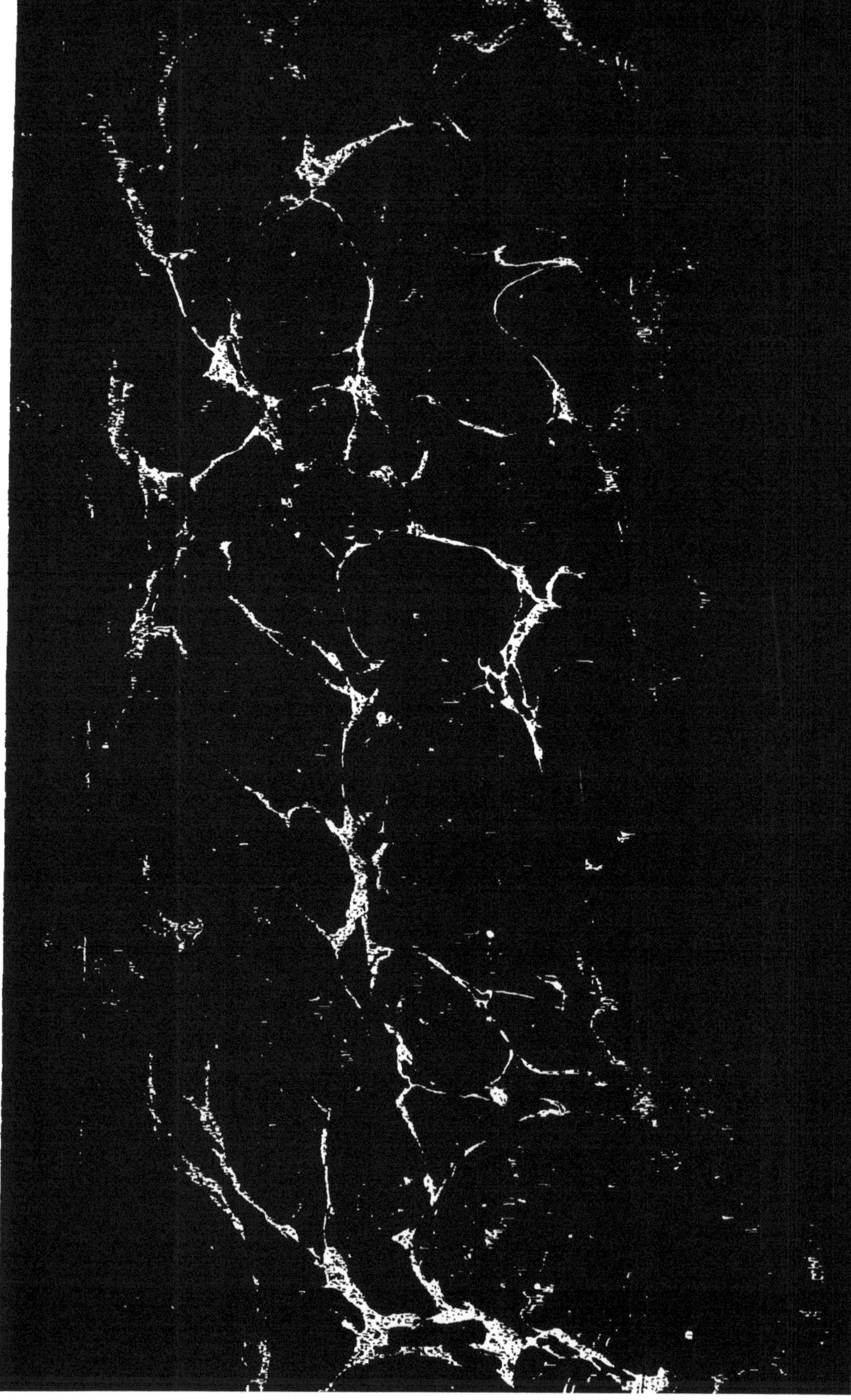

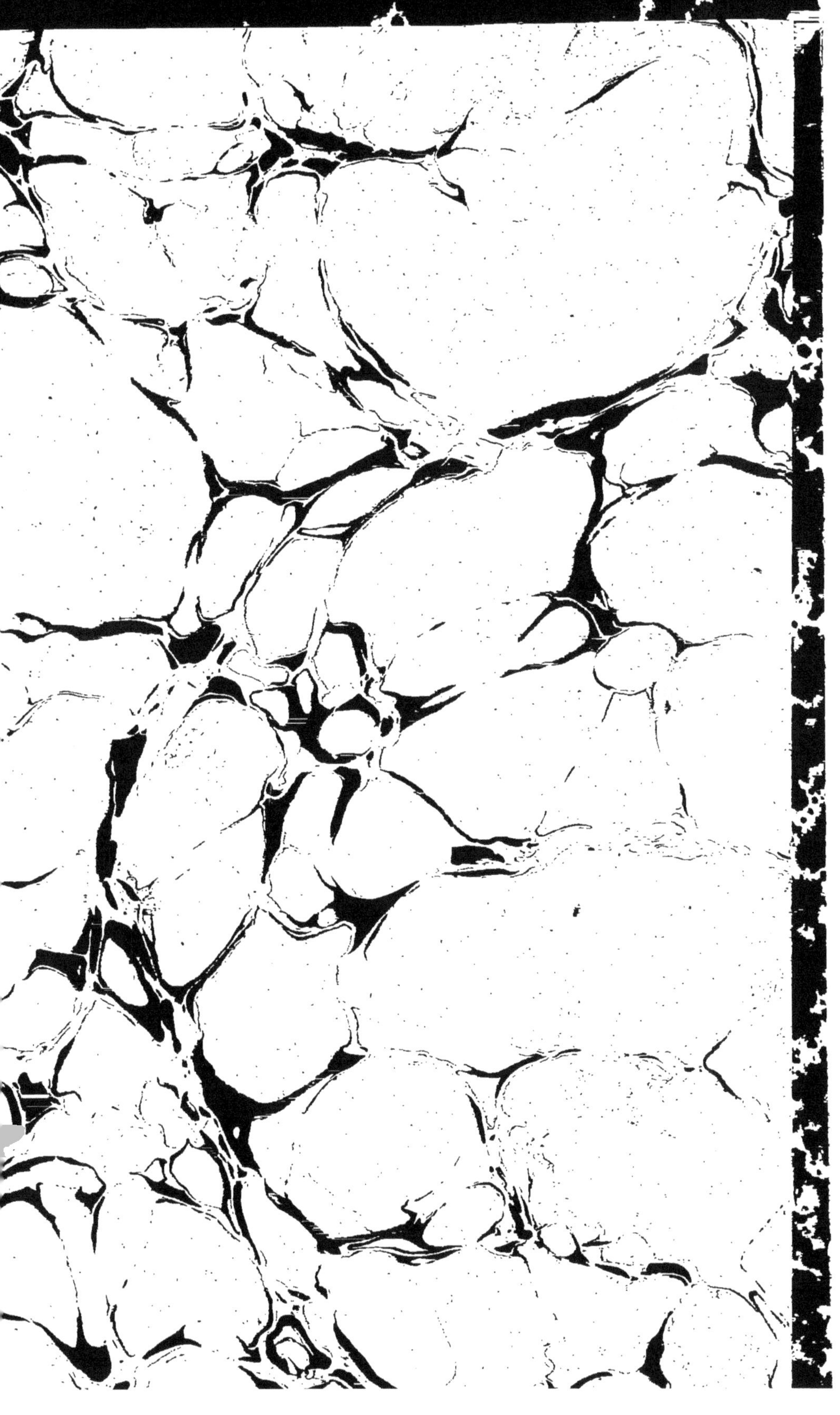

BIBLIOTHEQUE NATIONALE DE FRANCE

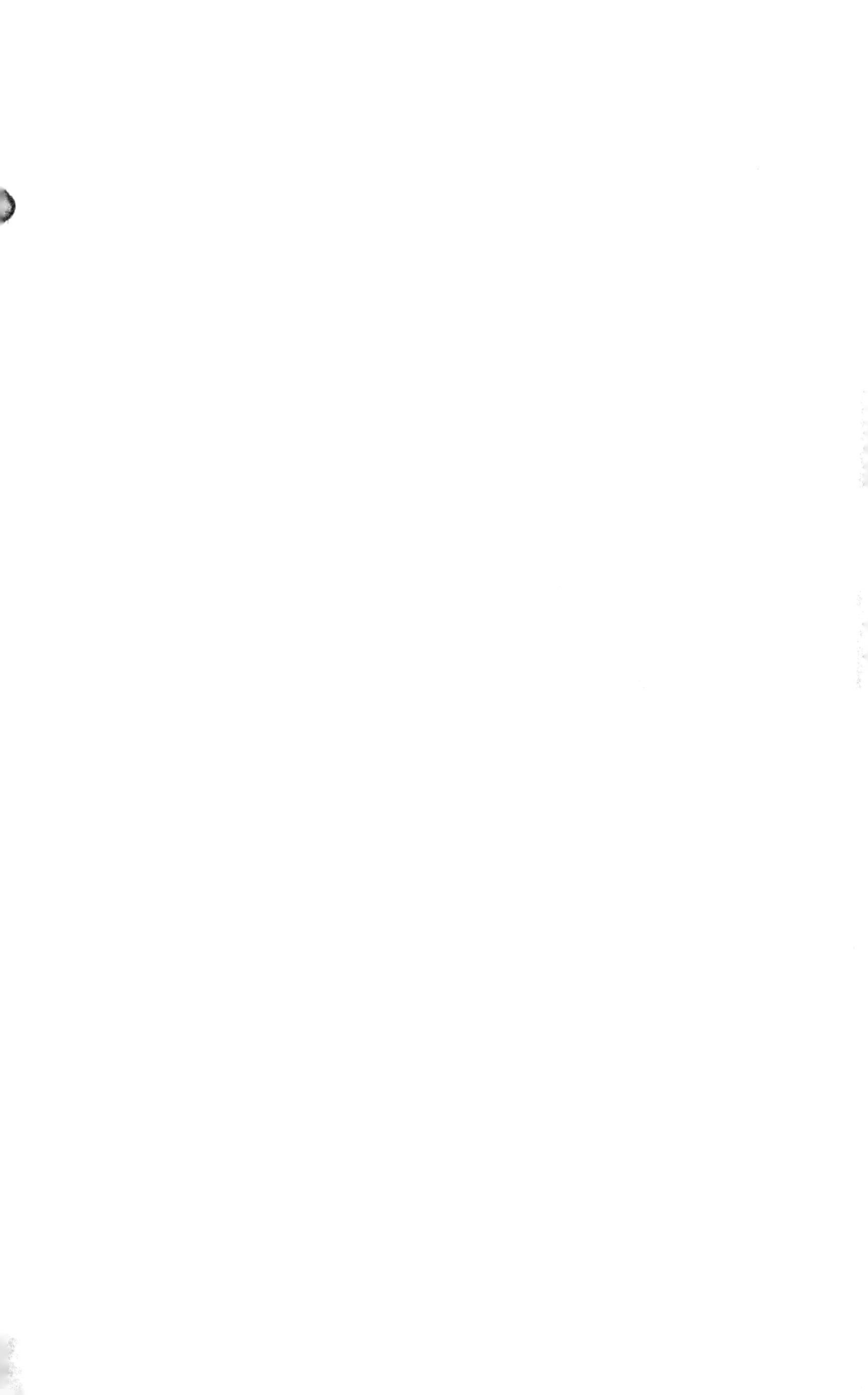

www.ingramcontent.com/pod-product-compliance
Ingram Content Group UK Ltd.
Pitfield, Milton Keynes, MK11 3LW, UK
UKHW020437200726
13857UKWH00002B/465

9 782012 878822